高等职业教育本科医疗器械类专业规划教材

康复辅助器具技术

（供康复辅助器具技术专业用）

主　编　王维标　朱栩栋

副主编　周珠琪　葛飞飞　王芳芳

编　者　（以姓氏笔画为序）

王芳芳（杭州伽腾医疗器械有限公司）

王维标（浙江药科职业大学）

朱栩栋（宁波市康复医院）

李丹丹（宁波市康复医院）

周珠琪（宁波市北仑区第三人民医院）

贾萍萍（宁波市康复医院）

高　翔（宁波市康复医院）

葛飞飞（宁波市康复医院）

中国健康传媒集团

中国医药科技出版社

内 容 提 要

本教材是"高等职业教育本科医疗器械类专业规划教材"之一,系根据高等职业教育本科人才培养要求和本套教材的编写原则编写而成。全书内容共分7章:绪论、矫形器、假肢、轮椅与助行器、自助具与姿势辅具、信息沟通辅助器具、康复工程新技术。本教材为书网融合教材,即纸质教材有机融合电子教材、教学配套资源(PPT、微课等),题库系统及数字化教学服务(在线教学、在线考试),便教易学。

本教材主要供高等职业教育本科院校康复辅助器具技术专业师生作为教材使用,也可作为相关从业人员的参考用书。

图书在版编目(CIP)数据

康复辅助器具技术/王维标,朱栩栋主编.—北京:中国医药科技出版社,2023.12

高等职业教育本科医疗器械类专业规划教材

ISBN 978 - 7 - 5214 - 4351 - 6

Ⅰ.①康… Ⅱ.①王… ②朱… Ⅲ.①康复训练 - 医疗器械 - 高等职业教育 - 教材 Ⅳ.①R496

中国国家版本馆 CIP 数据核字(2023)第 252278 号

美术编辑 陈君杞
版式设计 友全图文

出版 **中国健康传媒集团** | 中国医药科技出版社
地址 北京市海淀区文慧园北路甲 22 号
邮编 100082
电话 发行:010 - 62227427 邮购:010 - 62236938
网址 www.cmstp.com
规格 889mm×1194mm $\frac{1}{16}$
印张 13 $\frac{1}{4}$
字数 380 千字
版次 2024 年 2 月第 1 版
印次 2024 年 2 月第 1 次印刷
印刷 北京印刷集团有限责任公司
经销 全国各地新华书店
书号 ISBN 978 - 7 - 5214 - 4351 - 6
定价 **45.00 元**

获取新书信息、投稿、为图书纠错,请扫码联系我们。

数字化教材编委会

主　编　王维标　朱栩栋

副主编　周珠琪　葛飞飞　王芳芳

编　者　（以姓氏笔画为序）

王芳芳（杭州伽腾医疗器械有限公司）

王维标（浙江药科职业大学）

朱栩栋（宁波市康复医院）

刘　勇（宁波欣业众康假肢矫形医疗科技有限公司）

李丹丹（宁波市康复医院）

周珠琪（宁波市北仑区第三人民医院）

贾萍萍（宁波市康复医院）

高　翔（宁波市康复医院）

葛飞飞（宁波市康复医院）

前言 PREFACE

康复辅助器具技术是现代科学技术与人体康复需求相结合的产物。康复辅助器具包括了假肢矫形器、轮椅、拐杖、助听器、助视器等在内的十二大类共上万种产品，应用于运动治疗、作业治疗、物理治疗、心理康复等技术领域，适用于老年人康复、残疾人康复、伤残病人康复。

2021年4月，浙江省民政厅印发的《浙江省养老服务发展"十四五"规划》中明确提出，加快发展康复辅具产业，打造一批"浙江智造"知名自主品牌和骨干企业，设立集展示、体验、租赁、销售为一体的康复辅具适配服务平台，普遍开展康复辅具租售业务，给老年人提供更多、更好、更精细的产品体验，引导老年人养成使用康复辅具的习惯，提高市场对康复辅具器具的消费需求。康复辅助器具的普遍使用是大势所趋，康复辅助器具行业的发展前景可观。在此背景下，浙江药科职业大学成功申报了"康复辅助器具技术"职业本科专业，是国内第一个开设该专业的职业本科院校，着力于培养康复辅具类相关人才，为康复辅具行业的发展添砖加瓦。

本教材编写人员通过前期多次沟通明确了康复辅助技术专业学生学习该课程的目标定位，即在前期课程的基础上，熟悉常见康复辅具的机械结构、功能原理、使用特点等，为后续课程培养的高智能、高科技、高品质康复辅具的研发制造、适配打下基础。本教材为书网融合教材，即纸质教材有机融合电子教材、教学配套资源（PPT、微课等），题库系统及数字化教学服务（在线教学、在线考试），便教易学。本教材主要供全国高等职业本科康复辅助器具技术专业师生作为教材使用，也可作为医疗器械类相关专业的选修教材或相关从业人员的参考用书。

本教材是团队合作的结晶，编者反复磋商，数易其稿。本书由王维标、朱栶栋担任主编，编者分工如下：王维标编写第一章、第三章；王芳芳、王维标编写第二章；贾萍萍、朱栶栋编写第四章；葛飞飞编写第五章；周珠琪、李丹丹、高翔、朱栶栋编写第六章；王维标、朱栶栋编写第七章。

特别感谢宁波市康复医院辅具中心、宁波欣业众康假肢矫形医疗科技公司给予的技术指导。同时本教材编写过程中，得到了奥特博克、科莱瑞迪、北京精博、杭州伽腾等公司的大力支持与帮助，在此表示衷心的感谢！

鉴于学科处于不断发展之中，书中不妥之处在所难免，敬请广大读者批评指正，以便修订时完善。

编　者
2023年10月

CONTENTS **目录**

第一章 绪 论

学习目标

1. **掌握** 康复辅助器具的定义、功能分类与应用。
2. **熟悉** 康复辅助器具的选用原则和服务流程。
3. **了解** 康复辅助器具的相关政策。
4. 能够明确康复辅助器具在老年人、残疾人中的应用意义以及未来发展的趋势，具有爱心、团队意识和责任意识。

一、康复辅助器具的内涵

康复工程（rehabilitation engineering，RE）是指工程技术人员运用工程技术的原理和各种工艺技术手段，对人体的功能障碍进行全面的评定后，通过代偿、替代或辅助重建等方法来矫治畸形、弥补功能缺陷、预防和改善功能障碍，使功能障碍患者最大限度地实现生活自理和改善生活质量，重返社会。

康复工程技术产品主要可以分为以下三类。

1. 康复诊断和检查器具 包括量角器、肌力计、强度－时间曲线测定仪、肌电图仪等。

2. 功能康复训练器具 包括上肢康复训练器、下肢康复训练器、综合康复训练器和其他康复训练器。

3. 康复辅助器具（rehabilitation devices） 简称康复辅具或辅助器具，指的是提供给功能障碍者使用的、特别生产的，通常可以用于预防、代偿、监测、缓解或降低残疾的任何产品、器具、设备或技术系统。

由此可见，康复辅助器具是康复工程技术产品的一个非常重要的组成部分，它能帮助功能障碍者来完成每天的任务，能让他们穿衣服、刷牙、洗脸、走来走去，能让他们尽可能地完成学习、工作、生活，或者是休闲活动。

二、康复辅助器具的作用

《国际功能、残疾和健康分类》（International Classification of Functioning，Disability and Health，ICF）以活动和参与为主线进行功能、残疾和健康分类。ICF 认为，个人因素和环境因素与残疾的发生、发展以及对功能的恢复、重建都密切相关。ICF 在环境因素中首先列出的就是康复辅助器具。

根据 ICF 的观点，功能障碍者所遇到的参与活动的限制首先是由于自身损伤和环境障碍交互作用的结果。功能障碍者虽然有这样或那样的身体机能、结构损伤，但总有潜能。康复辅助器具能够充分挖掘和发挥功能障碍者的潜能来补偿或代偿其功能障碍。只有用康复辅具来构建无障碍环境，才能使功能障碍者和健全人平等参与和共享社会文明。

康复辅助器具的作用可用替代、补偿、改善和适应来概括。

1. 替代 某些功能障碍者原有机能基本丧失，没有潜能可以利用，需要通过康复辅具发挥身体其他机能替代失去的机能，实现活动和参与。比如，截肢者装配假肢后，可以像健全人一样行走、骑车和负重劳动。

2. 补偿　某些功能障碍者由于身体机能减弱或丧失以致造成了某些活动的困难，但他们还有残留潜能可用，运用康复辅具来增强他们已经减弱或丧失的原有身体机能，实现活动和参与。比如，佩戴助听器能够使具有残余听力的耳聋患者重新听到外界的声音。

3. 改善　某些功能障碍者的身体机能虽然减弱或消失，但可以通过康复辅具的训练来增强甚至完全恢复。比如偏瘫患者能够通过平行杠、助行器等康复训练器具的训练恢复其行走功能。

4. 适应　通过创造、设计一些对于功能障碍者更加便捷的康复辅具，从而创建无障碍的环境，通过适应环境来实现活动和参与。比如专门设计制造的调羹、牙刷、穿衣器、穿鞋器等。

积极推广使用康复辅助器具，可以帮助功能障碍者在起居、洗漱、进食、行动、如厕、家务、交流等生活的各个层面发挥潜能，实现生活的自理；可以积极训练和挖掘功能障碍者潜能，使实现全面康复成为可能；可以创设一个无障碍的生活环境（比如出门有坡道、有上下楼梯、有升降装置、有针对盲人的提示音等），这样才能帮助功能障碍者实现正常参与社会生活的愿望。

三、康复辅助器具的分类

1. 国际标准分类　国际标准对康复辅助器具按照功能进行了分类。我国等同采用国际标准发布了国家标准《康复辅助器具—分类和术语（GB/T 16432—2016）》，将康复辅助器具分为 12 个主类、130 个次类和 780 个支类（表 1-1）。

康复器具
标准目录

表 1-1　康复辅助器具标准分类

主类		次类数量	支类数量
代号	名称		
04	个人医疗辅助器具	18	63
05	技能训练辅助器具	10	49
06	矫形器和假肢	9	101
09	个人生活自理和防护辅助器具	18	128
12	个人移动辅助器具	16	103
15	家务辅助器具	5	46
18	家庭和其他场所的家具和适配件	12	72
22	沟通和信息辅助器具	13	91
24	操作物品和器具的辅助器具	8	38
27	环境改善和评估辅助器具	2	17
28	就业和职业培训辅助器具	9	44
30	休闲娱乐辅助器具	10	28

注：GB/T 16432—2016 等同采用的国际标准为 ISO 9999：2011，但目前国际标准版本已经升级为 ISO 9999：2016。

按此种方法进行分类的康复辅助器具都由专门的 6 位数字代码组成。数字代码的前两位代表主类、中间两位代表次类、后两位代表支类。比如"06 12 03"中"06"表示主类为"矫形器和假肢"，"12"表示"下肢矫形器"，"03"则表示下肢矫形器中的"足矫形器"。很显然，这种方法能反映各种康复辅助器具在功能上的联系和区别，有利于统计和管理。但对于个人选用康复辅具不太方便。

2. 中国康复辅助器具目录　为推动我国康复辅助器具产业的规范化管理，结合我国康复辅助器具产业发展的实际，中华人民共和国民政部于 2014 年 6 月组织制定并发布了《中国康复辅助器具目录》

（以下简称《目录》）。首次列入目录的有 12 个主类、93 个次类和 538 个支类，共 1001 个产品。

《目录》的编制内容主要依据国际标准 ISO 9999：2011，分类编排参照国家最新《医疗器械分类目录》的编排方式。《目录》主类与国际标准 ISO 9999：2011 一致，共 12 项，涵盖了目前国际上所有的康复辅具类型，但根据我国康复辅具生产、供应和使用情况，对国际标准中的主类编号进行了重新编排（表 1-2）。

中国康复辅助器具目录

表 1-2 《目录》编号与标准编号对照表

本目录编号	主类名称	标准中的主类编号
01	矫形器和假肢	06
02	个人移动辅助器具	12
03	个人生活自理和防护辅助器具	09
04	家庭和其他场所的家具及其适配件	18
05	沟通和信息辅助器具	22
06	个人医疗辅助器具	04
07	技能训练辅助器具	05
08	操作物品和器具的辅助器具	24
09	环境改善和评估辅助器具	27
10	家务辅助器具	15
11	就业和职业培训辅助器具	28
12	休闲娱乐辅助器具	30

另外，《目录》中带"＊"号的为普通适用型产品，即普适型产品，是指目前国内市场已有且普遍使用，并能保证供应和配置的产品。《目录》中共列举出普适型产品 636 个。

《目录》同样采用了三层六位数字的编码来进行分类并举例（表 1-3）。比如代码"01 24 15"，表示主类为"01 矫形器和假肢"、次类为"01 24 下肢假肢"、支类为"01 24 15 大腿假肢"；品名举例"不锈钢组件大腿假肢、铝合金组件大腿假肢、钛合金组件大腿假肢、气压控制大腿假肢、液压控制大腿假肢、智能控制大腿假肢等"。

表 1-3 目录代码举例

代码	名称	标准中的主类编号
01 24 15	大腿假肢	不锈钢组件大腿假肢、铝合金组件大腿假肢、钛合金组件大腿假肢、气压控制大腿假肢、液压控制大腿假肢、智能控制大腿假肢

《目录》所列举的产品并非康复辅助器具的全部。还有许多康复辅助器具没有纳入现行目录之中。《目录》的编制充分考虑了目录扩展和可延续的需要，便于今后的补充和完善。随着我国康复辅助器具产业和行业的发展，我国康复辅助器具产品必将覆盖越来越多的康复辅具门类，《中国康复辅助器具目录》的范围也将随之扩展。

3. 按残疾类别分类 残疾类别分为视觉障碍、听觉障碍、言语障碍、肢体障碍、智力障碍、精神障碍 6 类。因此，康复辅助器具就可以相应地分为视障辅具、听障辅具、智障辅具、肢体障碍辅具等。这种分类方法通俗易懂，便于理解。但缺点是不像上述两种分类方法系统科学，便于统计和管理。

四、康复辅助器具服务

美国 1998 年的辅助技术法案对康复辅助器具服务做出 6 个方面的概括：①评估残疾人的功能障碍、

康复辅助器具的需求，评估所提供的康复辅助器具服务在残疾人日常生活环境中的功能效果；②帮助残疾人购买、租用，或通过其他方式获取康复辅助器具；③提供康复辅助器具的选择、设计、定制、适应、应用以及维护服务；④在提供康复辅助器具服务过程中协调和运用必要的治疗、干预及其其他社会资源；⑤为残疾人个体及其家庭成员、维权者以及残疾人代表提供培训或技术协助；⑥为服务于残疾人的专业人员、雇主，以及其他人员提供培训或技术协助。

国内有学者提出了"评、配、练、教、社"5个方面内容的综合服务模式概念。

评——评估。对用户的功能障碍、环境障碍和康复辅助器具需求进行评估，对用户使用康复辅助器具所获得的无障碍效果进行评估。

配——适配。通过"量身定做"或其他技术手段为用户装配、适配、选配，获得康复辅助器具。

练——训练。训练用户正确使用康复辅助器具。

教——教育。教育用户正确认识、接纳和使用康复辅助器具。

社——社工。指的是在康复辅助器具服务中为用户提供资源整合、心理疏导等社工支持服务，激发用户发挥康复辅助器具的潜能。

由此可见，康复辅助器具服务不仅包括直接帮助用户选择、获取和利用"康复辅具"的服务，还包括治疗、干预、社工与康复辅具服务之间的协调与运用。其核心是"评估适配"。

我国深圳、上海、北京等地率先开展"评估适配"的康复辅助器具服务模式，将我国康复辅助器具服务水平向上提升了一个层次，但距离国际先进服务理念还有差距。我国现阶段推行的"评估适配"服务模式主要强调残疾人身体的生理形态特征和康复辅助器具产品功能等技术面因素，而忽视了残疾人的心理和社会因素。ICF把残疾和健康统一称为人类功能的多维度综合性整体，涉及生物、心理、社会和环境等方面。ICF构建了有关功能的本体，范畴涉及身体功能和结构、活动的参与、环境因素、个人因素四个维度。为残疾人提供的康复辅助器具服务以功能为导向，不仅面临产品是否适用的问题，还面临残疾人心理疏导、康复辅助器具服务的社会资源整合、残疾人适用康复辅助器具的潜能发挥等心理和社会问题。

康复辅助器具服务模式按照国外先进理念，应由评估人员、适配人员、社会工作者三类人员共同紧密配合，完成工作衔接（表1-4）。我国从事康复辅助器具服务的专业人才数量匮乏、质量有待提升、人员队伍数量较少，还没有构建完善的团队工作模式。

表1-4　康复辅助器具服务人员组成

人员类别	服务内容	职业活动内容
评估人员	评、练、教	主要由康复医师、康复治疗师来完成。对用户的功能障碍和康复辅具的需求进行评估，教育用户正确认识康复辅具，并初步训练用户正确使用康复辅具
适配人员	配、练、教	主要由专门的康复辅具生产制造企业及康复工程专业人员组成。通过一定的技术手段为客户装配合适的康复辅具，并进行相应的训练和教育
社会工作者	社、评、教	主要由社区工作者组成，一般是社区与街道服务中心。为用户提供心理疏导、社会支援的服务，激发用户使用康复辅具的潜能，同时为用户及其家庭提供社会评估

五、康复辅助器具的选用原则

1. 根据需求选择　当一个人有多种康复辅具的需求且康复目标也有多个，但又受经济条件制约时，可参考马斯洛的需求层次理论来选用辅具。

（1）第一层次　生理需求及安全需求。主要表现为身体功能和结构障碍所需要的补偿。

（2）第二层次 社会需求。主要体现为残疾个体投入一种生活情景，如人际交往、求学、家庭生活等。

（3）第三层次 尊重与实现自我假肢的需求。主要体现为从事有意义的工作及全面参与文化体育、休闲等高生活质量的需要。

2. 根据个体终极目标选择

（1）独立生活目标 选择能使功能障碍者实现独立吃、喝、拉、撒、睡、听、说、读、写等目标的康复辅具。

（2）接受教育的目标 选择能使功能障碍者在学校或支援教室里受到教育的康复辅具，以实现教育康复的目标。

（3）从事职业的目标 选择能使功能障碍者从事一份有意义的工作，体现个人价值的康复辅具，实现职业康复的目标。

（4）社会康复目标 选择能使功能障碍者参与社区、文化、体育、休闲等活动的康复辅具。

3. 根据不同年龄层次来选择

（1）儿童的康复辅助器具 一般以认知学习类、训练重建身体功能类、预防和矫正畸形类为主。

（2）中青年的康复辅助器具 一般选择生活自助具类、家庭康复训练类、自主学习类、就业技能类、提高生存质量类。

（3）老年人和重度残障人士的康复辅助器具 一般选择以保护性、有利于护理为主的康复辅助器具。

六、康复辅助器具与医疗器械的关系

康复辅助器具和医疗器械有着密切的联系，范围互有交叉。《中国康复辅助器具目录》中的许多产品属于医疗器械。属于医疗器械的康复辅助器具称为康复辅助器具类医疗器械，按医疗器械进行管理。在最新修订发布的《医疗器械分类目录》中，将"医用康复器械"单独设置作为第19子目录，明确了康复辅助器具类医疗器械的范围，纳入了认知言语视听障碍康复设备、运动康复训练器械、助行器械和矫形固定器械等4类康复辅助器具产品，按照医疗器械相关管理规定进行监管。

七、康复辅助器具的相关政策

2016年10月，国务院印发了《关于加快发展康复辅助器具产业的若干意见》。该文件可视为康复辅助器具产业的纲领性文件。文件主要提出了4个方面的主要任务。

1. 增强自主创新能力 通过激励创新人才、搭建创新平台、促进成果转化等方式，深入实施创新驱动发展战略，提高康复辅助器具产业关键环节和重要领域的创新能力。

2. 促进产业优化升级 依托长三角、珠三角、京津冀等区域产业集聚优势和资金、技术、人才等优势，打造一批示范性康复辅助器具产业园区和生产基地，建设国际先进研发中心和总部基地，发展区域特色强、附加值高、资源消耗低的康复辅助器具产业。同时促进制造体系升级，促进工业互联网、云计算、大数据在制造体系中的应用，加快增材制造、工业机器人、智能物流等技术装备应用，推动形成基于消费需求动态感知的研发、制造和产业组织方式。

3. 扩大市场有效供给 支持企业战略合作和兼并重组，促进规模化、集约化、连锁化经营。鼓励创新型、创业型和劳动密集型中小微企业专注于细分市场发展，走"专精特新"和与大企业协作配套发展的道路。扶持社会力量兴办非营利性康复辅助器具配置服务机构。支持通过线上线下相结合的方式，举办高层次、高水平、高品质的康复辅助器具博览会、展览会和交易平台。支持行业组织开展康复辅助器具创新创业竞赛活动。推动"医工结合"，支持人工智能、脑机接口、虚拟现实等新技术在康复辅助器具产品中的集成应用，支持外骨骼机器人、照护和康复机器人、仿生假肢、虚拟现实康复训练设备等产品研发，形成一批高智能、高科技、高品质的康复辅助器具产品。积极拓展改善普通人群生活品质的产品。整合利用相关资源，建立国家康复辅助器具产品服务信息平台，完善产品目录和配置指引，促进供需有效衔接。健全主体多元、覆盖城乡、方便可及的配置服务网络。

4. 营造良好市场环境　深化康复辅助器具产业领域"放管服"改革，加快建立权责明确、公平公正、透明高效、法治保障的市场监管格局，平等保护各类市场主体合法权益。健全完善促进康复辅助器具产业发展的法规政策体系，研究制定康复辅助器具产品和配置服务管理制度、康复辅助器具与医疗器械管理服务衔接办法。加快重点产品、管理、服务标准制修订，健全康复辅助器具标准体系，充分发挥标准对市场的规范作用。将康复辅助器具配置服务纳入国家级服务业标准化试点范围。健全统一规范、权责明确、公正高效、法治保障的市场监管体系。严格执行《反不正当竞争法》《反垄断法》，严肃查处违法违规行为，打击侵犯知识产权和制售假冒伪劣商品行为，维护公平竞争市场秩序。

《国家残疾预防行动计划（2016—2020）》指出，推广辅助器具服务，开展残疾人辅助器具个性化适配，重点普及助听器、助视器、假肢等残疾人急需的辅助器具。将贫困残疾人基本型辅助器具补贴纳入基本公共服务项目清单，鼓励有条件的地方对残疾人基本型辅助器具适配给予补贴。开展辅助器具租赁和回收再利用等社区服务，就近就便满足残疾人短期及应急辅助器具需求。残疾人基本型辅助器具适配率达 80% 以上。

2017 年 7 月 1 日《残疾预防和残疾人康复条例》开始施行。文件指出县级以上人民政府根据本行政区域残疾人数量、分布状况、康复需求等情况，制定康复机构设置规划，举办公益性康复机构，将康复机构设置纳入基本公共服务体系规划。县级以上人民政府支持社会力量投资康复机构建设，鼓励多种形式举办康复机构。

还有一些地方性政策和法规出台推动康复辅助器具产业的发展，以下以浙江省为例进行介绍。浙江省在 2018 年 12 月由浙江省残疾人联合会、民政厅、财政厅、卫生健康委员会四部门联合发布了《浙江省残疾人基本型辅助器具服务实施办法》（以下简称为《办法》），于 2019 年 1 月 1 日起开始执行。

作为《办法》的附件，同时发布了《浙江省残疾人大额辅助器具购买补贴目录》和《浙江省残疾人小额辅助器具购买补贴目录》。而纳入两个补贴目录的辅助器具称为"基本型辅助器具"。《办法》所指的基本型辅助器具服务内容包括业务培训、需求调查、信息咨询、评估适配、相关补贴、使用指导、个性化适配、借用、展示、体验、回收利用、创新研发、监督管理等。所有的服务内容均由省、市、县（市、区）三级残联进行管理。省残联主要依托浙江省康复医疗中心负责全省的残疾人康复辅具服务的技术指导和组织实施工作。

各区（县、市）残疾人康复中心（残疾人辅助器具服务中心）主要来落实康复辅助器具的适配服务工作。纳入《浙江省残疾人大额辅助器具购买补贴目录》的辅助器具可以在残疾人辅助器具服务中心申请实物配发，而配发的辅助器具是由省残疾人联合会通过统一招标方式入围的厂家来提供。纳入《浙江省残疾人小额辅助器具购买补贴目录》的辅助器具可采取货币补贴的方式，即符合条件的残疾人自行购买各种小额辅助器具进行相应的货币补贴。《浙江省残疾人基本型辅助器具服务实施办法》同时给出了康复辅助器具的补贴范围和补贴标准。

在 2021 年 11 月，为进一步提升辅助器具适配服务的有效性、实用性，更好满足残疾人基本型辅具需求，四部门调整了康复辅助器具的补贴目录，公布了第二版的康复辅助器具补贴目录。

在浙江省的康复辅助器具服务政策基础之上，各市同时出台了相应的管理办法，比如宁波市于2019年8月出台了《宁波市残疾人基本型辅助器具服务管理办法》，对辅助器具服务的组织管理、补贴范围与标准、适配方式、辅具服务〔包括需求评估、适配评估、定（改）制服务、适应性训练、效果评估〕、辅助器具配置、经费等作了详细的规定。

国务院关于加快发展康复辅助器具产业的若干意见	国家残疾预防行动计划（2016—2020）	残疾预防和残疾人康复条例	浙江省残疾人基本型辅助器具服务实施办法	宁波市残疾人基本型辅助器具服务管理办法

目标检测

答案解析

1. 康复辅具的作用可用（　　）来概括。

　　A. 补偿、代偿、代替、适应　　　　　　　　B. 替代、补偿、改善、适应

　　C. 补充、改善、加强、替代　　　　　　　　D. 替代、加强、补充、改善

2. 助行器属于（　　）类康复辅助器具。

　　A. 双假肢矫形器　　　　　　　　　　　　　B. 技能训练辅助器具

　　C. 个人医疗辅助器具　　　　　　　　　　　D. 个人移动辅助器具

3. 康复辅助器具服务的核心是（　　）。

　　A. 适配、训练　　　　　　　　　　　　　　B. 评估、适配

　　C. 评、配、练、教、社　　　　　　　　　　D. 遵循医疗器械管理

4. 某些功能障碍者原有机能基本丧失，没有潜能可以利用，需要通过康复辅具发挥身体其他机能替代失去的机能，实现活动和参与。该段描述的是康复辅助器具的（　　）功能。

　　A. 替代　　　　　　　B. 补偿　　　　　　　C. 改善　　　　　　　D. 适应

5. 《国家残疾预防行动计划（2016—2020）》提出残疾人基本型辅助器具适配率达（　　）以上。

　　A. 60%　　　　　　　B. 70%　　　　　　　C. 80%　　　　　　　D. 90%

6. 2016年10月，国务院印发了（　　），该文件可视为康复辅助器具产业的纲领性文件。

　　A.《国家残疾预防行动计划（2016—2020）》

　　B.《残疾预防和残疾人康复条例》

　　C.《关于加快发展康复辅助器具产业的若干意见》

　　D. 医疗器械监督管理条例

（王维标）

书网融合……

本章小结	题库

第二章 矫形器

学习目标

1. **掌握** 矫形器的定义、分类与应用、力学原理。
2. **熟悉** 矫形器的常用材料、典型生产工艺技术、副作用。
3. **了解** 矫形器的分类方法、发展趋势。
4. 能够完成简单矫形器的制作；能根据患者的具体情况，提出矫形器的功能要求和处方建议。
5. 具备团队意识和责任意识，能围绕患者康复与康复医师、骨科医师进行有效沟通。

第一节 矫形器的基本知识

PPT

一、概述

矫形器（orthosis）是一种用于改变神经肌肉和骨骼系统功能特性或结构的体外装置。过去矫形器的名称很多，被称为支具（brace）、夹板（splint）、矫形装置（orthopedic device）、矫形器械（orthopedic appliance）、支持物（supporter），国内也称为支架、辅助器等。1992年，国际标准化组织（ISO）公布的残疾人辅助器具分类标准（ISO 9999：1992），用"orthosis"替代其他英文名称。1996年，我国颁布国家标准GB/T 16432—1996，正式采用了"矫形器"这一标准术语。

在现代康复医学发展之前，矫形器主要是在矫形外科领域中应用。近代神经肌肉骨骼疾病的内科、外科治疗已经取得很大进展，但许多患者因脑血管意外、肌无力、骨关节等疾病仍然要求配置矫形器，以预防和矫正畸形、训练和增强保留的功能、代偿失去的功能。随着现代康复医学和矫形外科的不断发展，矫形器的重要性也日益突出。无论是急性期、恢复期还是慢性期患者，都可能有应用矫形器的必要。对于某些功能障碍，矫形器是促进功能恢复的最后唯一手段。

矫形器应用对象很广泛，如小儿麻痹后遗症、脑性瘫痪后遗症畸形、截瘫、骨与关节结核、关节脱位、骨折、关节炎、椎间盘突出症、脊柱侧弯、颈肩腰腿痛和肢体畸形都可通过使用矫形器，达到一定程度的康复（图2-1）。

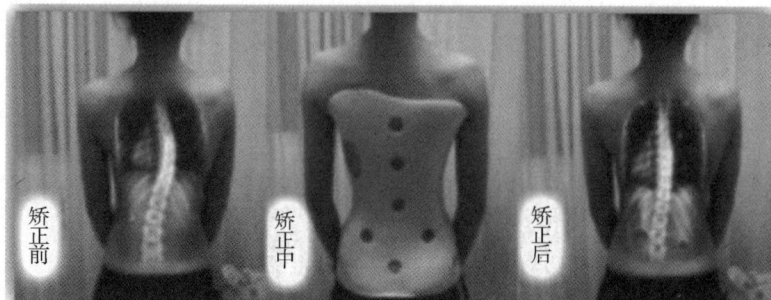

图2-1 用矫形器治疗脊柱侧弯

随着现代材料学、生物力学的发展，现代矫形器的开发、制造、配置都有了很大进步。同时矫形器技术和服务工作的发展也促进了康复医学的发展，特别是对神经、肌肉骨骼运动系统疾病的治疗。矫形器治疗对肢体残疾人的康复医疗，帮助残疾人回归社会是十分必要的，因此近代康复医学发展以后，人们已把矫形器技术视为与物理治疗（PT）、作业治疗（OT）、语言治疗（ST）同等重要的四项康复技术之一。

在过去，矫形器多由外科医生自行制作，但随着对矫形器要求的不断提高和制作技术的进步，矫形器制作已成为一门专业，目前矫形器制作人员也已成为综合康复工作组的成员之一。

二、矫形器的发展历程

人类使用矫形器的历史可以追溯到远古。根据发掘出的最古老的关于原始支撑器的考古考证得知，矫形器的配置与研究的历史可追溯到古埃及第五代王朝（公元前 2750—前 2652 年）。在公元前 2830 年埃及法老的墓碑上，刻有一幅小儿麻痹症患者使用拐杖作为支撑器的画面，这副拐杖应该算是人类最早记载的矫形器。在古希腊的一些瓶饰等艺术品及文物中，如 Echtemach 药典和 Luttress 诗文中也发现了拐杖的记载。

公元前 370 多年之前，西方医学之父希波克拉底（Hippocrates）就提出了超关节固定骨折的原则。早年用于制造矫形器的材料主要有木材、皮革和金属，而早期制造矫形器的人也正是那些木匠、皮匠、铁匠和盔甲工。

最早提出脊柱侧突治疗概念的是伽伦（Galen）（公元 131—201 年），他使用一种活动的支具来治疗脊柱畸形。

矫形器学的发展历程参考表 2-1。

表 2-1　矫形器学的发展历程

时间（年）	历史事件
公元前 2730—前 2625	发现稳固膝关节的器具
公元前 370	古希腊著名医学家希波克拉底用夹板固定四肢
公元前 300	在意大利西南沿海坎帕尼亚地区的古城庞贝发现第一个矫形器
公元 131—201	伽伦用力学矫形器治疗驼背
公元 476—1453	中世纪的骑士和爵士身穿精美的盔甲遮住矫形器
公元 1200	意大利的博洛尼亚地区的医学院认为矫形器是医学的重要组成部分
公元 1509—1590	昂布售瓦兹·帕雷创立了外科截肢手术的技术水平标准，并定义了腰、脊椎和脚趾的矫形概念

17 世纪，尼古拉斯·安德瑞（Nicholas Andry）提出了"矫形"（corthopae-dia）的概念，在 1741 年出版了著作《矫形外科学》，主要是采用各种方法预防和纠正小儿的畸形。他认为关节和骨骼变形不是上帝的旨意，反对将患儿包裹起来，因为会"加剧胸廓和四肢变形"，而应在幼儿 O 形或 X 形腿凹侧放置一根金属，假以时日，借助患儿生长矫正畸形，并附图说明其思想（图 2-2）。安德瑞奠定了机械外力进行矫形的基础，"安德瑞树"成为矫形的典型标志。

18 世纪以后，薄铁制造工艺技术已经高度发展，欧洲已有大量精巧的夹板、支具生产。

19 世纪，欧洲的矫形技师们发展了更多矫形器形式来治疗侧突，使用了金属、皮革和石膏材料。

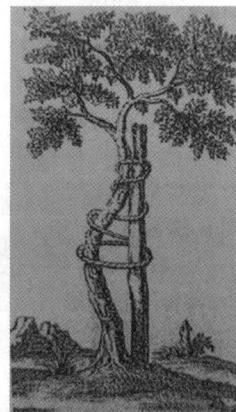

图 2-2　"安德瑞树"

20 世纪 40 年代后期，布兰特（Blount）和斯密特（Schmidt）医生发明了密尔沃基矫形器，开创了脊柱矫形技术的新时代。

我国古代医学中的正骨学，矫正骨折后的畸形，主要是用夹板等体外器械来辅助治疗，这些可以说是我国矫形器学的萌芽。用于医疗的夹板、支具与假肢一样有着悠久的历史。最早的夹板用于固定、治疗肢体的骨折。中医骨伤科应用小夹板治疗骨折，不但历史久远，而且应用至今并有所发展。4 世纪，中国医学家葛洪，第一个提出了骨折小夹板外固定疗法。南宋时期危亦林成为世界上最早发明用"悬吊复位法"治疗脊椎骨折的医学家，于 1328—1337 年发明了脊柱骨折的外固定法。相传我国在明代已经应用腰柱（一种木制围腰）。

三、矫形器的分类与命名

按照现行的国际标准，矫形器分为上肢矫形器、下肢矫形器和脊柱矫形器三大类。上肢矫形器主要穿戴于人体上肢部位；下肢矫形器主要穿戴于人体下肢部位；脊柱矫形器主要穿戴于人体躯干部位。

矫形器的命名规则：根据矫形器所包含的关节名称，将作用于人体各关节英文名称的第一个字母连在一起，再取"orthosis"中的第一个字母"o"，组成不同矫形器的名称。

矫形器的分类与名称见表 2-2。

表 2-2　矫形器的分类与名称

分类		英文缩写	英文名称	穿戴于人体的部位
下肢矫形器	足矫形器	FO	Foot Orthosis	踝关节以下的足部
	踝足矫形器	AFO	Ankle Foot Orthosis	膝关节以下，包含足部
	膝踝足矫形器	KAFO	Knee Ankle Foot Orthosis	髋关节以下，包含足部
	髋膝踝足矫形器	HKAFO	Hip Knee Ankle Foot Orthosis	上端超过髋关节，下端至足底
	膝矫形器	KO	Knee Orthosis	髋关节以下，踝关节以上，跨过膝关节
	髋矫形器	HO	Hip Orthosis	膝关节以上，跨过髋关节
	髋膝矫形器	HKO	Hip Knee Orthosis	踝关节以上，跨过髋关节和膝关节
上肢矫形器	手矫形器	HO	Hand Orthosis	腕关节以远的手部
	腕手矫形器	WHO	Wrist Hand Orthosis	肘关节以下，包含手部
	肘腕手矫形器	EWHO	Elbow Wrist Hand Orthosis	肩关节以下，包含手部
	肩肘腕手矫形器	SEWHO	Shoulder Elbow Wrist Hand Orthosis	上端超过肩关节，远端包含手部
	肩肘矫形器	SEO	Shoulder Elbow Orthosis	腕关节以上，跨过肩关节
	肘矫形器	EO	Elbow Orthosis	肩关节以下，腕关节以上，跨过肘关节
	肩矫形器	SO	Shoulder Orthosis	肘关节以上，跨过肩关节
脊柱矫形器	骶髂矫形器	SIO	Sacrum Ilium Orthosis	盆骨部位
	腰骶矫形器	LSO	Lumbar Sacrum Orthosis	包含腰椎和骨盆部位
	胸腰骶矫形器	TLSO	Thorax Lumbar Sacrum Orthosis	包含胸椎、腰椎和骶骨
	颈胸腰骶矫形器	CTLSO	Cervical Thorax Lumbar Sacrum Orthosis	包含颈椎、胸椎、腰椎和骶骨
	颈胸矫形器	CTO	Cervical Thorax Orthosis	包含颈椎和胸椎
	颈矫形器	CO	Cervical Orthosis	颈椎段

除了按照国际标准进行分类外，还有其他的一些分类和命名方法。

1. 按生物力学功能分类　矫形器分为固定性矫形器、矫正性矫正器、免荷性矫正器和补高性矫正器。某一具体矫形器可以有多重生物力学功能，分类时按其主要生物力学功能进行分类。

2. 按成品状态分类　矫形器分为成品矫形器、半成品矫形器和定制矫形器。成品矫形器是按照一定肢体形状、规格、尺寸经工业化批量生产，可以直接使用的矫形器；半成品矫形器是由不同组件快速组合而成的矫形器，其组件通常用金属或塑料材料按一定规格尺寸经工业化批量生产而成；定制矫形器是根据患者的解剖特点和疾病特征严格适配的矫形器，是完全个性化的产品。

3. 按主体材料分类　矫形器分为塑料矫形器、金属矫形器、皮制矫形器、织物矫形器、金属框架式矫形器、碳纤矫形器等。

4. 按治疗疾病分类　某些矫形器用于特定疾病的预防、治疗和康复。它们的名称与该疾病联系在一起。如脑瘫矫形器、脊柱侧弯矫形器、骨折矫形器、平足垫等。

5. 按人名、地名分类　按照矫形器的发明者或发明地对矫形器进行命名，如色努矫形器、密尔沃基矫形器、托马斯矫形器等。

一些矫形器如图 2-3 所示。

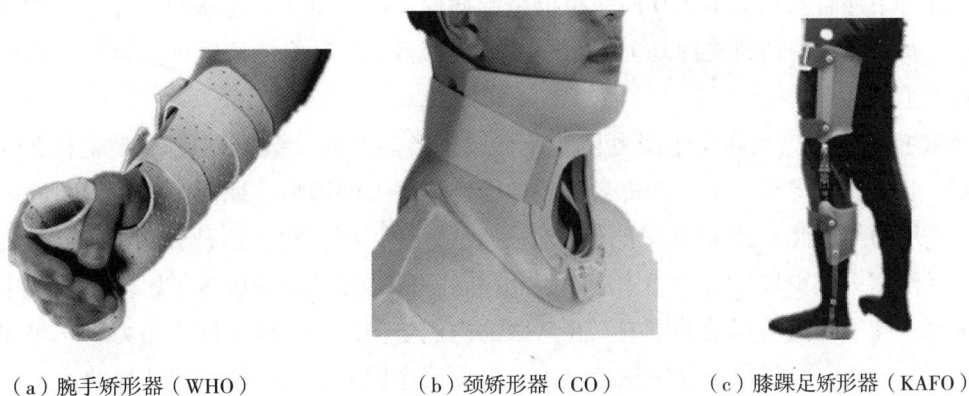

(a) 腕手矫形器（WHO）　　　　(b) 颈矫形器（CO）　　　　(c) 膝踝足矫形器（KAFO）

图 2-3　矫形器的分类

四、矫形器的生物力学原理与作用

可以看出，矫形器的基本作用不外乎固定、稳定、预防、矫正畸形、减免轴向承重和抑制肌肉痉挛，这些都与人体的生物力学有关，都是依靠矫形器对人体一些部位形成的外力作用而达到的。矫形器的生物力学知识是理解肢体畸形、写好矫形器处方、做好矫形器设计的基础工作。

（一）矫形器的力的作用原理

矫形器是通过力这一物理因素对人体产生作用的。力是矫形器产生作用的核心因素。应用正确的力可以产生与预期相同的结果，应用错误的力可以导致与预期相反的结果。正确应用矫形器必须首先理解矫形器的力学原理。

1. 力和力矩　力是矢量，有大小和方向。力能引起物体围绕旋转轴转动的效果被称为"力矩"。力矩的大小取决于力与力臂（从力的作用点至转动轴心的距离）的乘积。力矩的单位用 N·m（牛顿·米）表示。顺时针方向的力矩为正力矩，逆时针方向的力矩为负力矩。矫形器对身体某个部位形成了矫形力矩（modifying moment）。

肢体若受到力的作用形成力矩，可在某一平面内引起某段肢体围绕关节轴心的旋转运动，即关节运动。所受到的作用力可能来自肌肉收缩，即内力；也可能来自人体以外的力量，即外力。

当人体关节轴一侧的旋转力矩与另一侧的旋转力矩相等时，则关节处于力的平衡状态，即关节的稳定状态。正常人体关节的稳定是依靠关节囊、周围韧带、肌肉协调收缩保证的。一旦这种正常的稳定被破坏，则必须依靠外力产生的力矩才能对抗关节的异常运动。显然，这种引起异常运动的力矩越大，需要的稳定的力矩就越大。为了取得较大的力矩，可以增加外力，也可以增加从关节旋转轴心到作用力点的距离，即加长力臂。

矫形器设计中，为保持关节的稳定，多采用在某一平面的三点力控制系统。设计中为了增加稳定力矩，在可能的情况下尽量将矫形器边缘向下延长，增加固定范围，增加稳定力臂的长度。当然，还可以增加作用力的总面积，以增加作用力。

2. 力的平移定理　人体关节的平移使人体关节在剪切力的作用下可以产生力的移动。这种平的移动常见于膝关节前交叉韧带损伤后。当膝关节承重时，膝关节的屈曲角度越大则膝关节平的移动越大。为了能在屈膝位控制膝关节的平动，需要应用四点力系统矫形器。这种矫形器要求严格地进行模塑，最好应用双轴的膝关节铰链，其运动特性比单轴系铰链更接近正常的解剖特性。

骨与关节的轴向力、正常躯干、下肢承重来源于体重和地面的反作用力，是顺着躯干、下肢的长轴传递的。当脊柱、下肢骨折及关节损伤时，可能引起病变部位的疼痛、畸形和支撑功能的丧失。为了促进病变的痊愈，减少疼痛，改进支撑功能，可以应用矫形器减轻其纵向承重，如带坐骨承重的 KAFO 可以免除下肢的承重。

3. 作用力和反作用力　地面反作用力只涉及下肢矫形器的设计装配问题。正常人步行中从足踵触地到足尖离地，髋、膝、踝关节的运动都会受到地面反作用力的影响。地面反作用力对髋、膝、踝的作用随着地面反作用力线与髋、膝、踝关节运动轴心的位置变化而变化。这种影响的力量是很大的，在单足支撑期地面反作用力至少等于或大于体重。因此，在矫形器的设计中应该了解步行周期中不同时期地面反作用力对髋、膝、踝关节运动的影响。在后跟的内侧垫偏，利用地面反作用力矫正足跟外翻；在后跟的后部切除部分后跟，可以减少足跟触地时由于地面反作用力而引起的膝关节屈曲力矩。

4. 压力　在可能的情况下应该尽量扩大矫形器对肢体局部皮肤的加压面积，并使压力能尽量均匀分布，以避免压力过分集中，造成皮肤损伤。为此，矫形器的压力部位，特别是在骨的凸起部位应当精密地进行模塑，应用塑料海绵垫、硅凝胶垫，使皮肤表面的压力分布尽量均匀。

（二）矫形器的生物力学功能

1. 矫正　矫形器通过对肢体施加力来恢复肢体的正常姿态和对线。形态上表现为将"畸形形态"矫正到或接近于"正常形态"。生物力学上，将非生理的力学关系转变为或接近生理的力学关系，将非生理的对线转变为或接近生理对线。

注意：矫形器对线是用来描述矫形器的部件与部件、部件与患者之间控件相对位置关系的专业术语，蕴含着力学关系。矫形器通过自身的对线来保持患者的肢体对线。正确的矫形器对线用以保持正确的肢体对线和力线；错误的矫形器对线将导致有害的肢体对线和力线。

2. 固定　矫形器通过施加力的作用来控制肢体的运动方式、运动范围、运动阻力或助力。固定性矫形器又分为制动（静置）和运动导向两种方式。制动指完全限制关节活动以使关节不能活动。运动导向指部分限制、引导、辅助关节活动。穿戴运动导向的固定性矫形器时，人体关节在受控的情况下运动，即关节的异常运动受到限制，关节必要的运动得到支持和辅助，关节运动得到改善。

疾病和畸形都可以引起关节的不稳定和活动异常。骨折、假关节、关节不稳定、脱位半脱位、瘫痪、麻痹都可能引起肢体活动异常。对这些情况可用矫形器来控制关节运动，实现治疗和康复的目的。

3. 免荷　通过矫形器来传递人体载荷，或对人体载荷重新分配，以减轻肢体某特定部位或节段骨骼及关节的压力，改善受力状况。免荷分为完全免荷和部分免荷，主要用于下肢矫形器中。完全免荷就是完全免除骨、关节的轴向负荷，在整个步态周期内要求全足悬空，不许脚触地。部分免荷就是部分减轻骨、关节的轴向压力，一般为足跟悬空，前足着地。图2-4为免荷性矫形器。

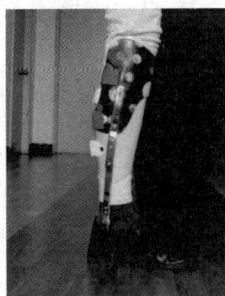

（a）免荷性踝足矫形器　　（b）免荷性膝踝足矫形器

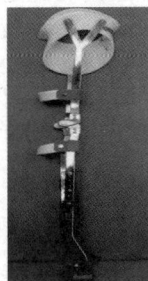

图2-4　免荷性矫形器

4. 补偿　通过矫形器对短缩的下肢进行长度补偿，平衡双下肢长度，亦称补高。以下肢长度补偿为主要功能的矫形器称为补高矫形器。

矫形器补高的基本思路是让短侧肢体的脚"站"在较高的支撑底面上，以达到平衡长度和保持骨盆水平的目标。补高的方法有内补高法、外补高法和"矫形器+假肢"补高法（图2-5）。

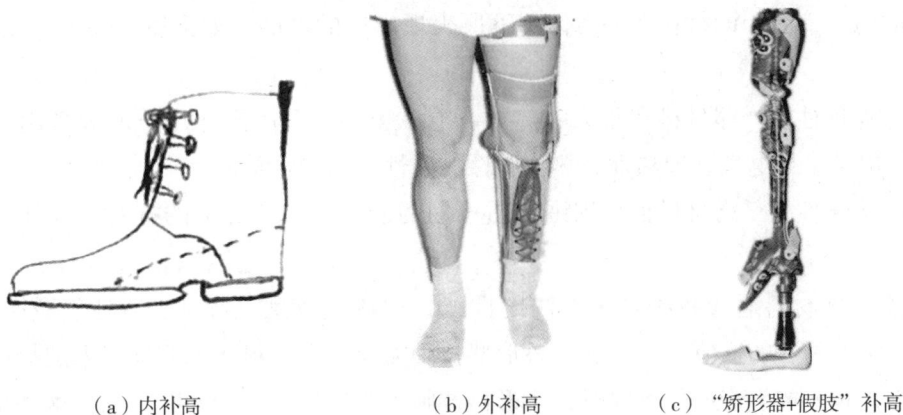

（a）内补高　　　　　（b）外补高　　　　（c）"矫形器+假肢"补高

图2-5　补高矫形器

五、矫形器的装配程序

1. 装配前的检查与评估　在医生的指导下，以康复治疗组的形式，对患者进行综合检查，确定矫形器的治疗目标和方案。

2. 制订矫形器处方　处方包括一般资料、佩戴目的、治疗部位、主要材料、关节种类、免负荷形式、穿戴日期、特殊事项等。

3. 矫形器制作流程　因轻便、美观、易加工，多采用塑料制作矫形器。

（1）高温热塑板材制作　需200℃或以上的温度使其软化。

（2）低温热塑板材制作　在60～100℃可软化，直接在患者身体上塑型，适合制作上肢矫形器、儿童矫形器。

制作过程：绘图、取样、塑型、安装辅助件。

4. 临床适配性检查

（1）初检　对制作的矫形器进行穿戴后的初步评估；观察矫形器是否达到处方要求；患者穿戴后是否存在质量问题；是否影响患者功能活动和训练。

（2）终检　在随访中发现问题，及时纠正，由医生、治疗师、矫形器技师等共同协作完成。

（3）目的　对实际使用效果评价，确定是否放弃或继续使用矫形器及更改治疗方案。

5. 矫形器使用训练　交付患者使用后，进行适合性康复训练。

（1）目的　使患肢疾患得到愈合，功能得到恢复，防止因长期穿戴矫形器所致的不良作用。

（2）矫形器要求　治疗效果好、构造简单、轻便、耐用、安全可靠、无压痛或副作用、不影响固定范围以外的关节功能、透气好、易保持清洁、穿戴时不引人注目、价格低廉。

6. 常用设备　平板加热器、打磨机、烘箱、真空泵、水温箱、缝纫机、工具、热风枪、石膏振动锯、激光对线仪、金工工具、剪刀、绘图工具等。

六、矫形器材料

（一）材料性能

材料的性能包括使用性能和工艺性能。矫形器材料的选择应充分考虑其性能。

1. 使用性能　即材料保证零件、构件等正常工作应具有的性能，如力学、物理、化学等方面的性能。它决定了材料的使用范围，也决定了矫形器的强度、重量、耐腐蚀特性等。

（1）材料的力学性能　即材料在外力作用下所表现出来的性能，如强度、硬度、塑性、冲击韧性、疲劳强度等。

（2）材料的物理性能　即材料在重力、热力、电磁场等物理因素作用下所表现出来的性能或固有属性，如密度、熔点、导电性、导热性、热膨胀性、磁性、阻燃性等。

（3）材料的化学性能　指材料抵抗周围介质侵蚀的能力，如常温下的抗腐蚀性和高温下的热稳定性等。

2. 工艺性能　即材料适应各种加工方法的性能，如热塑成型、弯制、铸造、锻压、焊接、切削、热处理等。它决定了材料的适宜加工方法。矫形器技师需要根据材料的工艺性能来选择或设计矫形器的生产工艺。当工艺技术或生产条件有限时，矫形器技师需要选择适合于现有工艺技术和生产条件的材料来装配矫形器。

（二）常用材料

1. 常用高分子材料

（1）聚乙烯（PE）　由乙烯单体聚合而成，是最常见的通用塑料之一。聚乙烯密度范围 0.91～0.97g/cm³，拉伸强度范围为 200～300kg/cm²。聚乙烯耐热性不高，使用温度上限低于 100℃。温度较高时，聚乙烯刚性降低，容易软化变形。但聚乙烯耐低温性很好，可在 −70℃环境下使用。

（2）聚丙烯（PP）　由丙烯单体聚合而成，是最常见的通用塑料之一。聚丙烯的密度约为 0.91g/cm³。强度、硬度、刚性均优于聚乙烯，呈现刚硬的性能。聚丙烯具有优异的抗弯曲疲劳强度，但抗冲击强度、耐低温性及抗老化性能比聚乙烯差，对缺口敏感。聚丙烯的长期使用温度可达 100℃，耐热性比聚乙烯好，但低温变形十分明显。

（3）丙烯酸树脂　用于制作矫形器和假肢的丙烯酸树脂主要是聚甲基丙烯酸甲酯（PMMA），俗称有机玻璃，由甲基丙烯酸甲酯单体聚合而成。制作矫形器和假肢时，丙烯酸树脂必须与玻璃纤维、碳素纤维等增强材料一起使用。

（4）乙烯−醋酸乙烯聚合物泡沫材料　简称 EVA，在较宽的温度范围内具有良好的柔软性、耐冲击性、耐环境应力开裂性、耐低温及无毒特性。在矫形器和假肢中应用广泛，可以制作内衬套、软垫、矫形鞋垫等。

（5）碳素纤维　是一种增强纤维材料，具有比强度和比模量高的优异性能。碳素纤维的抗拉强度高、密度低，制品的承载能力大、质量轻，是制作矫形器、假肢接受腔、关节壳体的较好选择。使用碳素纤维可以最大限度地实现假肢和矫形器轻量化。在大大减少患者身体负担的同时，还能达到高强度要求。

2. 常用金属材料

（1）合金钢　是在碳素结构钢中加入其他化学元素得到的。它一般具有较高的强度、塑性和韧性，淬火热处理后零件截面均匀一致，具有良好的综合机械性能，能长期可靠地使用。

（2）不锈钢　是指在空气、水、酸、碱等介质中具有较强抗腐蚀能力的合金钢。不锈钢的含碳量一般不高，主加元素主要为铬或铬、镍，分别称为铬不锈钢和铬镍不锈钢。

（3）钛合金　是指在纯钛中加入其他化学元素得到的合金。钛合金具有密度小、强度高、耐高温、抗腐蚀性优良、无磁性等诸多优点。它的密度只有 4.54 g/cm^3，非常接近轻金属，比钢轻43%，但强度却与钢相近，比铝合金大2倍。

（4）铝合金　是指在纯铝中加入其他化学元素得到和合金。用于制造假肢部件的硬铝合金或超硬铝合金具有相当高的强度、硬度和中等的塑性，比强度相当于高强度钢。

3. 矫形器部件材料　矫形器关节、支条等部件对材料有较高的力学性能要求。常用的有合金钢、不锈钢、钛合金、硬铝合金、碳纤与金属复合材料、钢铝复合材料、钛铝复合材料等。

七、矫形器典型生产工艺技术

矫形器的种类繁多，有单一材料制成的，比如矫形鞋垫、颈矫形器；也有多种部件分别加工再组装而成的，比如膝踝足矫形器、肘矫形器等。不同的矫形器产品，生产工艺有所差异。矫形器典型的生产工艺包括以下步骤。

（一）测量

依据矫形器的设计对患者肢体进行必要的尺寸测量。

1. 测量技术

（1）直接测量法　是用直尺、皮尺、卡尺、角度尺等测量工具直接对人体尺寸、角度进行测量的方法。该方法简单易行，缺点是误差较大。

（2）三维数学测量法　是利用三维扫描仪对人体进行扫描来测量尺寸的方法。尺寸数据通过专用计算机扫描软件的数学计算而得到。该方法需要专用设备软件和专业的操作人员。

2. 测量数据　装配矫形器需要测量人体三维空间内的长度与角度数据。

（1）高度　指人体纵向方向的长度尺寸。

（2）宽度　指人体内外方向和前后方向的长度尺寸。

（3）围长　指人体肢体、躯干横截面的周长。

（4）角度　指关节活动的角度范围以及畸形的角度。

（二）取型

取型的目的是得到制作矫形器所需要的患者肢体的形状。目前有轮廓图法、石膏取型法、计算机扫描法三种方法。

1. 轮廓图法　通过画肢体矢状面和冠状面的投影图得到肢体的轮廓形状。该方法简单易行，用于情况较为简单的矫形器装配。

2. 石膏取型法　用石膏绷带缠绕肢体以得到肢体立体形态（图2-6a）。该方法广泛用于各种矫形器装配。

（1）石膏取型体位和要求　石膏取型要根据患者情况确定，分别在坐位、站位和卧位进行。在患者情况许可的情况下，应尽量考虑对线、功能、矫正、承重的要求，以达到最佳的取型效果。

（2）石膏取型的一般要求　主要是光滑、厚度均匀适中、松紧适度、对线符合要求。

3. 计算机扫描法　是一种应用计算机扫描技术的取型方法。得到的模型是适用于计算机处理的数字模型。计算机扫描法发展迅速，需要专用设备。图2-6b为扫描的3D扫描仪。

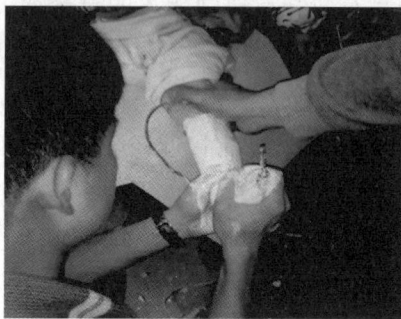 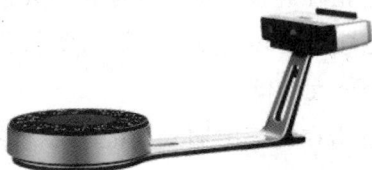

（a）石膏取模　　　　　　　　　　（b）3D扫描仪

图2-6　矫形器取模

（三）修型

修型是指依据测量尺寸和设计要求对取型结果进行设计和修正，以得到用于矫形器成型的模型。对应取型有三种修型方法：轮廓图修正法、石膏修型法和计算机修型法。

1. 轮廓图修正法　对轮廓图进行修正并画出矫形器设计图。

（1）基本步骤　①确定设计基准；②标记特征点，如下肢矫形器中的膝关节、踝关节、足底基面的位置；③设计矫形器对线；④设计矫形器结构形态，如界面、关节、辅助装置等。

（2）技术要求　①基准线位置准确，相互垂直；②关节轴线的高度位置、前后位置及相互间的位置准确；③视图对应关系正确。

2. 石膏修型法　根据矫形器功能要求，按照生物力学原理和人体结构形状对石膏阳型进行设计。通过削减石膏及添补石膏，使石膏阳型达到所需要的尺寸、形状和对线要求。

3. 计算机修型法　利用矫形器专用软件的图形处理工具，按照矫形器的设计要求对扫描创建的图形进行修正、设计，得到数字化阳型，如用 Geomagic Freeform 软件进行修型、设计（图2-7）。将数据导入数控机床后可加工出实物阳型。

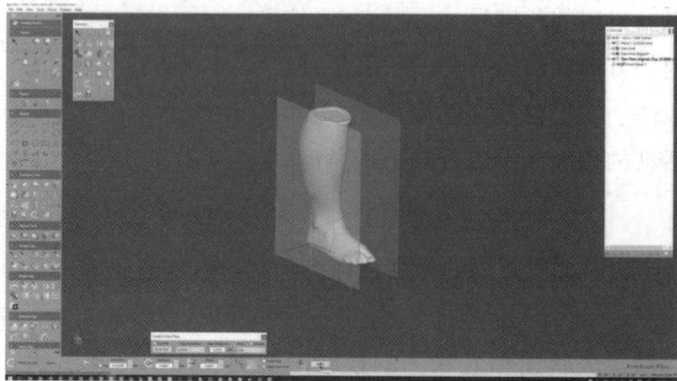

图2-7　用 Geomagic Freeform 软件进行矫形器设计

计算机修型与石膏修型相比，两者的目标和原理相仿，但操作界面、对象和工具不同（表2-3）。

表2-3 石膏修型和计算机修型对比

	石膏修型	计算机修型
目标	满足矫形器设计要求的模型	满足矫形器设计要求的模型
原理	矫形器生物力学、人体结构	矫形器生物力学、人体结构
操作对象	石膏模型	计算机图形
操作工具	石膏锉、石膏刀、尺等	计算机及软件
操作界面	人与石膏	人与计算机
工作环境	能进行石膏加工的特殊环境	一般室内环境
使用材料	石膏粉、水等	无
操作人员要求	掌握矫形器专业知识，具备雕塑石膏的能力	掌握矫形器专业知识，具备操作计算机和应用图形软件的能力

（四）成型

成型的任务是依据模型来制作安装矫形器的各个组成部件，包括手工加工成型和3D打印成型，不同的材料有不同的成型方法。常用的手工加工成型方法有热塑成型、合成树脂成型、金属弯制成型、皮革模塑成型等。复合模型形状是成型的基本要求。

1. 热塑成型 操作简单、方便快捷，是矫形器装配中应用较为广泛的方式。对高温热塑板材和低温热塑板材分别采用高温热塑成型和低温热塑成型的方法。高温热塑成型的加工温度通常在150℃；低温热塑板材加工温度通常恒定在55~80℃之间。

在选择热塑成型时，必须考虑以下因素并予以明确：板材性能、板材厚度、矫形器的边缘走向或开口方向、患者体重或活动强度、矫形器的受力方式等。

2. 合成树脂成型 简称树脂成型。主要用于制作碳纤矫形器，以减轻重量和尺寸，保持较高的力学性能。合成树脂成型工艺可以用来成型形状较为复杂的矫形器。可以根据需要增加或减小矫形器局部的强度和刚性。可以使矫形器的结构设计更具灵活性。但工艺比较复杂。

3. 金属弯制成型 在矫形器装配中，对金属材料主要采取弯制成型的加工方法，如弯制支条、弯制腿箍、弯制足镫等。金属弯制成型是通过金属材料的塑性变形来实现的。在加工过程中，会出现冷作硬化现象。反复弯制会增加出现疲劳断裂的可能。

4. 3D打印成型 运用3D打印设备直接将计算机数字模型打印成矫形器部件。3D打印尤其适合个性化生产，给个性化的矫形器设计提供了更大的想象空间（图2-8）。

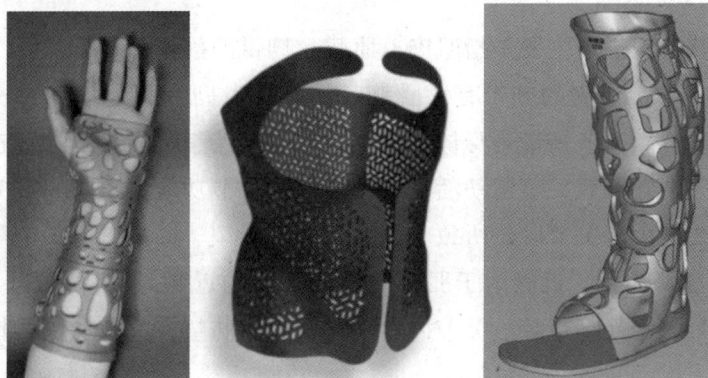

图2-8 3D打印的矫形器

（五）组装

组装的主要任务是按照设计的对线关系将矫形器的各部件组合成整体的矫形器。在组装的过程中，需要对矫形器的关节、界面等部件进行调整，满足矫形器的使用要求。组装的关键是对线。因此，组装也称为工作台对线。

（六）试样调整

将组装而成的矫形器给患者试穿，并对照矫形器处方、设计要求和质量要求，对矫形器的适合性、静态对线和动态对线进行检查、分析与调整，使之适合于患者使用。

（七）成品加工

试样调整好的矫形器必须经过成品加工才能交付患者使用。成品加工是将调整适合的矫形器加工成成品的过程，也是对矫形器进行最终处理的过程。矫形器的表面和边缘的处理、各部件之间的连接、辅助结构的安装等都需要在成品加工的过程中得到质量保证。矫形器成品加工的工艺主要有铆接、黏结、打磨抛光、皮革加工、安装束紧带等。

（八）终检

对制作完成的成品矫形器进行最终检验，保障矫形器的安全、功能和质量。

第二节　下肢矫形器

PPT

一、下肢矫形器的基础知识

下肢矫形器的主要作用是防止和矫正畸形，保护衰弱或疼痛的肌肉骨骼环节或改进其功能。此外，还可以固定病变关节，代偿失去的肌肉功能，改善步态，减免肢体承重，促进骨折愈合和早期功能恢复，巩固手术疗效；用于暂时不宜手术的患者，作为手术前的治疗措施以及增加美观性等。因此，下肢矫形器较身体其他部位的矫形器使用更为广泛，品种很多。

下肢矫形器的基本功能是控制下肢某部分的运动。理想的矫形器应该仅控制那些异常和不适当的运动，并且允许发挥正常功能的运动。下肢矫形器处方必须首先建立在精确地对患者进行生物力学分析的基础上，接着选择适当的部件，最后利用选择的部件制作一具完整的矫形器。

（一）下肢常见的病理部位

下肢三大关节周围软组织损伤主要是指肌肉、肌腱、韧带的损伤。

1. 髋关节　加强髋关节关节囊的韧带有髂骨韧带、耻骨囊韧带和坐骨韧带三条。髋关节被许多肌肉包绕，并参与关节运动。髋关节韧带是身体关节韧带中比较坚实的，一旦损伤就会造成髋关节脱位、髋关节松弛和关节强直等，导致髋关节运动活动度失常，髋关节功能显著障碍或完全丧失。

髋关节功能障碍主要是由于关节脱位所致。髋关节韧带断裂、撕裂，髋关节囊破坏。

2. 膝关节　膝关节囊薄而坚，近侧附于股骨关节面附近的近侧缘及髁间线，远侧附于胫骨关节面边缘。关节有内侧副韧带、交叉韧带等。关节内有半月板和脂肪垫，关节周围的韧带及肌肉对关节的稳定和运动是十分重要的。

当膝关节受到暴力出现过伸或者过度外展时，可使十字韧带损伤、断裂；膝十字韧带损伤后有急性外伤症状和体征，关节肿胀、疼痛、关节腔积血，后期引起关节强直僵硬，丧失其功能活动度。

膝关节功能障碍主要由膝内侧副韧带损伤、膝外侧副韧带损伤、前十字韧带损伤和后十字韧带损伤所致。

3. 踝关节　踝关节的关节囊前后松弛而薄弱，关节囊的两侧紧张。关节周围有三组主要韧带，为内侧副韧带、外侧副韧带和胫腓骨韧带的联合韧带。关节周围肌肉参与关节运动。

踝关节功能障碍主要由外侧韧带损伤、内侧韧带损伤或下胫腓韧带损伤所致。

4. 下肢疤痕挛缩残疾　下肢皮肤、肌肉、肌腱混合性损伤，形成大面积严重疤痕挛缩，直接影响下肢三大关节的正常活动。下肢软组织损伤分类常见的有下肢的烧烫伤、冻伤、放射线损伤、机械性损伤、化学性损伤、生物性损伤等。

下肢三大关节疤痕挛缩畸形，一是原发性损伤本身就相当严重，直接损伤了关节辅件；二是原发性损伤并不太严重，只是伤后合并严重的化脓性感染，破坏了关节结构，使其功能丧失。

5. 下肢主要神经损伤残疾　下肢主要神经损伤后影响下肢三大关节运动活动功能。下肢神经损伤是指肢体受到切割、砍伤、挫伤、火器伤、爆炸伤，或者因为受到骨折断端刺伤神经、重力拉断、拉伤神经等。

下肢主要神经有坐骨神经、腓总神经、胫神经等。这些神经在损伤中出现断裂、挫伤、粘连、压迫等均可出现关节功能丧失或显著障碍。

（1）坐骨神经损伤残疾　坐骨神经位置较深，一般闭合性损伤不易伤及。坐骨神经损伤多见锐器的直接刺伤、枪弹伤，骨盆骨折和髋关节脱位亦可引起不完全损伤。坐骨神经损伤致其所支配肌肉瘫痪和皮肤感觉障碍。

（2）胫神经损伤残疾　胫神经损伤多发于胫骨上端骨折，致其所支配肌肉瘫痪和皮肤感觉障碍。

（3）腓总神经损伤残疾　腓总神经损伤多由切割伤、骨折穿透伤以及膝关节向外脱位所致。腓总神经损伤致其所支配肌肉瘫痪和皮肤感觉障碍。

（二）下肢矫形器病理力学分析

1. 下肢结构性机能不全

（1）骨骼畸形　关节骨骼的形状和支撑骨因疾病和创伤而变形，不对称力作用于关节表面或骺板，会产生结构不对称，在新的对线不良的关节上负重会加重病变，导致进一步变形。

（2）软组织限制　病变产生疼痛，产生肌肉抑制，不能保持正确对线或获得必要的力量。

（3）屈膝畸形　类风湿关节炎患者膝畸形在10°～20°屈曲时，就需要矫形器辅助。股四头肌持续负重等于体重的1倍时，就超过了组织承受能力。

（4）外翻畸形　患有膝部肿胀的关节炎患者，疼痛的膝减少了其股四头肌的活动以避免压迫其肿胀、敏感的关节结构，导致更严重的畸形。对这类畸形膝的矫形支撑必须调整两个力：导致对线不良的力和每一步外翻的侧向压力。

（5）踝跖屈畸形　是膝畸形和不良步态的根源。解决患者的问题，不能仅限于患者自己诉说疼痛的区域，需同时分析下肢所有节段步行和站立姿势及负重的状况。

2. 下肢运动机能不全　肌肉麻痹、肌营养不良、Guillain - Barre 综合征等神经肌肉疾病的结果是肌肉受到侵害。患者具有自发性代偿倾向，其步态是姿势代偿的混合体，带来有效的摆动和安全站立特征性代偿。

（1）跛行步态　踝背屈肌麻痹，患者过度屈髋和屈膝以抬起下垂足。

（2）弧形步态　屈髋、屈膝不足时，骨盆以环绕抬起或将腿向前一抛，便于向前移动。

（3）足平着与地面接触　足与地面刚接触锁住小腿之前，有一个主动的踝跖屈动作。

（4）膝反张　协调已固定的踝跖屈收缩和积极伸髋稳定腿，产生过伸动作。

（5）臀大肌跛行　伸肌很差，躯干过伸锁住髋。

（6）臀中肌跛行　躯干外侧偏移代偿髋外展不足。

3. 下肢运动机能不全合并周围感觉损害　腰骶脊髓损伤导致弛缓性麻痹。

（1）$L_5 \sim S_1$损伤　站立相髋伸肌和踝跖屈稳定性受影响，出现足内翻或跟骨畸形、脊柱前凸等。

（2）$L_3 \sim L_4$损伤　出现足下垂症状。脊髓脊膜膨出病、儿童发展成跖屈挛缩和足畸形。

（3）$L_1 \sim L_2$损伤　不能实现正常的步行，需手臂支撑。

4. 下肢中枢控制机能失调

（1）高位脊髓损伤　患者步行能力取决于感觉神经和正常运动控制的保留量，双侧损伤比单侧损伤要严重得多。

（2）成人偏瘫　脑血管意外、创伤或其他形式的病理变化都可引起偏瘫，如果不能屈膝和踝背屈，整个摆动相严重地足趾拖地，肢体向前非常困难，同时失去了感觉，不知道身体在哪一侧，不能适当地使自己的躯干对线垂直站立，而倒向偏瘫的一侧。

（3）脑性瘫痪　脑损伤运动失调。

1）挛性瘫痪：偏瘫、双下肢瘫和四肢瘫，会出现马蹄内翻足、屈膝、足跟离地站立等倾向。

2）弛缓性瘫痪：患者不随意运动，运动状况呈交替性（震颤）、扭动（舞蹈病症）或随意（痉挛）。

5. 能量机能不全　应考虑两方面问题：①残疾步态要求的能量；②患者产生的总能量。

在制订步态计划时，应考虑到易发中风的心肌梗死、心力衰竭、糖尿病、肺气肿、支气管炎和其他肺阻塞性疾病。

（三）下肢的主要变形

下肢的主要变形有关节变形和骨变形，可以从检查外观或用X线片判断。关节变形会限制正常的关节运动，产生一定肢位的挛缩或强直，或在不正常的运动方向上肢关节变位。外观上关节的主要变形如图2-9所示。

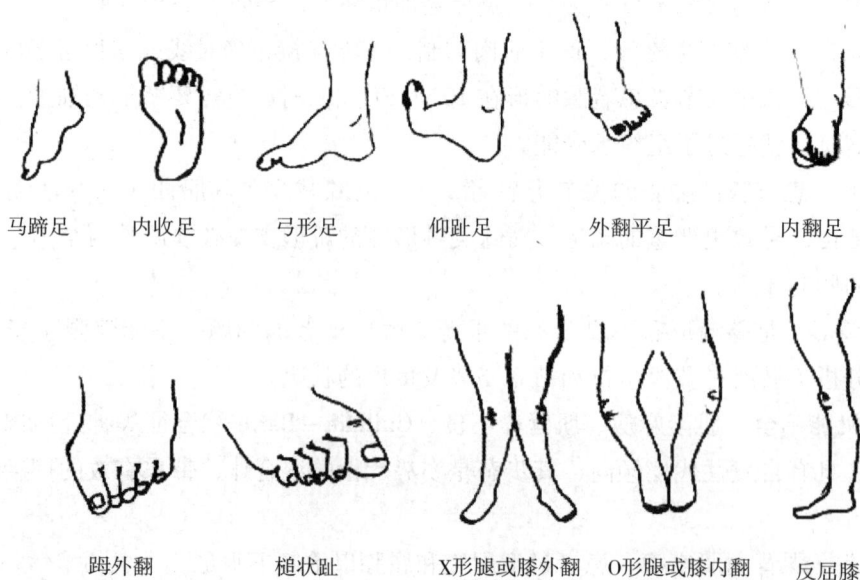

马蹄足　　内收足　　弓形足　　仰趾足　　外翻平足　　内翻足

蹈外翻　　槌状趾　　X形腿或膝外翻　　O形腿或膝内翻　　反屈膝

图2-9　下肢的主要变形

另外，骨的变形有髋内收、髋外展、股骨颈部前扭异常、胫骨内翻、胫骨内扭、胫骨外扭等。

常见的下肢变形如下。

1. 髋关节 屈曲变形、伸展变形、内收变形、外展变形、内旋变形、外旋变形等，又将双腿交叉的剪刀状变形称为内收、内旋变形。

2. 膝关节 屈曲变形、伸展变形（反屈膝）、膝外翻、膝内翻、内旋变形、外旋变形等。

3. 踝关节、足部 马蹄足、仰趾足、内翻足、外翻足、弓形足、扁平足、内收足、外展足、足张开、踇外翻、踇内翻、舟底足、扁平三角状变形、槌状趾、爪状趾等。

（四）下肢矫形器生物力学原理

1. 固定

（1）目标 可以完全限制肢体某节段（或关节）的运动，实现静置的目标；也可以限制关节非正常的、非生理性的运动，允许正常的生理性运动，实现运动导向的目标。

（2）原理 大面积的周向包容；成对三点力作用。

（3）原则 增大作用力的杠杆臂长度，增加受力面积，减少局部压力；允许正常生理运动，限制非生理运动；关节静置时，应注意时间性与阶段性；长期静置可导致关节的僵硬，肌肉萎缩。

（4）应用 骨折；假关节；膝关节侧向不稳定；膝过伸等。

2. 矫正

（1）目标 矫正畸形。形态上的表现：将"畸形形态"矫正到或接近"正常形态"。生物力学上的表现：将非生理的力学关系转变为或接近生理的力学关系，将非生理的对线转变为或接近生理对线。

（2）原理 三点力矫正原理。影响矫形器矫正作用的力学因素：作用力的大小、方向、位置，作用力的杠杆臂长度。

（3）原则 常用到一组或多组三点力系。应选择合适的施压位置与方向，增大杠杆臂长度。应尽量增大施加作用力的面积，减小局部压力。矫形器给人体的力是持久的，患者需长期接受；而人体皮肤能长期承受而不被破坏的压力为 $2.5N/cm$，因此要增加受力面积，尽量消除不舒适感。

（4）应用 生长发育期的儿童、青少年的膝内翻（O形腿）、膝外翻（X形腿）、先天性马蹄内翻足、内收足（镰刀足）等。

3. 免荷

（1）目标 减轻肢体某节段骨骼（关节）的轴向负重。

（2）原理 在需要免荷部位的上部对肢体进行支撑，以达到免荷的目的。下肢免荷矫形器一般在膝部和坐骨结节进行支撑。膝部支撑对小腿远端及踝足进行免荷，坐骨支撑对髋关节、大腿、膝关节、小腿近端进行免荷。

（3）原则 支撑部位的承重应准确有效。在克服重力对骨关节产生负荷作用的同时，一定要避免肌力对骨关节的负荷作用。对骨关节免荷的同时必须限制该节段的运动。限制运动一方面可以防止运动产生的摩擦负荷；另一方面可以防止肌肉活动，避免产生附加肌力。

（4）应用 踝部骨折：在膝部支撑，并完全限制踝关节的运动。股骨头坏死：通过坐骨支撑免荷，并将髋关节置于屈曲外展外旋位，避免在大腿外侧大转子以下进行支撑，防止髋外展肌收缩对股骨头产生压力。

4. 补高

（1）目标 对缩短的下肢进行高度补偿，达到双下肢等长。

（2）原理 让短侧的肢体的脚"站"在较高的底面上，使骨盆水平。

（3）原则　补高后的肢体负重应符合生物力学规律（生理对线）；用鞋内套或矫形假肢补高时，应充分利用足跟负重；脚踵承重面尽量修成水平，对有一定内外翻畸形的足部也应尽量修出足后跟部的承重面。避免前脚趾承受过大的压力。

（4）应用　先天性腿长不一；麻痹性腿长不一；全免荷肢体的对侧要补高等。

（五）下肢矫形器的适应证

1. 麻痹症　这是下肢矫形器中最常见、品种最多的一种适应证。矫形器的作用是防止畸形、矫正畸形、代偿瘫痪肌肉、稳定关节、改善肢体功能、补充短肢高度等。

（1）足踝部肌肉瘫痪与畸形

1）马蹄足畸形：可穿矫形鞋，或用弹簧、牵引带增加背屈力量。

2）足内翻畸形：可用矫形足套，或使用单支条及双支条踝足矫形器，在矫形器外加 T 形牵引带。

3）足外翻畸形：用矫形足套，与 2）相反。

4）跟足：通过矫形鞋恢复足的三点承重功能，踝关节设铰链限制背屈。

5）足下垂：用塑料踝足矫形器。

6）连枷足：用静态踝足矫形器。

（2）膝关节周围肌肉瘫痪与畸形　使用膝踝足矫形器。

（3）髋关节周围肌肉瘫痪　使用坐骨承重髋膝踝足矫形器，加锁固定髋关节。

2. 截瘫　矫形器主要帮助患者移位活动、站立和步行。根据截瘫的平面确定矫形器处方，选用各类下肢矫形器甚至轮椅。

3. 脑性瘫痪　矫形器主要用于控制痉挛性瘫痪。如控制下肢旋转，用双侧 HKAFO 或扭柱式、环绕式矫形器。

4. 先天性髋关节脱位和髋关节发育异常　矫形器使髋关节保持在屈曲、外展的位置，使股骨头进入并保持在髋臼之内。

5. 先天性马蹄内翻足　除使用矫形鞋矫正前半足内收、内翻，避免马蹄畸形外，丹尼斯·布朗（Denis Brown splint）矫形器和 A 字形框架式矫形器也较常用。

6. 佩特兹（Perthes）病　采用三边形矫形器，将体重移至木板底上，使髋关节保持外展、内旋位，股骨头完全纳入髋臼之中，单双侧均可使用。

7. 下肢骨折　采用轻型塑料板矫形器可避免笨重的石膏，控制成角畸形、扭转和压应力，允许关节发挥正常功能，支撑和稳定假关节，制作承重接受腔用于胫骨平台、股骨髁及髁上、股骨中段近侧骨折治疗。

8. 下肢关节炎　使用矫形器可稳定关节、减少或控制疼痛，改善骨的对线和承重功能，防止进一步畸形，矫正可恢复的畸形，适应已固定的畸形。治疗方法根据关节病变而不同。足和踝关节炎的矫形器用处最大，用于膝关节效果差一些，一般不用于髋关节。

（1）短期使用（6 个月以内）　适用于促进骨折愈合；踝关节融合术后；足跟痛，无手术适应证，保守治疗无效。

（2）长期使用　适用于骨折或关节融合术后迟缓愈合或不愈合；距骨缺血性坏死；距下关节或踝关节变性关节炎；跟骨骨髓炎；坐骨神经损伤合并足底感觉丧失；慢性皮肤疾病，如糖尿病性溃疡；其他不适合手术的慢性足部疼痛。

（3）跖趾关节　使用前部宽而高的矫形鞋，减少局部压力或使用弹性鞋垫分散压力。

（4）跗间关节　使用鞋垫、足弓托、足套和 AFO 矫形器限制运动，减轻疼痛和重新分布压力。

（5）距下关节　使用高腰靴，限制距下关节活动的 AFO。

（6）踝关节　使用 PTB 或 AFO，减少踝关节负荷，用软跟鞋或鞋底加摇杆以减少足屈曲。Klenzak 矫形器可用于单侧有障碍或双侧障碍较无力的一边，亦可用塑形 AFO 矫形器维持跖屈 5°。可在矫形器上加以 3.8 英寸（约 9.65cm）高的跟以缓解负重。Lenox Hill 矫形器适用于控制踝内外侧或旋转不稳。这些支架较少用于 RA 患者，但常用于年轻的运动员。

（7）膝关节　使用矫形器使病肢承重时能保持关节稳定，防止引起疼痛的关节运动和关节屈曲；矫正肢体异常对线，增加承重稳定性，防止畸形加重。

（8）髋关节　不能使用下肢矫形器，而应使用手杖或拐杖。

9. 佝偻病　膝关节内翻（O 形腿）和外翻（X 形腿）畸形，可用膝部矫形器固定。

（1）"O"形腿　指膝关节以下向内翻转，踝关节面向内倾斜，学名叫膝内翻。矫形器通过三点固定原理来达到矫正的作用，分别是施加在股骨内上髁处、小腿胫骨上端处和膝关节外侧处的三个力。

（2）"X"形腿　是膝关节以下向外翻转，股骨下关节面向外倾斜。双膝外翻时，双下肢呈"X"形，学名叫"膝外翻"。矫形器通过三点固定原理来达到矫正的作用，分别是施加在股骨外上髁处、小腿腓骨上端处和膝关节内侧处的三个力。

10. 扁平足　采用内侧垫、托马斯垫等矫形鞋设计。

（六）下肢矫形器的分类

1. 按矫形器应用的肢体部位分类　①足矫形器 FO；②踝足矫形器 AFO；③膝踝足矫形器 KAFO；④髋膝踝足矫形器 HKAFO；⑤膝部矫形器 KO；⑥髋部矫形器 HO。

2. 按矫形器的主要材料分类　①塑料矫形器；②金属矫形器；③碳纤树脂矫形器；④金属、皮革或塑料矫形器；⑤碳纤、皮革或塑料矫形器。

金属下肢矫形器与塑料下肢矫形器的对比见表 2-4。

3. 按矫形器的生物力学功能分类　①固定矫形器（Fixation - Orthosis）；②矫正矫形器（Correction - Orthosis）；③免荷矫形器（Load - Free - Orthosis）；④补高、补长矫形器（Compensation，Extension - Orthosis）。

表 2-4　金属下肢矫形器与塑料下肢矫形器对比

	金属下肢矫形器	塑料下肢矫形器
优点	a. 强度大，不易破损 b. 关节种类多，便于控制背屈、跖屈的可动范围 c. 利用加带或垫的方法，矫正内、外翻变形容易 d. 可进行试穿及制作完成时的修整，破损时修理 e. 部件的更换比较容易 f. 通气性能好	a. 重量轻 b. 外观好 c. 清洁，不易弄脏 d. 使用时无杂音 e. 容易加工成正确的形状 f. 有挠性和坚韧性 g. 加热后可以适当地调整其形状 h. 穿脱鞋方便
缺点	a. 重量重 b. 外观不好 c. 破损后不易修理 d. 金属部件易生锈，皮革不清洁 e. 使用中踝关节及足镫会磨损，从而产生跖屈、背屈角度变化 f. 使用时会产生杂音	a. 关节部耐久性能有问题 b. 破损后不易修理 c. 取型时的肢体位置很关键，制作完成后角度调整困难 d. 要求制作技术高超，具有一定设备 e. 不透汗，通气性能不好 f. 可能会伤及皮肤或患压疮 g. 髋关节、膝关节尚不能满足要求

（七）下肢矫形器的结构

下肢矫形器主要结构有铰链、支条、半月箍、骨盆箍、足套/足托、足板、固定带及其附件（图 2-10）。

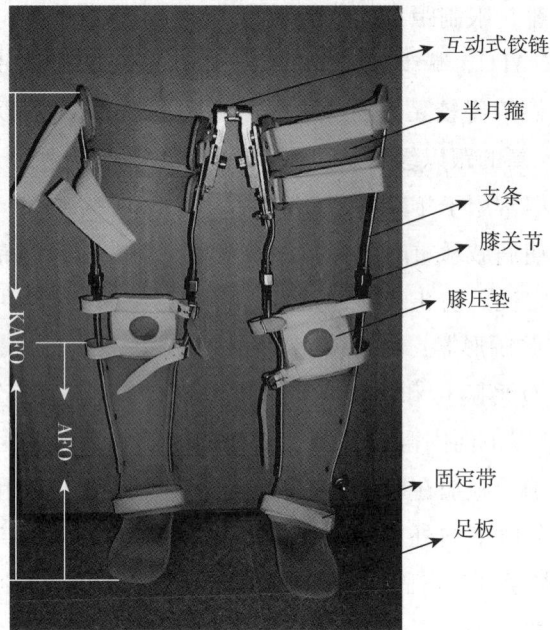

图 2 - 10　下肢矫形器的主要结构

　　1. 铰链　主要包括髋铰链、膝铰链和踝铰链，各个铰链都有不同的类型，可满足不同功能障碍患者下肢矫形器装配的需要（图 2 - 11）。

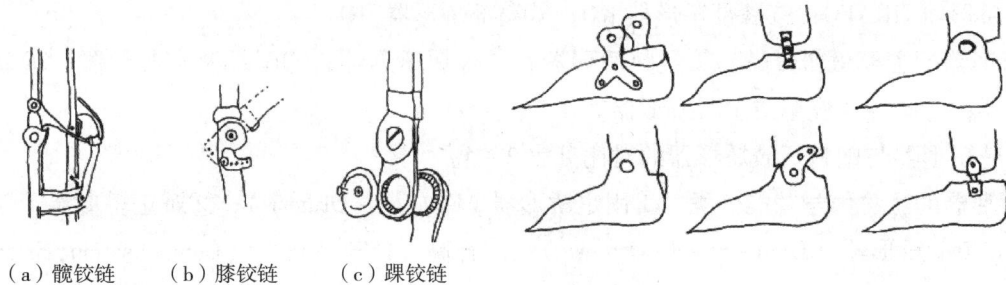

（a）髋铰链　　（b）膝铰链　　（c）踝铰链

图 2 - 11　铰链

　　（1）髋铰链　有单轴髋铰链、带环锁髋铰链、双轴髋铰链等多种类别，多用不锈钢、铝合金、钛合金制成。

　　（2）膝铰链　有单轴自由活动膝铰链、轴心后置膝铰链、单轴带锁膝铰链、单轴角度可调膝铰链。

　　（3）踝铰链　有自由活动式踝铰链、助动踝铰链、阻动踝铰链、止动踝铰链。

　　2. 其他组件　包括支条、半月箍、骨盆箍、足套/足托、足板、固定带等。

　　在带有金属支条、半月箍及铰链式关节的传统型下肢矫形器的基础上，可选择附加臀部压垫、扭转带、丁字带、足套、步行足镫等。

二、常见的下肢矫形器

（一）足矫形器

　　1. 平足垫　是用硅胶或泡沫板材制作的托起纵弓的足垫，足垫将足弓托起可减轻足底负重压力。

　　2. 足跟垫　是由硅胶或泡沫板材制成的鞋垫，置于鞋内足跟部位，用于减轻足底筋膜炎或跟骨骨刺引起的足跟部疼痛。

3. 横弓垫 是用橡胶或泡沫板材制作的托起横弓的足垫，用于减轻跖骨远侧压力。

4. 全足垫 是由硅胶、热塑性泡沫板材或高温热塑板材制成，为足底提供全面的承托，以平衡足底负荷，常用于足底筋膜炎和扁平足等。

5. 丹尼斯 – 布朗足板 是用不锈钢、铝合金、钛合金材料制成的金属足板，常用于先天性马蹄内翻足。

（二）矫形鞋

1. 矫正矫形鞋 是一种特制的或改制的皮鞋。其特点是要求能良好地托起足的纵弓，鞋的主跟、腰窝部分加硬，并根据足部畸形情况进行鞋外部或内部的调整，以矫正足的内、外翻畸形。适应于足内翻、足下垂、弓形足等。

2. 补高矫形鞋 用于补偿下肢高度，改善下肢长度对称性（图2－12）。

3. 补缺矫形鞋 鞋内放置海绵补缺垫，弥补缺损并托起足弓（图2－12）。

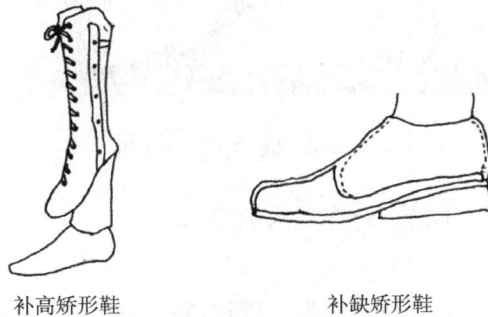

补高矫形鞋　　　　　补缺矫形鞋

图 2－12　矫形鞋

（三）踝足矫形器

1. 热塑材料 AFO 一般以聚乙烯板或改性的聚丙烯板为材料制作而成，有或无踝铰链。根据形状可分为螺旋型 AFO、带侧方垫硬踝型 AFO、不带侧方垫硬踝型 AFO、后侧弹性材料 AFO、改进型后侧弹性材料 AFO、带后侧加强筋 AFO（图2－13）。

适应证：中枢神经损伤引起的下肢痉挛及周围神经损伤引起的足下垂、内翻。

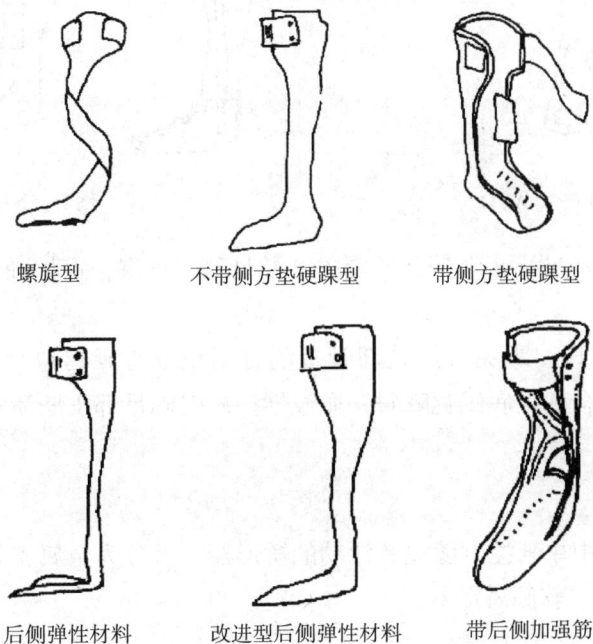

螺旋型　　　　不带侧方垫硬踝型　　　　带侧方垫硬踝型

后侧弹性材料　　改进型后侧弹性材料　　带后侧加强筋

图 2－13　热塑材料 AFO

2. 碳纤踝足矫形器

（1）功能特点　利用碳纤材料变形储能的特点，在患者站立相足跟着地时抗压，但允许跖屈；在推进前期，借地面的反作用力使碳纤结构屈曲，然后在推进后期碳纤结构恢复原状时辅助推进，以有效地改善步态（图2-14）。

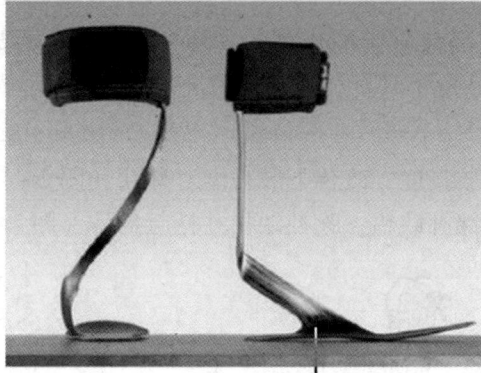

图2-14　碳纤踝足矫形器

（2）适应证　足下垂、踝关节不稳、轻度足内翻畸形。

3. 金属支条式 AFO

（1）结构特点　由金属支条、半月箍、环带、踝铰链、足镫、鞋或足套构成（图2-15）。

（2）适应证　一般与矫形鞋配用于复杂的踝足部畸形，如严重的马蹄内翻足等。

4. 免荷型 AFO　又称髌韧带承重式踝足矫形器（PTB AFO）。用髌韧带支撑体重，使小腿和足部免荷（图2-16）。

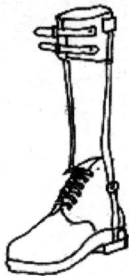

图2-15　金属支条式 AFO

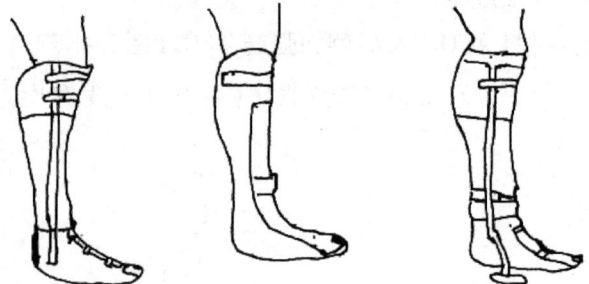

图2-16　免荷型 AFO

（1）功能特点　可免除小腿下1/2部位、踝关节及足部的承重，保护胫骨1/2以远部位、踝关节及足部病变部位。

（2）适应证　胫骨中下段、踝关节及足部骨折的骨不愈或骨延迟愈合；距骨、跟骨缺血性坏死、跟骨骨髓炎、坐骨神经损伤合并足底感觉障碍、血液性疾病引起足部皮肤溃疡，以及其他不适合手术的慢性足部疼痛。

（四）膝矫形器

膝矫形器指下肢矫形器中单独控制膝关节活动的矫形器，可分为金属支条 KO、瑞典式 KO、带多轴心铰链 KO、全塑料髁上 KO、软膝矫形器。

（五）膝踝足矫形器

膝踝足矫形器是一类用于膝关节、踝关节和足部的矫形器，是膝矫形器和踝足矫形器的组合。

1. 金属支条 KAFO

（1）功能特点 改善膝关节在支撑时的稳定性，控制膝关节的屈曲，控制膝关节内翻、外翻及过伸畸形，踝部可以根据踝足畸形控制的需要选用合适的踝关节铰链。

（2）适应证 下肢肌肉无力，以及膝关节外翻、内翻及过伸畸形等。

2. 塑料 KAFO

（1）功能特点 具有踝背伸、跖屈的止动功能，可控制距跟关节内翻、外翻的功能及稳定膝关节内外侧。步行中提供支撑期稳定，摆动期可以屈膝。

（2）适应证 脊髓损伤、肌肉营养不良、脊椎裂等原因引起的下肢肌肉广泛无力，膝踝关节不稳及膝关节过伸。

3. 塑料金属混合式 KAFO

（1）功能特点 可控制膝关节的屈曲、膝内外翻及膝过伸畸形，提高膝关节的稳定性，改善步行功能。

（2）适应证 脊髓损伤、偏瘫、小儿麻痹后遗症、脊柱裂等原因引起的下肢肌肉广泛无力，以及各种原因导致的膝关节内、外翻及膝过伸畸形。

金属支条、塑料及塑料金属混合式 KAFO 如图 2-17 所示。

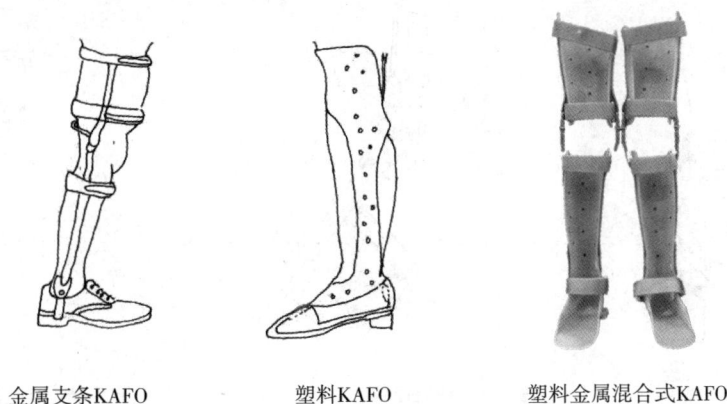

金属支条KAFO　　　塑料KAFO　　　塑料金属混合式KAFO

图 2-17 膝踝足矫形器

4. 免荷型 KAFO 如图 2-18 所示。

（1）功能特点 使站立、步行中的体重通过坐骨结节传至矫形器，再传至地面，减轻髋关节和下肢的承重。

（2）适应证 腓骨上段、膝关节、股骨及髋关节部位的骨折与疾病，及股骨头无菌性缺血性坏死等。

（六）髋膝踝足矫形器

（1）功能特点 限制髋内、外旋和内收、外展，防止髋关节屈曲挛缩及不随意运动。辅助脊髓损伤（T_{10}平面以下）等患者站立和行走，矫治中枢性瘫痪导致的髋关节挛缩畸形。

（2）适应证 小儿麻痹后遗症、脊髓损伤、脊柱裂、肌肉营养不良等神经肌肉疾病引起的下肢瘫痪。

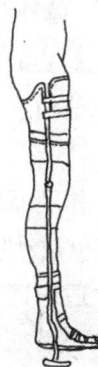

图 2-18 免荷型 KAFO

（七）髋矫形器

1. 髋固定矫形器

（1）结构特点　由按患者石膏模型定制的塑料骨盆座、髋外侧金属直条、大腿箍和腿套组成。

（2）功能特点　控制髋关节于伸直位，限制髋关节的屈曲和内收活动。

（3）适应证　全髋置换术后，预防脱位。

2. 髋内收、外展控制矫形器

（1）结构特点　由模塑塑料骨盆座、双侧髋铰链、双侧大腿箍与环带构成。

（2）功能特点　允许髋关节屈曲、伸展活动，控制髋关节的内收和旋转活动，限制内收的程度是可调的。

（3）适应证　下肢痉挛型的脑瘫、先天性髋关节脱位青少年。

3. 先天性髋关节脱位矫形器　有里门巴格尔型髋矫形器、温·罗森型髋矫形器、蛙式髋外展矫形器等。

适应证：3 岁以前婴幼儿不同时间段的先天性髋关节脱位。

髋固定，髋内收、外展控制及先天性髋关节脱位矫形器如图 2－19 所示。

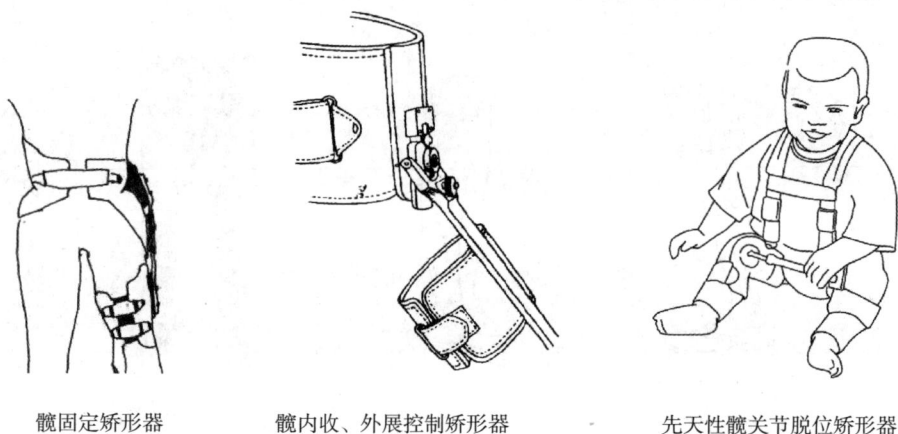

髋固定矫形器　　　　髋内收、外展控制矫形器　　　　先天性髋关节脱位矫形器

图 2－19　髋矫形器

（八）截瘫步行矫形器

1. 往复式截瘫步行器

（1）结构特点　核心部分为一对髋铰链、两个与髋铰链相连接的钢缆，还有上躯干部分和大腿矫形器部分。

（2）作用原理　两条钢缆连接步行矫形器的两侧髋铰链，步行时通过钢缆的移动使对侧（摆动侧）髋铰链产生被动屈曲运动，从而带动腿向前移动，实现功能性步行。

（3）适应证　$T_4 \sim L_2$ 平面的脊髓损伤者。

2. 改进型往复式截瘫步行器

（1）结构特点　与 RGO 相似，将两条钢缆改为一条钢缆，增加了膝髋关节助伸气压装置。

（2）作用原理　与 RGO 一样，增加了膝髋关节助伸装置，有助动功能。

（3）适应证　$T_4 \sim L_2$ 平面的脊髓损伤者。

3. 互动截瘫行走器

（1）结构特点　由互动式铰链装置、膝踝足矫形器组成。特色是互动式铰链装置。

（2）作用原理　walkabout 类似于钟摆工作原理，当患者重心转移时利用互动铰链装置作用，实现瘫痪肢体的被动前后移动。

（3）适应证　T_{10} 平面以下脊髓损伤者。

4. 向心型往复式截瘫步行器

（1）结构特点　用连接两侧髋铰链的连杆装置代替 RGO 的双钢索发挥助动功能，比 RGO 耐用。

（2）作用原理　由交替连动两侧的髋铰链，伸展一侧的髋铰链会使另一侧的髋铰链做屈曲运动。

（3）适应证　$T_4 \sim L_2$ 平面的脊髓损伤者。

三、下肢矫形器的制作

（一）下肢关节取形体位（以功能位为例）

肢体关节必须固定在能发挥最大功能的位置（即使关节在这种位置强直），此位置称为关节功能位。在矫形器固定过程中，应考虑固定在功能位，这样即使以后关节功能受损或关节僵硬，关节仍能具有一定的活动功能。关节的功能位是相对的。在选择取形体位时，矫形器技师要考虑患者的年龄、性别、职业、该关节的主要功能，以及其他关节活动情况等因素加以确定。

下肢关节的功能位有髋关节、膝关节和踝关节。①髋关节：屈曲 25° 左右，外展 5° ~ 10°，外旋 5° ~ 10°。②膝关节：屈曲 5° ~ 10°，儿童可用伸直位。③踝关节：功能位即其中立位，不背伸或跖屈，不外翻或内翻，足底平面不向任何方向偏斜。

（二）下肢测量方法

下肢的检测包括下肢尺寸的测量、下肢肌力的测量、下肢关节转动轴的确定和步态分析等。具体见表 2 - 5。

表 2 - 5　下肢长度与周径的测量表

下肢长度	测量位置	下肢周径	测量位置
下肢总长度	髂前上棘至内侧踝下缘	大腿周径	髌上 10cm 处测量其周径，并与对侧对比
大腿长度	从大转子顶点至膝关节外侧关节间隙	小腿周径	小腿最大周径在上 1/3 处，可以在膝关节下 10cm 处测量其周径，并与对侧对比
小腿长度	从膝关节外侧关节间隙至外侧踝顶点	膝关节周径	可以在髌骨上缘、中间、下缘测量周径，并与对侧相应平面的周径对比
脚的长度	从足跟至大趾足尖	踝关节周径	自跟骨结节上方，经过内、外踝至踝关节前方，测量其周径并与对侧对比

下肢肌力的测量可采用对关节运动施加阻力的方法，此法即徒手肌力检查法（manual muscle test, MMT）。肌力的等级评价见表 2 - 6。

表 2 - 6　肌力的等级评价

肌力等级	肌肉收缩情况	瘫痪程度
0 级	肌肉无收缩	完全瘫痪
I 级	肌肉有轻微收缩，但不能移动关节	接近完全瘫痪
II 级	肌肉收缩可带动关节水平方向运动，但不能对抗地心引力	重度瘫痪
III 级	能对抗地心引力移动关节，但不能抵抗一定强度的阻力	轻度瘫痪
IV 级	能抵抗地心引力运动肢体，且能抵抗一定强度的阻力	接近正常
V 级	能抵抗强大的阻力运动肢体	正常

下肢关节转动轴的确定：髋关节转动中心在大转子的顶点；膝关节转动中心在膝间隙上 15~20mm 处，距离前面占 60%，距离后面占 40%；踝关节转动中心在外踝的顶点。它们的转动轴都与水平面垂直，与冠状面平行。下肢关节转动轴如图 2-20 所示。

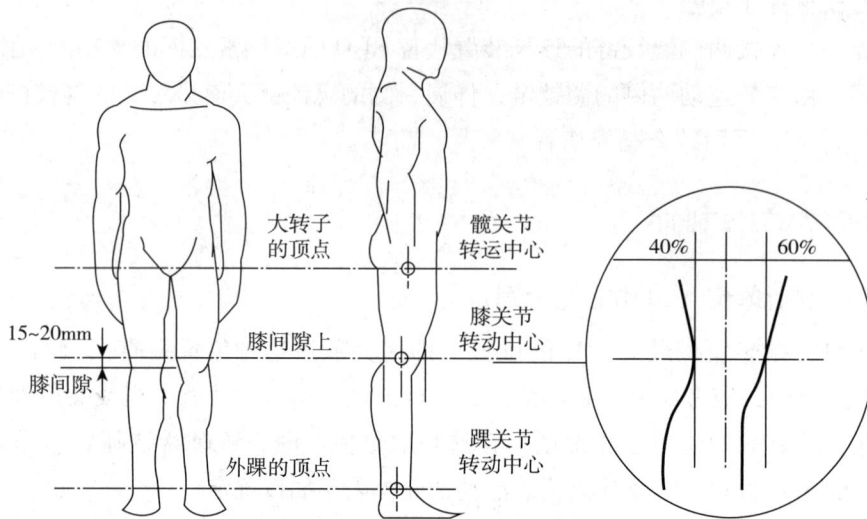

图 2-20   下肢关节转动

步态分析是残疾评定及治疗的有效手段之一。检查时应嘱患者以自然的姿态及速度步行来回数次，观察步行时全身姿势是否协调，各轴相下肢各关节姿位及动幅是否正常，速度是否匀称，骨盆运动、重心的转移及上肢摆动是否协调。嘱患者做快速及减慢速度的行走，并做立停、拐弯、转身、上下坡或上下梯、绕过障碍物、缓慢踏步或单足站立等动作。有时还要闭眼步行，这可使轻度的异常步态表现得更明显。用手杖或拐杖步行时，可以掩盖很多异常步态，此时除进行用杖或用拐的步态检查外，还应进行不用杖或拐的步态检查。

（三）下肢局部免荷部位

下肢的免荷部位十分重要，可以避免矫形器对肢体某些敏感部位的压迫或造成损伤（图 2-21）。如骨突起部位受压，易引起局部不适、疼痛，甚至造成皮肤压疮、溃烂；长时间压迫外周神经会引起肢体感觉异常，严重者会造成神经麻痹；关节受压会引起关节的红肿或畸形。因此，在为患者装配矫形器时，应尽量避免对这些部位施压，或采取局部增加软垫的方法免除其压力。

（四）下肢轮廓图的绘制与测量

轮廓图是模拟下肢外形描绘出的线条图，它是制作下肢矫形器的基础。以低温塑化板为材料制作的矫形器大多数都需要获取患肢的轮廓图。在取得矫形器板材样式之前，需要根据患者的肢体状况，在矫形器设计原则的指导下，以轮廓图为依据，绘制出符合治疗要求的矫形器图样。具体方法如下。

（1）患者取卧位，患肢卧位躺在平放有白纸的板上，两腿放开伸直。铅笔垂直于桌面，沿肢体边缘画出患者肢体轮廓图（图 2-22）。可以根据需要画出患者的冠状面图和矢状面图。

（2）记录相关的标志点，根据肢体测量尺寸，以肢体轮廓线为基础，放大轮廓的尺寸，一般是在轮廓的两侧各放宽该肢体周径长度的 1/2。如果是带支条和关节铰链的矫形器，还得按纸样图弯制好支条。将已剪好的图样画到板材上，用强力剪刀将图样裁剪好（图 2-23）。

（3）注明患者姓名、性别、诊断、矫形器名称、患肢侧、辅助件及制作日期等。

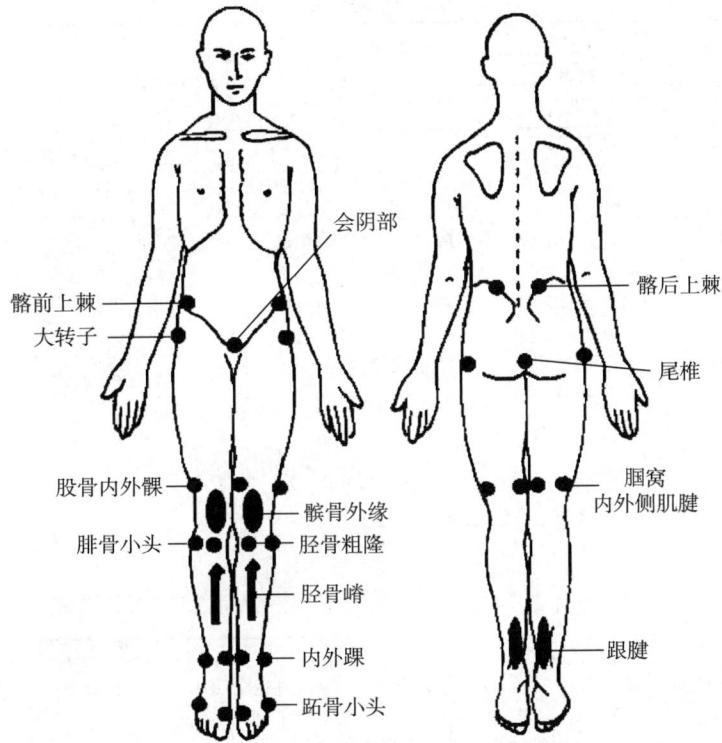

图 2-21 下肢局部免荷部位

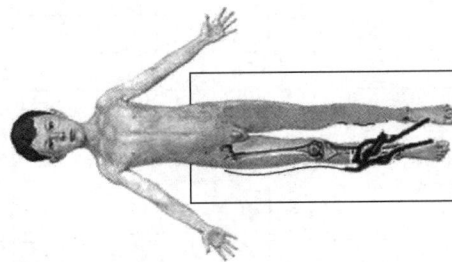

图 2-22 画肢体轮廓图

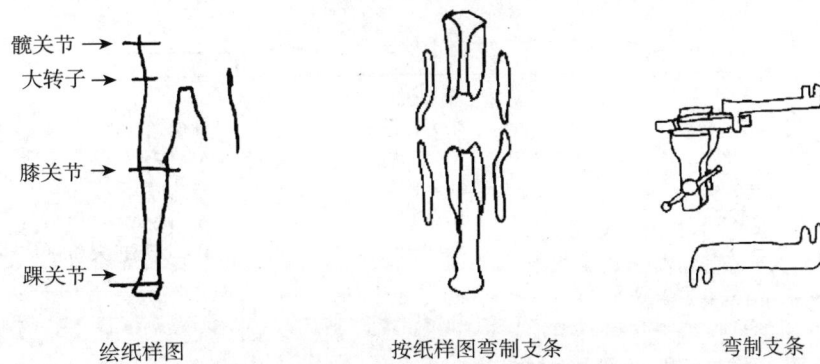

图 2-23 绘纸样图和弯制支条示意图

（五）填写下肢矫形器制作处方

可参考表 2-7。

表 2－7　下肢矫形器制作处方

姓名＿＿＿＿＿　　　编号＿＿＿＿＿＿　　　年龄＿＿＿＿＿＿　　　性别＿＿＿＿＿＿

患病日期＿＿＿＿＿＿　原因＿＿＿＿＿＿　职业＿＿＿＿＿

目前下肢装置＿＿＿＿＿＿＿＿＿＿　　诊断＿＿＿＿＿

走动〇　　　　　　　不能走〇

主要损伤

A. 骨骼：1. 骨和关节：正常〇　　　异常〇

　　　　　2. 韧带：　　正常〇　　　异常膝 AC〇　　　PC〇　　　　　MC〇　　　　　LC〇

　　　　　　　踝：　　MC〇　　　LC〇

　　　　　3. 肢体短缩　无〇　　　左〇　　　　　右〇

相差量 SS 足跟 SSMTPMTP

B. 感觉：正常〇　　　异常〇　　　　　麻木〇　　　　　感觉迟钝〇　　　　位置＿＿＿＿＿＿＿＿

保留性感觉：迟钝〇　　　丧失〇

　　　　　　疼痛〇　　　位置＿＿＿＿＿＿＿＿＿

C. 皮肤：正常〇　　　异常〇

D. 血管：正常〇　　　异常〇　　　　　右〇　　　　　左〇

E. 平衡：正常〇　　　损害〇　　　　　支撑＿＿＿＿＿＿＿＿＿

F. 步态偏移

G. 其他损伤

功能残疾概要＿＿＿＿＿＿＿＿＿

处理目标

防止/矫正畸形〇　　　减小轴向负荷〇　　　保护关节〇　　　改进运动〇　　　治疗骨折〇

其他＿＿＿＿＿＿

矫形器处方

下肢	屈	伸	外展	内收	旋转		轴载负荷
					内	外	
HKAO 髋							
KAO 大腿							
HO 膝							
AFO 腿							
踝	背	跖					
踝关节							
FO 足跗中							
趾间							

评价

签名：＿＿＿＿＿＿＿＿＿　　　　日期：＿＿＿＿＿＿

插图说明

随意运动力（V）	张力亢进本	体感觉（P）
N ＝ 正常	N ＝ 正常	N ＝ 正常
G ＝ 良好	M ＝ 中等	I ＝ 损害
F ＝ 较差	L ＝ 轻	A ＝ 缺少
P ＝ 不良	S ＝ 严重	D ＝ 局部扩大和肿大
Z ＝ 零		

注：使用下列符号表示设计功能的理想控制

F ＝ 自由——自由运动；

A ＝ 辅助——外力应用以增加运动的范围、速度或运动的力；

R ＝ 阻止——使用外力，减少运动的速度或力；

S ＝ 停止——包括制动装置，以阻止在一个方向上的不适当的运动；

V ＝ 变化——各部件能被调整，而不使结构变化；

H ＝ 固定——消除在描述的平面上所有运动的可靠位置；

L ＝ 锁住——包括一种随意的锁紧装置

（六）下肢矫形器的制作步骤

1. 加热、塑形　将板材放在70℃左右的恒温水箱中加热1～2分钟，待材料软化后取出，再用干毛巾吸干水滴，稍冷却一会儿，不再烫手后，立即放到患者身上塑形。为加快硬化成形的速度，可用冷水冲。对于大型矫形器，必须用宽绷带将矫形器与肢体固定，以便使矫形器更伏贴。

2. 修整、边缘磨滑

（1）要观察初步成形的矫形器有无偏斜和旋转，关节角度是否达到要求，是否保持关节正常对线和其他治疗需要。如有差异，可用电吹风、电烙铁对局部和边缘加热、磨滑。注意温度不能太高。

（2）当矫形器的基本形态完成后，将多余的边缘剪去，矫形器两侧边缘的高度一般是肢体周径的1/2。除骨折需要将邻近关节同时固定起来之外，其他矫形器的长度不应影响邻近关节的运动。

（3）矫形器的边缘若有毛刺、锐角会刺激皮肤而引起疼痛，甚至伤及皮肤。修边时要将边缘部分充分软化后剪裁，通过塑料板材的自缩性能使边缘光滑，必要时用布轮打磨机磨平，也可用特制的薄板材来修整、包边。

3. 加固　材料薄、强度低而受力大的矫形器应加固。加固的方法：①可采取两块材料加热软化后黏结（软化后有很强的自黏性）的方法；②可采用在两层材料之间加铝条的方法；③可采用边缘向外翻转的方法。

4. 安装附件

（1）免压垫　采用软性材料放置在免压部位，以减少局部的压力，这类材料通常称为免压垫。免压部位主要是骨突起处、神经的表浅部位、伤口及疼痛部、受累关节。免压垫应稍大于免压部位，厚度一般为5mm，通常剪成椭圆形，如果必须是长方形垫，则应将四个边角剪成圆弧形。

（2）安装附件　附件包括尼龙扣带、T形带、Y形带、压力垫、关节铰链等。

（3）安装固定带　固定带能使矫形器附着于肢体上。常选择尼龙搭扣固定带或帆布固定带。尼龙搭扣可用粘胶粘在矫形器上，皮革和帆布制的固定带则用铆钉或加一层板材固定。帆布带固定肢体的稳定性比单纯尼龙搭扣固定好，尤其是大关节或挛缩的关节更为适合。安装固定带时要注意：固定带应直接接触皮肤，使患者能感受到均匀、稳定的压力；根据治疗要求，固定带不应影响所期待关节的运动；固定带不应跨越关节和骨突部分，避免对骨、关节、皮肤造成损伤；为了不影响血液循环或不引起肢体疼痛，压力应适度；固定带穿脱方便，其颜色尽可能与矫形器颜色相近。

四、下肢矫形器的评定

1. 装配前的评定　以康复治疗组的形式进行评定，以医生为主导；对患者下肢功能障碍的检查包括下肢生物力学评定、下肢形态学评定、下肢运动功能评定和日常生活能力评定等；制订下肢矫形器处方；装配前的手术、药物、康复训练和治疗。

2. 站立位的检查　金属铰链轴心位置：检查与解剖学关节轴心位置是否大致相符（图2-24）。

（1）检查鞋和足托前翘足托的前部是否有利于滚动，可促进髋、膝的前屈。

（2）检查鞋底、鞋内附加物（垫片、横条、鞋垫）和丁字形矫正带会不会引起不适、疼痛；内外翻矫正带的矫正力是否足够。

（3）检查金属条或塑料壳的部分与腿的轮廓是否相符；两侧金属条与腿之间的间隙是否均匀；内外踝、腓骨小头等骨突部位与矫形器是否有一定间隙。

（4）对于免荷式AFO，应检查足跟是否达到了减轻承重的要求。

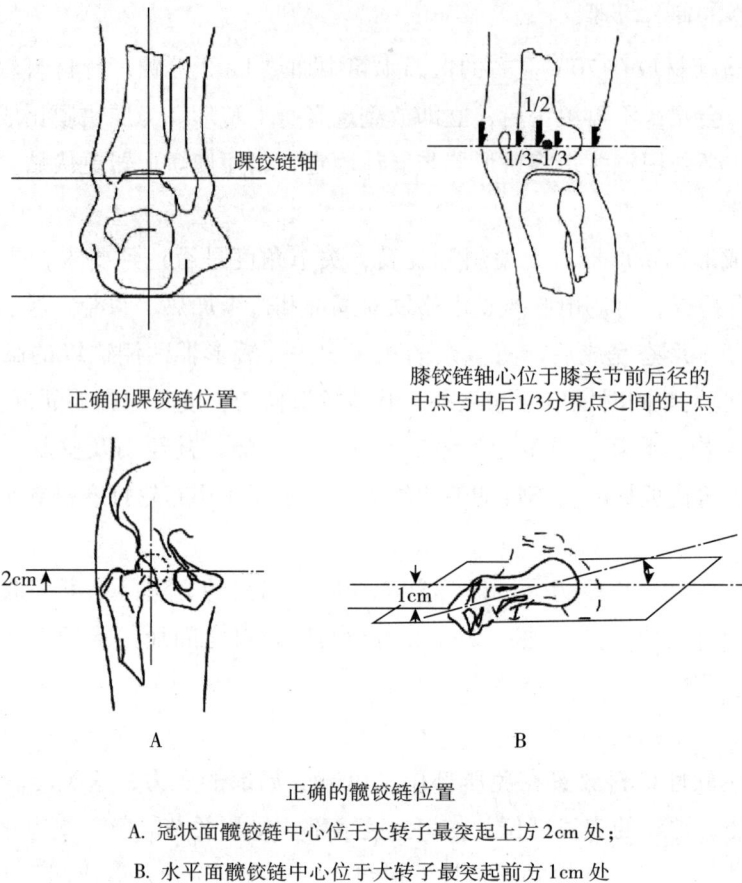

踝铰链轴

正确的踝铰链位置

膝铰链轴心位于膝关节前后径的
中点与中后1/3分界点之间的中点

2cm↑

1cm

A

B

正确的髋铰链位置

A. 冠状面髋铰链中心位于大转子最突起上方2cm处；

B. 水平面髋铰链中心位于大转子最突起前方1cm处

图 2－24 站立位的检查

（5）检查膝铰链、髋铰链锁是否可靠，开合是否容易；患者能否稳定地站立，是否容易向前、向后及侧方倾斜，或感觉膝关节被推向前或向后。

3. 步行中的检查 检查是否存在躯干侧摆，提髋步行；下肢内旋或外旋、下肢向外划、步行中双足跟间距过宽或是剪式步态；膝关节过伸、屈曲、膝内翻或膝外翻；足内缘或外缘着地、足的后蹬力不够；跳跃式步行，节奏不齐，有无特殊的响声；躯干前屈或后伸等现象。

4. 坐位的检查 检查膝屈曲105°时患者能否舒服地坐着；膝铰链轴心是否与解剖膝关节轴心相符；鞋底、鞋跟在地面上能否放平；有无因为坐起而引起膝关节在矫形器内发生明显的向上、下、前、后的移动等。

5. 脱下后的检查 检查皮肤有无压红或磨损现象；在没有任何控制下机械关节的运动是否异常；对矫形器重量、功能、舒适、外观等方面的满意程度。

6. 注意事项

（1）指导患者及家属掌握正确的穿脱方法。

（2）穿戴时间根据治疗需要确定。

（3）注意观察。

（4）肢体有无肿胀、皮肤颜色有无异常。

（5）避免汗水的积累，防止皮肤感染。

（6）不适合肢体大小时要随时更换。

（7）治疗上无必要时应及时去除。

（8）定期复查：了解患者穿戴情况，提出下一阶段治疗方案。

（9）保持矫形器干燥、清洁，防潮防锈。

（10）矫形器关节部位应经常涂抹润滑油，以保持灵活性，发现关节松动、破损等要及时处理。

（11）防止矫形器受到重物的挤压和高温烘烤。

（12）避免矫形器接触锐器。

（13）不用高浓度洗涤剂清洗，不接触化学物品。

第三节　上肢矫形器

PPT

一、上肢矫形器的基础知识

上肢矫形器（Upper Limb Orthosis）是用于整体或部分上肢的矫形器，它的种类和形式多样，达百种之多，其基本功能有通过外力控制或矫正畸形，防止肌肉和关节的挛缩；扶持麻痹的肌肉，补偿降低或丧失的肌力，保持与固定肢体在功能位置上；帮助无力的肢体运动等。

（一）上肢矫形器的分类

1. 按功能分类

（1）固定性矫形器　又称静态矫形器，其主要用于固定、支持、制动、预防畸形，无运动装置。使用这类矫形器的目的是保持肢体和关节的良好位置（功能位或中立位），支持关节以缓解疼痛、预防畸形，主要适用于腱鞘炎症，促进骨折愈合。常需日夜佩戴，但应每天脱下数次，进行轻柔的被动活动。如上臂吊带和肩吊带、轮椅前臂托板、掌侧腕上翘矫形器、手休息位矫形器、长/短对掌矫形器、手指固定矫形器。

（2）矫正性矫形器　是主要用于矫正畸形的矫形器，通过三点力原理进行矫正畸形。矫正性矫形器在矫形外科中很常见，不管是静止性还是动力性矫形器，只要能产生柔和的、持续的牵拉力就可以。持续地牵伸痉挛的肌肉，可以降低其肌张力，治疗肌肉痉挛。初次戴矫形器时可能不适，随着忍耐力增加，穿戴时间逐渐延长。最好在晚上戴着睡觉，白天取下。如肩外展矫形器、肘伸展矫形器、松紧螺旋扣矫形器、上翘矫形器、掌侧休息位矫形器、腕伸展矫形器、指关节正向屈曲矫形器和反向屈曲矫形器、手指指间关节矫正矫形器等。

（3）功能性矫形器　主要是指用于恢复运动功能的动力性矫形器，有运动装置，允许肢体活动，或能控制、帮助肢体运动，促进运动功能的恢复。主要适用于稳定上肢松弛的关节，代偿麻痹的肌肉功能，辅助患者恢复部分生活自理和劳动功能。根据残余肌力的大小、使用时间的长短，又可分为临时性和永久性功能矫形器。

1）临时性功能矫形器：当肌力减弱时，矫形器通过橡皮条、弹簧、钢丝线圈等辅助运动，增强力量。肌力恢复、能主动运动后，就不再需要矫形器。每日戴的时间也不长，故称为临时性功能矫形器。如辅助伸腕的长对掌矫形器、辅助掌指关节背屈的功能性腕手矫形器等。

2）永久性功能矫形器：用于上肢肌力在1级以下、功能永久性丧失或减弱，如不能伸手取物、不能抓捏。此类矫形器结构复杂，必须进行长时间的使用和操纵训练。如抗痉挛矫形器、充气矫形器等。

2. 按部位分类　上肢矫形器按部位分类可以参见表2-2，具体分为手矫形器（HO）、腕手矫形器（WHO）、肘矫形器（EO）、肘腕手矫形器（EWHO）、肩肘腕手矫形器（SEWHO）、肩矫形器（SO）。

3. 按作用力分类 上肢矫形器根据其作用力的情况分为静态矫形器与动态矫形器两类。

（1）静态矫形器 能够限制由于运动造成的疼痛，并且使关节的负荷减轻。

（2）动态矫形器 能控制关节的运动形式，使畸变的形态得到纠正，功能得到补偿；常用于变形的预防；变形的矫正；不随意运动的控制。

（二）上肢矫形器的作用与功能

1. 上肢矫形器的主要作用 一具上肢矫形器在治疗上的优点取决于临床上的需要，有效地选择限制、辅助或创造运动。正确地运用这些特征对下述目标的实现能发挥非常大的作用，这些目标通过静态的、运动的和动力的矫形器部件进行适当组合而达到以下目的：①防止或矫正畸形；②保护疼痛的、炎症的和愈合中的组织；③增加功能，辅助代偿不足的肌肉，使结构上不稳定的关节稳定化；④静止的矫形器是刚性结构，可将身体保持在理想位置；⑤运动的矫形器带有关节，允许患者由自己的肌肉或某些外部动力源产生运动，关节的设计与对线确定了运动平面和运动弧，而制动器可以进一步限制运动弧。

2. 上肢矫形器的基本功能

（1）固定性功能 也称静态性功能，固定关节或骨折部位，促进病变或组织愈合。这类矫形器用于固定肢体功能，限制肢体异常活动，恢复上肢功能，适用于上肢关节和腱鞘的炎症及外伤性损伤等。

（2）助动性功能 也称动态性功能，这类矫形器用于防止上肢畸形的发生和关节的过伸，保证手术后的效果以及发育期中骨骼的正常发育。

（3）矫正性功能 也称矫形性功能，预防和矫正关节畸形。这类矫形器用于控制畸形的发展，通过三点力矫正原理，只施加很小的力，在患者不感到疼痛的情况下进行矫正手指、腕关节、肘关节和肩关节的畸形。

（4）补偿性功能 又称增强性功能，代偿丧失的肌肉功能。这类矫形器采用一些弹性装置如弹簧、橡皮筋、塑料弹性体，或通过气动、电动或索控装置，加强手指的运动，训练肌力。包括采用一些辅助工具、自助器具帮助瘫痪患者恢复功能。

（5）保护性功能 保护无力的肌肉。对易受伤或病变的上肢部位予以保护，防止关节、肌腱的过伸或拉伤，促使病变愈合，还用于保护一些手术瘢痕部位。从简单的木夹板到复杂的悬吊、牵引器械均属于这类范畴。

（三）上肢矫形器的主要生物力学原理

1. 上肢的功能位 功能位置是指各关节正常的可动范围受制约时，最容易发挥肢体功能的肢位。上肢的功能位置与手指的把持方式有关，通常取拇指对掌位，MP（掌指关节）、PIP（近位指间关节）、DIP（远位指间关节）各关节屈曲20°，腕关节背伸30°（尺侧偏屈为0°），前臂旋前90°，肘关节屈曲90°，肩关节外展50°、屈曲20°、内旋15°的肢位。

所谓功能位，是指不同关节位置中功能最佳的位置。一般常用的功能位置如下。

（1）肩关节 外展45°~50°，前屈15°~30°，内旋15°。

（2）肘关节 以屈曲90°为原则。

（3）前臂桡尺关节 前臂中立位，无前臂旋前或旋后位。

（4）腕关节 背伸20°~30°，尺侧偏10°。在临床上可以使患者握拳，使拳和前臂在一平面上，同时注意使示指纵轴线与前臂纵轴线平行。

（5）手 拇指处于和手掌平面成90°位，与示指相接触呈对掌位，中指、无名指、小指则依次增加掌指关节、指骨间关节的屈曲角度。

　　1）手的功能位：腕关节背伸 30°、掌指关节屈曲 45°、近指关节屈 45°、远指关节屈曲 10°~15°、拇指外展、对掌位（图 2-25）。

　　2）手的休息位：腕关节背伸 10°~15°，轻度尺侧倾斜；拇指外展、指尖指向示指桡侧（图 2-25）。

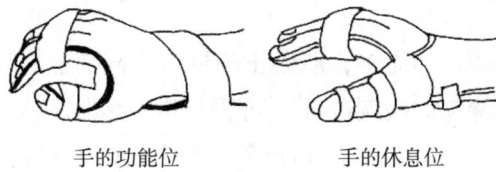

手的功能位　　　　　　手的休息位

图 2-25　手的功能位和休息位

　　3）手的功能活动

A. 抓握功能：球状抓握、柱状抓握、钩状抓握（图 2-26）。

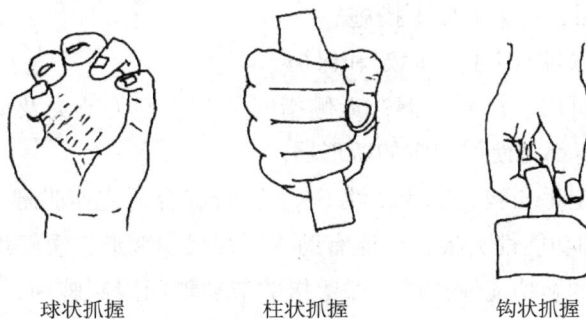

球状抓握　　　　　柱状抓握　　　　　钩状抓握

图 2-26　抓握功能

B. 捏取功能：侧指捏取、指尖捏取、三指捏取（图 2-27）。

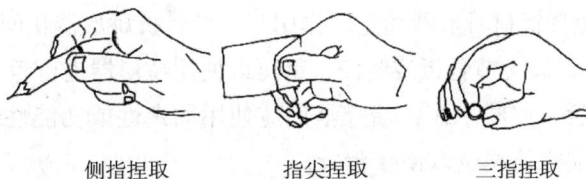

侧指捏取　　　　　指尖捏取　　　　　三指捏取

图 2-27　捏取功能

　　2. 杠杆原理　这是各种矫形器共同采用的原理。一般穿用矫形器的患者都希望使用尽量不束缚身体的短矫形器。可是从力学角度来看，要使矫形器产生效果，必须要有一定长度的杠杆臂，如图 2-28 所示，加在手背伸矫形器前臂支撑部的力与前臂支撑部的长度成反比。设 $L_1 = a$，$L_3 = 2a$，则 $F_1 = R$，$F_3 = R/2$。一般希望前臂支撑部的长度为前臂长的 2/3 左右。

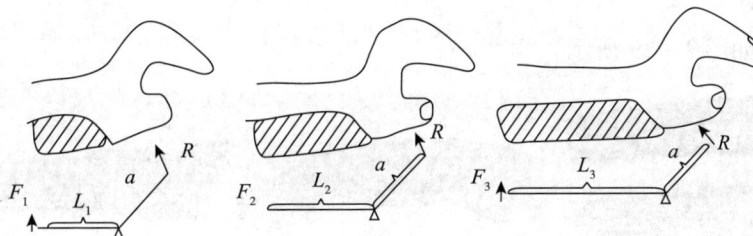

图 2-28　杠杆原理

　　3. "三点力"原理

　　（1）静态矫形器　一般利用"三点力"原理将上肢固定在功能位，以达到固定、静止、再矫正，防止因长期静止产生变形和维持已有治疗效果等目的。

（2）动态矫形器　一般采用弹簧或橡皮筋等动力装置，利用杠杆和"三点力"原理，预防和矫正上肢畸形，控制上肢不随意运动。

（四）上肢矫形器的适应证

由于手臂的运动结构比较复杂、功能多，所以正确针对不同病症选用不同种类的矫形器具来辅助治疗是很重要的，同时还必须针对特殊的病例设计不同的上肢矫形器。

1. 中枢神经损伤　如脑瘫、截瘫、四肢瘫和脑卒中等引起的上肢痉挛和手部畸形等。

2. 周围神经损伤　上肢周围神经如臂丛神经（尺神经、桡神经、正中神经、腋神经等）损伤引起的肌肉弛缓性麻痹和上肢畸形，可用矫形器保护麻痹的肌肉，防止拮抗肌挛缩，并控制畸形。

3. 炎症　如类风湿关节炎、肩周炎、网球肘、腕管综合征，使用合适的矫形器，具有减轻疼痛、保护关节、矫正畸形、预防损伤、控制炎症等功效。

受到类风湿关节炎侵犯后，可采取以下措施。

（1）手腕部可采用矫形器进行牵拉、固定和保护。

（2）腕部急性关节炎，可用掌侧矫形器；近侧指间关节急性关节炎及鹅颈畸形，可用制动型指间关节矫形器；网球肘、翼状肩都可使用相应的矫形器。

（3）休息位夹板可以固定手和腕，供活动性 RA、腕管综合征或伸肌腱炎的患者夜间使用。临床建议在早期 RA 中使用休息位和功能性夹板，可能有助于延缓尺偏畸形，缓解疼痛、滑膜炎及水肿。

（4）延伸至中掌曲褶痕的腕功能性夹板，保留指关节功能而限制腕屈，可用于炎症期间需要活动，为腕和韧带提供支持。

（5）功能性拇指后夹板可用于缓解因 OA 引起的腕掌部和指间关节疼痛。功能性腕背侧上翘型夹板有助于减轻腕管综合征的疼痛。

4. 上肢骨折　可用低温热塑板材矫形器固定，作用与下肢骨折矫形器相似。骨折不连接，肱骨中段尺骨和桡骨骨折形成的假关节以及肩关节骨折或脱臼，都可以使用矫形器进行免荷性治疗或者其他治疗。

5. 烧伤　深度烧伤发生后，皮肤挛缩，治疗早期应使用固定性或功能性矫形器，以减少畸形。

（1）腋窝烧伤者　应使手臂外展位以便于治疗。

（2）肘前窝烧伤者　可用肘伸展矫形器，以减少挛缩。

（3）手背烧伤者　掌指关节过伸及指间关节屈曲畸形，此时可用置于掌侧的固定型腕手矫形器。

（4）掌指全屈和指间关节伸展者　可用带橡筋带牵引的手部矫形器。

二、常见的上肢矫形器

（一）手指矫形器

1. 静态矫形器　如图 2 - 29 所示。

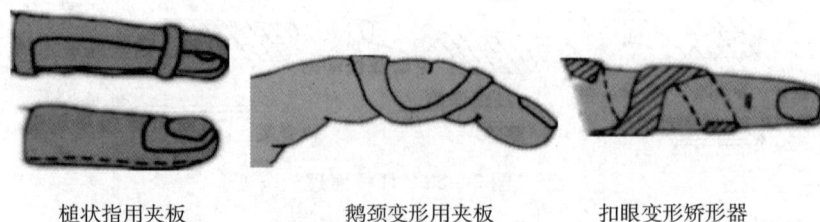

槌状指用夹板　　　　　鹅颈变形用夹板　　　　　扣眼变形矫形器

图 2 - 29　指静态矫形器

（1）槌状指用夹板

1）生物力学：将患者固定在 DIP 过伸展、PIP 轻度屈曲位。

2）适应证：槌状指（又叫杵状指），DIP 的伸肌腱损伤。

3）设计：有铝夹板（成品）、聚乙烯板制的夹板等。

（2）鹅颈变形用夹板

1）生物力学：将患指固定在 DIP 伸展、PIP 屈曲位。

2）适应证：鹅颈变形，见于 MP 关节屈曲、PIP 关节过伸展、DIP 关节屈曲、慢性关节风湿症。

3）设计：聚乙烯板制夹板。

（3）扣眼变形用夹板

1）生物力学：MP 过伸展、PIP 屈曲、DIP 过伸展的变形称为扣眼变形。为此，利用三点固定原理使其固定在 PIP 伸展、DIP 屈曲位。

2）适应证：慢性关节风湿病。

3）设计：用铝板或聚乙烯板等制成的螺旋状夹板。

2. 动态矫形器 如图 2－30 所示。

（1）圈簧式 IP 伸展辅助矫形器 又称作钟表弹簧矫形器、扶手椅式夹板、卡佩纳型夹板。

1）生物力学：利用圈簧辅助 PIP 伸展。

2）适应证：扣眼变形，指的伸展挛缩。

3）设计：利用 22 硅锰钢制的圈簧（要尽量与 PIP 一致）进行三点固定。注意防止手指的背部产生压疮。

（2）钢丝架式 IP 伸展辅助矫形器 也称作安全销式矫形器、AIP 伸展辅助矫形器（圈簧式）。

1）生物力学：利用安全销式弹簧的弹性辅助 IP（通常为 PIP）伸展。

2）适应证：扣眼变形，指的伸展挛缩。

3）设计：利用安全销式弹簧钢丝与皮制的固定带进行三点固定。注意要使钢丝的套环与 PIP 一致。

（3）IP 屈曲辅助矫形器

1）生物力学：利用橡皮筋的弹性辅助 IP 屈曲。

2）适应证：鹅颈变形，爪形手变形。

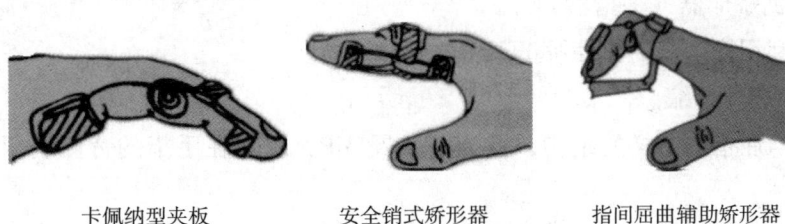

卡佩纳型夹板　　　　　安全销式矫形器　　　　指间屈曲辅助矫形器

图 2－30　指动态矫形器

（二）手部矫形器

1. 静态矫形器

（1）腕指固定矫形器

1）生物力学：将全部手指固定在一定肢位（通常是 MP40°、PIP20°、DIP20°的屈曲位）。

2）适应证：手指的爪形手变形（因内肌紧张度减低而出现的 MP 伸展、PIP 与 DIP 屈曲的爪形手变形）、沃尔科曼挛缩、烧伤瘢痕挛缩、脑瘫、偏瘫等引起的痉挛手且不能恢复其功能的情况，以及先天性拇指屈曲内收变形、先天性指屈症等。

3）设计

A. 台板式：该矫形器采用桡、尺两侧有翘边的金属或塑料台板，以便在辅助伸展时不使手指滑脱。注意防止因压迫而发生手指坏死。

B. 三明治式（又称夹层式）：当痉挛症状较重时，使用台板式不能改善手指的屈曲挛缩，所以这类矫形器延长到前臂部，并在前臂到手指的背侧加上压垫，以加大对屈曲挛缩的矫正。但必须注意不要使MP部位产生压疮。

C. 片簧式：与三明治式一样将矫形器延长到前臂部，并利用钢制片簧使拇指和四指伸展。

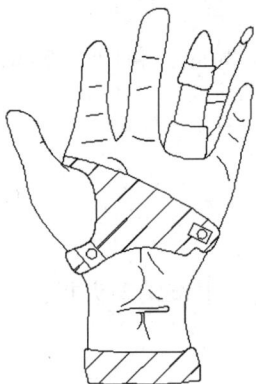

图 2 - 31　杜普伊特伦挛缩用矫形器

（2）杜普伊特伦挛缩用矫形器　如图 2 - 31 所示。

1）适应证：杜普伊特伦（Dupuytren）挛缩。这是一种原因不明的进行性手掌肌膜挛缩，多见于中年以后男子的第 4、5 指，难以治疗的术后。

2）设计：利用手掌或手背侧的压垫使手指保持在伸展位。有时也像腕手固定矫形器那样延长到前臂部。杜普伊特伦挛缩容易复发，因此要经常取下矫形器做些主动及被动的运动训练。

2. 动态矫形器

（1）MP 屈曲辅助矫形器（屈指器）　这是由美国著名的手外科医师邦内尔（Bunell）设计的矫形器。

1）生物力学：利用橡皮筋的弹性，矫正 MP 的伸展挛缩。

2）适应证：因尺神经、正中神经麻痹引起的手指内在肌麻痹。另外，还用于手指骨折、术后苏蒂克骨萎缩症等。

3）设计：由背侧压在掌骨处、四指基节与中节处的两块金属板和掌侧横夹在掌骨小头处的手掌杆构成。它们之间用钢丝连接，再用橡皮筋牵引两块金属板，使 MP 屈曲。有现成的产品供选购。

4）检查要点：MP 的屈曲与伸展是同样进行的，所以不能对单个手指进行调整。要想对单个手指进行调整，最好是各个手指单独使用 MP 屈曲辅助装置，即从手掌对各个手指分别进行牵引。另外，这一矫形器存在着体积大的缺点。

（2）MP 伸展辅助矫形器（伸指器）

1）生物力学：利用橡皮筋的弹性矫正 MP 的屈曲挛缩。

2）适应证：MP 屈曲挛缩。

3）设计：具有与屈指器同样的结构，但为了伸展 MP，改为在手指的背侧利用橡皮筋牵引，以矫正 MP 的屈曲挛缩。

（3）尺神经麻痹用矫形器　如图 2 - 32 所示。

1）适应证：因尺神经麻痹，出现第 4、5 指的 MP 过伸度，IP 屈曲；指的内收、外展受限；拇指的内收受限；小指的对掌受限。

2）设计

A. 简易型尺神经麻痹用矫形器：即莫伯格矫形器。第 4、5 指套有拉带，用橡皮筋向腕的三角骨方向牵引。

B. 卡佩纳型矫形器：利用圈簧的弹性，由手背固定板、加在第 4 与第 5 指上的拉带和手掌侧的钢丝形成三点固定，以防止第 4、5 指的

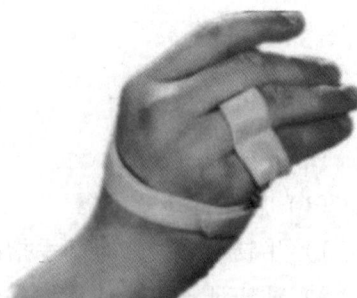

图 2 - 32　尺神经麻痹用矫形器

MP 过伸展。由于尺神经固有范围的知觉迟钝或丧失，因此要注意防止产生压疮。

还有一种将该矫形器伸长到前臂部，同时辅助腕关节背伸的切辛顿（Chessington）型矫形器。

（三）腕手矫形器

1. 静态矫形器

（1）腕背伸矫形器

1）生物力学：使腕关节固定在合适的伸展位。

2）适应证：用于伸腕肌群麻痹或肌力低下，使腕关节不能保持伸展（背伸）位的情况（臂丛神经下位型麻痹、桡神经麻痹）；有时也用于屈肌腱裂术后和桡骨末端（Colles）骨折造成的指伸肌腱粘连。

3）设计

A. 前翘式矫形器：最基本的事项是腕关节伸展（背伸）角度。将它设定在大约 40°，以使伸肌腱松弛、屈肌腱紧张。当桡骨末端骨折（Colles 骨折）后指伸肌腱粘连时，要使背伸角度增加到 45°。椭圆形掌压垫设在第 2 掌骨中央处（图 2-33）。

检查要点：如果适配不良，使用中的矫形器会向末端滑移，从而使手掌的 MP 伸展可引起 MP 伸展挛缩，因此一定要注意。

B. 卡普兰（Kaplan）型矫形器：用于因中枢性麻痹，痉挛显著的情况。考虑到前翘式矫形器会刺激前臂屈肌必然助长腕和手指的屈曲倾向，因此，该矫形器改成从前臂伸肌侧（背侧）支撑，使屈肌很少受刺激的形式。为了增加对前臂伸肌的刺激，可在内侧贴上粗面布（图 2-33）。

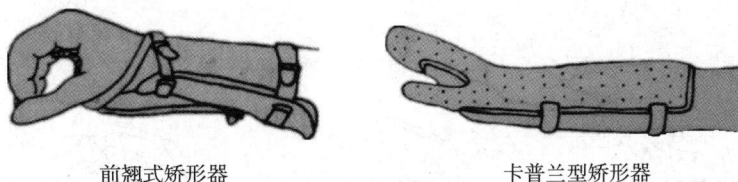

前翘式矫形器　　　　卡普兰型矫形器

图 2-33　腕静态矫形器

（2）背侧保持式腕矫形器　是腕关节的掌屈、背伸都可调节的矫形器。

1）生物力学：在前臂及手的背侧中央有一支杆和三块平坦的金属板，用皮带等将矫形器固定在手与前臂部。若将末端的固定带取下来，便能进行掌屈；而背伸只许达到一定的角度。

2）适应证：用于屈肌腱损伤、末梢神经缝合术后，有时也用于中风、脑瘫等引起的痉挛手。

2. 动态矫形器

（1）生物力学　利用钢琴丝、橡皮筋及弹簧的弹性，辅助腕关节、手指的伸展。同时，腕关节和手指还可以屈曲。

（2）适应证　腕伸肌及指伸肌的麻痹（用于桡神经麻痹，因此也称为桡神经麻痹用矫形器）。

（3）设计

1）托马斯型悬吊矫形器：这是英国威尔士矫形外科医师托马斯（F. B. Thomas）1944 年发明的矫形器（图 2-34）。利用从带衬垫的前臂背侧板（5cm×10cm）引向背侧的钢琴丝和橡皮筋的弹性，辅助 MP 与拇指的伸展运动。

检查要点：腕关节的角度大致取中间位。当钢琴丝和橡皮筋的弹性过强时，MP 容易产生过伸展。调整困难时，可以附加蚓状肌片。

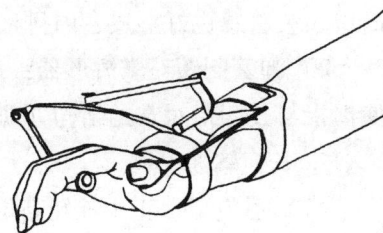

图 2-34　托马斯型悬吊矫形器

2）奥本海默型矫形器：是美国矫形外科医师奥本海默（E. D. Oppenheimer）1937 年发明的矫形器。利用从前臂环箍向前延伸的钢琴丝，在腕关节处绕成弹簧圈后再与 MP 撑杆连接。对于拇外展长肌麻痹的患者，需使弹簧圈延伸成拇指外展辅助装置。该矫形器与托马斯型悬吊矫形器相比，具有简便、体积小、重量轻的优点。

检查要点：矫形器容易向末端移动，因此要注意金属环箍和弹簧圈的位置（不要触及桡骨茎突和尺骨茎突）。

（四）对掌矫形器

对掌矫形器是为了保持拇指与其他四指尤其是示指、中指的对掌位而使用的矫形器，腕关节能够控制时，采用短对掌矫形器；腕关节不能控制时，需要采用长对掌矫形器。

1. 短对掌矫形器

（1）静态矫形器　支持拇指到指间关节处，使拇指保持对掌位。

1）适应证：拇指掌指关节处的桡侧副韧带损伤；拇指骨关节炎；正中神经低位型麻痹及偏瘫等。

2）设计：有 C 形片、兰乔型、贝尼特型、恩根型等（图 2 - 35）。

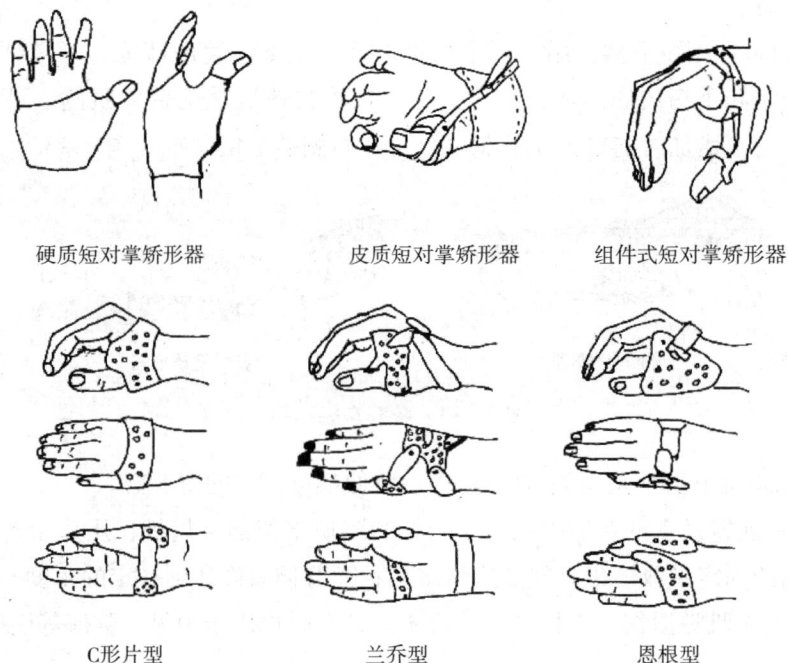

硬质短对掌矫形器　　皮质短对掌矫形器　　组件式短对掌矫形器

C形片型　　　　　　兰乔型　　　　　　恩根型

图 2 - 35　静态短对掌矫形器

（2）动态矫形器　设计如下。

1）皮质短对掌矫形器（莫伯格 Moberg）：由套在拇指根部的皮制套带与前臂环带连接而成。结构简单，装着感也好。皮套内衬聚氨酯泡沫。注意保持对掌位的对线。

2）弹簧制短对掌矫形器：有利用弹簧圈的弹性使拇指与示指对掌的结构（弹簧式矫形器），还有使拇指与其四指对掌的结构（蜘蛛式矫形器），如图 2 - 36 所示。

2. 长对掌矫形器

（1）适应证　正中神经高位型麻痹、C_7 颈髓损伤、臂丛神经麻痹。

（2）设计　基本上与短对掌矫形器相同，有 C 形片（Cbar）、兰乔（Rancho）型、贝尼特型、恩根（Engen）型等，但该矫形器延长到前臂，将腕关节固定在一定肢位（图 2 - 37）。

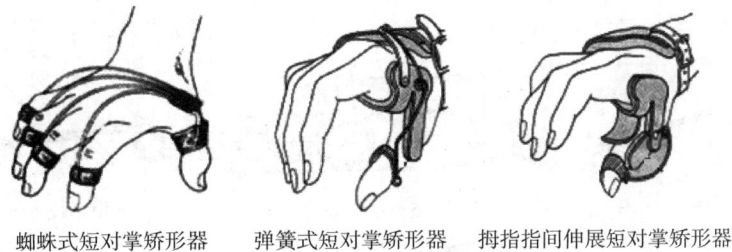

蜘蛛式短对掌矫形器　　　弹簧式短对掌矫形器　　　拇指指间伸展短对掌矫形器

图 2 - 36　动态短对掌矫形器

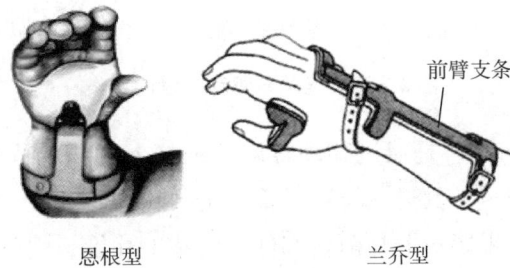

前臂支条

恩根型　　　　　　　　　　　兰乔型

图 2 - 37　长对掌矫形器

（五）夹持矫形器

夹持矫形器是一种通过支杆将拇指固定在对掌位，用金属或塑料框架对第 2、3 指进行支撑的同时保持其 MP 可动性，从而可用这三指进行三点捏取的矫形器。

1. 腕关节驱动式夹持矫形器　有各式各样的设计方案。

（1）兰乔型　这是由美国 Rancholos Amigos 医院在 20 世纪 50 年代下半叶开发的轻合金制的、最标准的腕关节驱动式夹持矫形器。

（2）恩根型　这是根据美国得克萨斯康复研究院恩根（Engen）的设计方案而制作，由掌弓支条与对掌挡片一体化的塑料制短对掌矫形器、轻合金制的指环箍、前臂部及联杆构成。根据患手的尺寸，备有不同的模塑件。恩根型存在的问题是，联杆的固定杆安装在比其他形式要远离手端的部位，因此该夹持矫形器的效率（手指的夹持力/腕关节背屈力）会随着腕头节的背屈而降低。为了避免这一点，最好是将联杆的固定杆移到比原来的安装部位再稍靠手端一次。

（3）威斯康星大学型（恩格尔型）　这是根据美国威斯康星大学恩格尔（Engel）的设计方案，用轻合金与不锈钢制作的夹持矫形器。该矫形器具有指环箍穿脱容易且拇指支杆可随着抓紧物体而变动的特点。

（4）IRM 型　这是由美国纽约大学康复医学院开发的矫形器，其手指部分和前臂部用螺旋形的 nyloplex 塑料制成，用金属制的棘轮连接。因此根据患者的状态，可以不要固定带。

（5）RIC 型　这是由美国芝加哥康复学院开发的热塑性塑料矫形器。与其他类型的设计不同，用以将腕关节的运动传递到手指的联杆并非杆状，而是采用挠性的皮带和皮带扣构成，因此具有腕关节可动范围不受限的特点。

2. 腕关节驱动装置的种类　腕关节驱动装置，是在腕关节背伸时可使第 3 指屈曲，完成与拇指间捏取动作的装置；而且根据传动机构的调节，可以改变其夹取的位置。夹持的强度与腕关节的伸展角度有关。在掌屈位进行捏取时，因背伸的距离大，产生的夹持力也大；而在背伸位进行捏取时，因从该位置到最大背伸位的距离较小，所以不能产生较大的夹持力。腕关节驱动装置有多种形式，各有其功能特点

（图 2 - 38）。

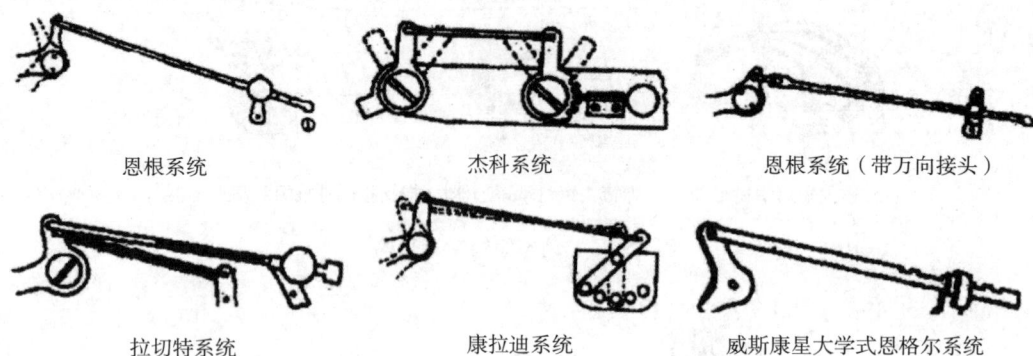

恩根系统　　　　　　　杰科系统　　　　　　恩根系统（带万向接头）

拉切特系统　　　　　康拉迪系统　　　威斯康星大学式恩格尔系统

图 2 - 38　腕关节驱动装置的种类

（1）恩根系统（Engen system）　是通过移动金属伸缩杆上沟槽的固定位置，来改变捏取时手指的位置。伸缩杆前端与手指部件连接，其近位端用弹簧锁定装置固定。

当患手存在桡侧偏斜时，在手矫形器与前臂部件之间装上片簧，用以矫正变形。这时，在伸缩杆的安装部加上万向接头，以消除伸缩杆偏斜时带来的摩擦阻力。

（2）康拉迪系统（Conradie system）　其结构是在前臂部装有一个沿半圆弧等间隔开孔的金属板，在金属板轴心装有一绕轴转动的臂杆，臂杆的一端与传动杆连接；臂杆的另一端装有嵌入金属板孔内的定位销，并依维弹簧的弹力使其不能移位。

（3）杰科系统（Jaeco system）　其传动杆的远位端与手指部件连接，近位端与带齿槽的传动板连接。传动板的操作杆安装在腕关节近位部，按动操作杆，移动传动板齿槽的位置，便可改变腕关节的角度。

（4）拉切特系统（Ratchet system）　由开有 V 形切口的棘轮杆与可将棘轮固定在任意位置的弹簧锁以及手指的伸展辅助弹簧构成。进行捏取动作时，按动装在棘轮杆近位端的按钮，可将手指部件固定在任意位置。解除时，再按动弹簧按钮，借助伸展弹簧的拉力使手指伸展。

（5）威斯康星大学式恩格尔系统（University of Wisconsin Engel system）　其扁平的传动杆的前端与手指部件连接，另一端可在腕关节处的固定装置中滑动。传动杆上带有凹形槽，利用弹簧式的卡子进行锁定。

（6）RIC 系统（RIC system）　传动杆不使用金属杆，而是采用柔软的绳索和拉带。绳索装在包覆示指与中指背侧的手指部件的中间，穿过手掌连接在前臂部件的掌侧中央。调节拉带的长度，便可改变腕关节的角度。

（六）肘矫形器

1. 静态肘矫形器　用于变形的预防、矫正和功能肢位的保持、固定等目的。为能设定在任意角度，不安装肘关节铰链。对于合并有腕关节、手指障碍的病例，可制成肘腕矫形器或肘腕手矫形器。

2. 动态肘矫形器

（1）适应证　用于关节挛缩、肌力低下、关节不稳定以及功能肢位的保持等。通常采用双侧支条结构。

（2）肘关节的选择　最常采用的是单轴肘关节铰链。肘铰链轴的位置与肘内外髁的连线相一致。当为了矫正变形（屈曲挛缩、伸展挛缩）时，采用只能在改善挛缩方向可动、反方向限制的定位盘锁定式铰链。

需要较大的肘关节可动范围（特别是最大屈曲角）时，可采用双轴铰链代替单轴铰链，在日常生活动作（ADL）中，肘关节能够主动屈伸并能在一定角度锁定是非常重要的。因此，也有采用上肢假肢的能动（牵引式）肘铰链或带锁定机构的专用肘铰链。作为最先进的肘铰链，有一种利用空气压力辅助肘屈曲（由五个连杆和空压气缸组成）的气压肘铰链。它用于功能性肘矫形桥（functional elbow orthosis），具有稍微用力便能使肘关节圆滑屈曲以及重量轻、外观好的优点。

（3）设计　通常利用从上臂到前臂的两根支条和环带对肘关节进行固定、保持，但往往存在着适配不好和使用中矫形器容易脱落的缺点。为了克服这一缺点，可通过取型制成紧密适配的塑料矫形器，肩肘矫形器为了辅助肘关节的屈曲，一般是利用橡胶带或弹簧的弹力；而作为特殊的肩肘矫形器，有一种采用挠性塑料卷绕在上臂与前臂上的戈勒 – 恩德斯（Goller & Enders）矫形器，但这种矫形器的穿脱稍有困难。

（七）肩矫形器

肩矫形器（shoulder orthosis，SO）有静态（固定）和动态矫形器之分。

1. 静态肩矫形器　主要采用塑料板材或合成树脂制作而成，完全包住肩关节至肘上方。用于肩关节、肱骨骨折的固定。

2. 动态肩矫形器

（1）护肩　由柔软弹性材料制成，对肩关节、肩胛及上臂的肌腱能起支持、稳定、减免负荷、保暖和解除疼痛等作用。适用于肩部肌肉扭伤、撕裂、肩关节周围肌腱炎、类风湿关节炎等症状。

（2）肩背带　这种矫形器采用弹性织物制作而成，两侧带有泡沫海绵的肩垫，肩带在背部交叉，并固定在腰间，可以调节松紧度，一般穿在衣服里面，不易被人发现。无论是在站立、步行还是久坐时都可以使人挺胸扩背，维持正确的姿势，保持肩部的伸展状态，消除肩部的紧张和疲劳，防止颈椎病和驼背，消除不良姿势。非常适用于长期从事伏案工作的人群，如学生、教师、电脑从业人员、办公室工作人员。

（3）肩锁带　这种矫形器采用弹性织物或外加皮革制作而成，两侧肩锁部位带有泡沫海绵，肩锁带固定在锁骨和背部，在背部交叉成"8"字形，可以调节松紧度，具有透气性，一般内穿。能提供稳定的锁骨区域，并将肩膀向后拉，有助于纠正不良姿势，减少相应的背部疼痛。适用于轻度脊柱侧弯、早期的驼背、圆/垂肩、稳定性锁骨骨折术的外固定以及颈胸椎损伤术前/后的治疗。

（八）肩肘腕手矫形器

肩肘腕手（shoulder – elbow – wrist – hand orthosis，SEWHO）有静态和动态矫形器两种形式。

1. 静态肩肘腕手矫形器　又称肩关节外展矫形器，俗称飞机架或托肩架。其形式有固定式和可动式两种，固定式采用塑料板材或合成树脂加金属支条制作而成，可动式的在肩关节和肘关节处安装关节铰链，限制或调节关节的运动。主要作用是使上肢固定保持在功能位，肩关节于外展45°～80°、前屈15°～30°、内旋15°，屈肘90°，腕关节背屈30°的功能位，用以减轻肩关节周围肌肉、韧带负荷。

肩关节外展矫形器由金属支条、金属铰链、热塑性板材、衬垫、皮带、尼龙搭扣构成，固定效果好，调整范围大。适用于肩部肌腱撕裂、肩关节部位骨折、肩关节脱位复位后的固定、肩部及上臂损伤、肩关节术后固定等。

2. 动态肩肘腕手矫形器　也称动态肩关节矫形器或功能性上肢矫形器。对于单侧上肢麻痹而可以步行的患者，使用橡胶带、棘轮结构以及夹持矫形器来代偿关节功能。能对肩关节进行锁定及屈曲45°，肘关节锁定及屈曲135°，前臂回旋（固定在中心位）以及手指夹持功能。适用于臂丛神经损伤麻痹、颈髓不全损伤、重度小儿麻痹引起的肩屈肌、肱三头肌的肌力只有2级以上的患者。

三、上肢矫形器的制作

（一）上肢矫形器的基本要求

目前，上肢矫形器在国外使用很普遍，形式和种类很多，特别是新型化工材料的采用，使老产品有了进一步的发展，并产生系列化的标准组合部件和半成品部件，从而使矫形器制作者能针对不同病症，像搭积木一样来组装一具上肢矫形器。

（1）由于上肢特别是手部功能和疾病复杂，致使上肢矫形器，尤其是手矫形器品种规格很多，因此要求上肢矫形器设计制造要快，治疗作用要可靠。现代由于低温塑化材料的出现，许多手矫形器改为由作业治疗师设计、制造，效果更使人满意。

（2）多数上肢矫形器应保持肩、肘、腕、手、手指关节处于功能位。

（3）允许上肢有尽量大的活动范围，即应尽可能地减少对正常关节功能的妨碍作用，例如一个护腕，其手心托前缘不应超过掌横纹，以免妨碍掌指关节的屈曲运动。

（4）结构简单、重量轻、穿脱方便。

（二）上肢矫形器的制作要点

1. 病情检查与诊断 检查的内容包括患者的一般情况、病史、体格检查、关节活动度（ROM）、肌力、日常生活活动（ADL）能力及目前使用矫形器的情况。康复治疗组根据患者各方面的情况拟订康复治疗方案的矫形器处方。

2. 上肢关节取型位（以功能位为例） 上肢关节的功能位是指能充分发挥上肢功能作用的关节固定位置。各关节处于不同位置时，上肢的功能作用及其发挥的程度也不尽相同。

（1）肩关节 成人肩关节外展45°～80°，前屈15°～30°，内旋15°；儿童外展70°。

（2）肘关节 一侧关节僵硬屈70°～90°；如两侧关节僵硬，右侧屈70°，左侧屈110°，如生活习惯使用左侧者则相反。

（3）腕关节 背屈20°～30°；手指及拇指：拇指中度外展对掌，掌指关节屈45°，远端指间关节屈25°，半握拳状。

3. 上肢测量方法

（1）长度与周径的测量

1）长度测量：上肢长度、上臂长度、前臂长度、手指长度。

2）周径测量：肩关节周径、上臂周径、肘关节周径 、前臂周径、腕关节周径、手指周径。

（2）体积测量 将手伸入装满水的盛水器中，水通过溢水口溢出，再倒入量杯中测量水的体积。

4. 上肢免负荷部位 当制作上肢矫形器时，要特别注意图2-39所示的免负荷部位，以避免矫形器对肢体某些敏感部位压迫或造成损伤。

（1）肩部 锁骨、肩峰、锁突、腋窝（腋窝肘神经）。

（2）上臂部 肱二头肌的中1/3部位（桡神经沟）。

（3）肘部 肘窝部、肘头、内上保及外上保。

（4）前臂部 前臂远位1/3手腕部、桡骨茎突、尺骨茎突。

（5）手部 MP，PIP、DIP各关节背侧，手掌部及指关节屈曲部。

5. 上肢轮廓图的绘制与测量 制作上肢矫形器时，需要进行测量、绘制轮廓图，必要时还需进行石膏取型。根据矫形器的种类、制作方法及使用材料来选用某种方法。一般按照测量的尺寸和投影图就

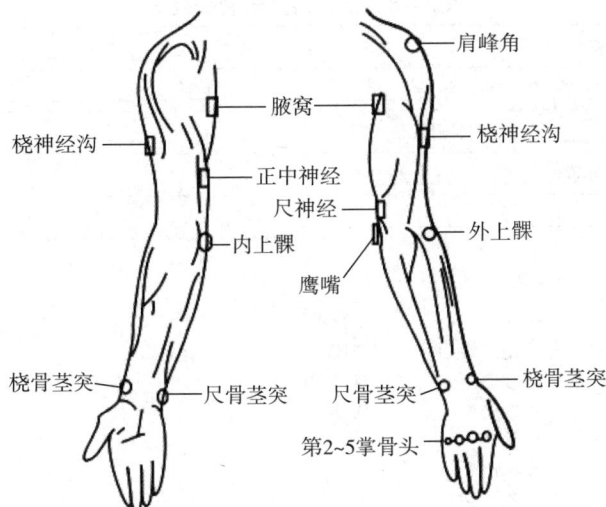

图 2-39 上肢免负荷部位

能制作，但需要阳模时则需进行石膏取型。以下是制作上肢矫形器所必需的测量内容。

（1）投影图

1）画投影（轮廓）图前，要把患者的姓名、性别、年龄、病名、矫形器的详细处方，以及其他有关患者的必要事项记录下来。

2）将患肢放在绘图纸上，这时要尽可能地对变形加以矫正。用铅笔沿着手臂外缘画出其轮廓图（铅笔要和纸面垂直）。在轮廓图上标出制作矫形器所需的关节位置（腕关节 MP、PIP、DIP），决定矫形器的长度，并记下其他需要注意的部位。

（2）测量

1）测量患手 MP 处手掌的宽度。制作左右两手的矫形器（splint）时，会出现手大小不同的现象，因此要同时测量两手的尺寸。

2）使拇指保持对掌位，将直尺贴在桡侧面测量此时 MP 处手掌的厚度。

3）测量桡侧面示指 MP 与拇指 MP 间的距离。

4）测量拇指近位 IP 处的围长；再测量其他四指第一节（基节）、第二节（中节）指骨中间位置的围长；测量尺骨茎突近位部的手腕围长；测量前臂中部的围长。

5）测量第 5 指 MP 与尺骨茎突间的距离。

6）测量手背部第 3 指 MP 与腕关节间的距离。

上述测量方法是制作手矫形器的一般测量，如果还有其他需要测量的部位也应进行测量。另外，根据矫形器不同种类的需要，也可省略一些测量项目。

6. 填写上肢矫形器制作处方 为上肢矫形器处方提供一套系统的方法，进行上肢的生物力学分析，可以用图表记录，并准确地翻译成矫形器处方。矫形器处方的推理可以简化为外部控制功能缺陷方式的生物力学匹配的过程。矫形器处方医生一般都能知道有关患者功能丧失及其乐于利用的控制方式。不过，医生常常不了解可用矫形器部件的各种类型及其物理和机械特性。因此，技术分析表（表 2-8）可作为医生和矫形师之间联系的一座桥梁，并为治疗师和工程师提供有价值的资料。有时可能出现不能获得部件的情况，这种表就能提供有控制的、按要求的组合。这种处理方法将作为未来研究和发展的基础。

表 2 - 8　上肢矫形器制作处方

技术分析表	左上肢□　　右上肢□

姓名_____　　编号_____　　年龄_____　　　性别_____

患者_____　　日期_____　　原因_____

职业_____　　目前上肢装置_____

诊断_____

优势手：　　　右○　　　　　　　　左○
另一上肢状态：正常○　　　　　　　损伤○
1. 步行状态：　正常○　　　　　　　损伤○　　　　　步行辅助○
2. 轮　　椅：　坐位○　　稳定性○　不稳定性○　　　斜倚○　　　　　　直立○
　　　　坐的忍受性：正常○　　　　限制○　　　　　持续时间
　　　推 进 力：手动○　　　　　机动○　　　　　依赖○
3. 意　　识：　正常○　　　　　　　损伤○
4. 忍 耐 性：　正常○　　　　　　　损伤○
5. 皮　　肤：　正常○　　　　　　　损伤○
6. 疼　　痛：　部位_____
7. 视　　力：　正常○　　　　　　　损伤○
8. 协　　调：　正常○　　　　　　　损伤○　　　　功能正常○　　　遭到损害○　　障碍○
9. 动　　力：　良好○　　　　　　　一般○　　　　差○
10. 伴随损伤_____
功能性残疾的概要_____
_____

治疗目标：　防止/矫正　　　　　　畸形○　　　　改进功能○
其他

矫形器处方

上肢		屈	伸	外展	内收	旋转		轴外载荷
SEWHO 肩部						内	外	
EWHO 肱骨								
肘部								
前臂						旋前	旋后	
WHO 腕部								
HO 手部								
指 1~5	掌指							
	掌指间							
	背根间							
拇指	掌中					相反		
	掌指							
	指间							

评价

签名：_____　　　日期：_____

插图说明

随意运动（V）	高张力肌肉（H）	本体感觉（P）
N＝正常	N＝正常	N＝正常
G＝良好	M＝一般	I＝损害
F＝一般	Mo＝中等	A＝缺少
P＝不良	S＝严重	D＝扩大（增大）
T＝微量		
Z＝零		

注：使用下列符号表示设计功能的理想控制

F＝自由——无约束运动；

A＝辅助——使用外力，为了增加运动范围、速度或运动的力量；

R＝阻止——使用外力，减少运动速度或力量；

S＝止动——静止部件以阻止运动（在一个方向的一种非理想的运动）；

V＝变化——能调整，而没有产生结构变化的单位；

H＝保持——将所有运动限制在锁的装置规定的平面；

L＝锁住——包括一种可任意锁住的装置

（三）上肢矫形器的制作步骤

1. 加热、塑形

（1）低温塑料板材制作上肢矫形器　将已剪好的纸样画到板材上。用强力剪刀或用力将板材裁剪好（低温热塑材料在热水中稍加热后较易切割）。将板材在70℃左右的恒温水箱中加热1～2分钟，待材料软化后用夹子或巾钳取出，再用干毛巾吸干水滴，稍冷却一会儿感觉不再烫手后，立即放到患者身上塑形。为加快硬化成形的速度，可用冷水冲。对大型矫形器，必须用宽绷带将矫形器固定，以使矫形器更好地与身体伏贴。

（2）高温塑料板材制作上肢矫形器　与低温材料矫形器的制作步骤相似。不同的是，因软化温度高，需在160～180℃的烤炉内加热。PP/PE塑料板材的冷却速度慢，不能直接在患者身上成形，否则易引起烫伤，所以必须先做一个石膏模型（先做阴模，再做阳模）。

2. 修整、修剪和修边

（1）修整　要观察初步成形的矫形器有无偏斜和旋转，关节角度是否达到要求，是否保持关节正常对线和其他治疗需要。如有差异，可用电吹风、电烙铁对不平整的部位和边缘加热、磨滑，注意温度不能太高，必要时重新塑形。

（2）修剪　当矫形器的基本形态完成后，将多余的边缘剪去，矫形器两侧边缘高度一般是肢体周径的1/2。除骨折需要将邻近关节同时固定起来之外，其他矫形器的长度不应影响邻近关节的运动。

（3）修边　矫形器的边缘若有毛刺、锐角，会刺激皮肤引起疼痛，甚至伤及皮肤。修边时要将边缘部分充分软化后剪裁，通过塑料板材的自缩性使边缘光滑，必要时用布轮机打磨抛光，也可用薄泡沫板材或皮革包边。

3. 加固　材料薄、强度低而受力大的矫形器应加固。可采取两块材料加热软化后黏合（软化后有很强的自黏性），在两层材料之间加铝条、汽水吸管，边缘向外翻转等方法。

4. 安装免压垫　采用软性材料放置在免压部位，以减少局部的压力。这类材料通常称为免压垫。免压部位主要是骨突起处、神经的表浅部位、伤口及疼痛部、受累关节。免压垫应稍大于免压部位，厚度一般为5mm，通常剪成椭圆形，如果必须是长方形垫，应将四个边角剪成圆弧形。

5. 安装附件

（1）支架　亦称托架，是牵引关节的支撑装置。由钢丝、铝合金条、管型热塑材料等制造，将其夹在两层板材之间，或用铆钉固定。一般是在静态矫形器基础上安装各式支架，并通过橡皮筋或导线与被牵引的部位相连，组成动态矫形器。有的辅助屈曲运动，有的辅助伸展运动。受力不大的小托架在矫形器塑形后再安装，而较大的托架常在矫形器成形前先安装。

（2）弹性材料　主要有橡皮筋、钢丝、弹簧，可作为矫形器的外动力，以辅助肢体的被动运动或牵伸。由于材料的质地或结构不同，产生的强力有强有弱，应根据治疗要求预制或选择。

（3）铰链　上肢铰链主要是肘关节铰链和腕关节铰链，作用是支持关节运动或限制关节的活动范围。当手术早期或治疗的某一阶段需要关节在一定范围内活动时，可以通过调节铰链上的固定螺丝来确定关节活动范围及锁定状态，达到限制关节活动乃至禁止关节活动的目的。

（4）手指配件　是指牵引手指时采用的指套、指钩、指帽及导线等，是连接手指的辅助件。手指配件通常用于手指关节挛缩后的牵伸、手指的被动屈/伸运动、限制手指的活动范围、手指的抗阻训练等。

6. 安装固定带　固定带能使矫形器附着于肢体上。常选择尼龙搭扣固定带或帆布固定带。

（1）尼龙搭扣　可用粘胶粘在矫形器上，皮革和帆布制的固定带则用铆钉或加一层板材固定。

（2）帆布带　固定肢体的稳定性比单纯尼龙搭扣固定好，尤其是大关节或挛缩的关节更为适合。安装固定带时要注意：①固定带应直接接触皮肤，使患者能感受到均匀、稳定的压力；②根据治疗要求，固定带不应影响所期待关节的运动；③固定带不应跨越关节和骨突部分，避免对骨、关节、皮肤的损伤；④为了不影响血液循环或不引起肢体疼痛，压力应适度；⑤固定带穿脱方便，其颜色应尽可能与矫形器颜色相近。

7. 训练和使用

（1）试穿（初检）　了解矫形器是否达到处方要求、舒适性及对线是否正确、动力装置是否可靠，必要时进行调整。初检的矫形器是没完成的半成品，这样做修改容易、费用少。初检可以对写出的处方进行及时修订，还可以按产品作用、设计要求和质量标准进行恰当的生物力学检查。这对保证穿戴训练、交付使用时最大限度地取得满意结果非常重要。只有通过了初检，才能允许交付患者训练、使用。检验的主要内容：①是否达到了预计的目的；②矫形器的内层、边缘、铆钉等是否光滑等；③试穿半小时后取下皮肤是否发红、发紫，且持续 20 分钟以上。

（2）矫形器使用训练　包括教会患者穿脱矫形器，穿上矫形器进行一些功能活动。根据不同的品种进行适当的训练，如用屈指铰链夹板进行抓握各种不同大小和形状的物体练习，熟练掌握外部动力夹板的操纵。

8. 终检和随访　终检是由康复医师负责，检查矫形器的装配是否符合生物力学原理，是否达到预期的目的和效果，了解患者使用矫形器后的感觉和反应。矫形器合格后方可交付患者使用。终检工作由医生、治疗师、矫形器技师等康复专业人员共同协作完成。其主要内容包括：矫形器生物力学性能的复查；矫形器实际使用效果的评价；残疾人身体、心理康复状况的评定。对需长期使用矫形器的患者，应3 个月或半年随访一次，以了解矫形器使用效果及病情变化，需要时应对矫形器做修改调整。上肢矫形器的临床检查和评定包括以下内容。

（1）一般情况　①与上肢矫形器处方的吻合程度，包括矫形器的材料、主要结构是否与处方相符；②矫形器的外观，包括矫形器的美观程度、边缘处理情况是否完美；③矫形器的适配程度，包括矫形器佩戴后的舒适程度、皮肤及骨突出部位的压迫情况；④矫形器固定关节以外的其他关节活动情况；⑤佩戴矫形器的方便程度等。

（2）功能情况　①静态上肢矫形器对相应的关节固定的度数是否符合要求，在规定活动度范围的活动情况；②动态上肢矫形器的牵引动力是否达到关节运动的目的，是否超过关节活动范围；③佩戴上肢矫形器后的上肢日常生活能力情况等。

第四节　脊柱矫形器

PPT

一、脊柱矫形器的基础知识

（一）人体的脊柱

人体脊柱可以视为一个可以弯曲的弹性杆状体。脊柱位于背部中央，构成人体的中轴，有 24 块椎骨、1 块骶骨和 1 块尾骨，借韧带、关节盘及椎间关节连接而成。脊柱上端承托颅脑，胸段与肋、胸骨连接构成骨性胸廓，骶尾段与下肢带骨共同围成骨盆。脊柱的功能为椎管内容纳脊髓，保护胸、腹、盆腔脏器，支持体重，又可进行广泛运动。椎骨又分颈椎、胸椎和腰椎，颈椎 7 块，胸椎 12 块，腰椎 5 块。椎骨由前方呈短圆柱形的椎体和后方呈弓形骨板的椎弓组成。

脊柱是人体的主要支柱，是运动的枢纽，有负重、减震、保护等功能。脊柱有四个生理弯曲，即颈曲、胸曲、腰曲和骶曲。脊柱的活动度各部不同，其中颈椎、腰椎活动范围最大，胸椎活动度小。骶、尾椎融合在一起，因而相对稳定。人体正常的四个生理弯曲使脊柱如同一个弹簧，不仅具有很强大的运动功能，而且具有很强的缓冲能力，在剧烈运动或跳跃时可防止颅骨、大脑受损伤。脊柱与肋、胸骨和髋骨分别组成胸廓和骨盆，对保护胸腔和盆腔脏器起到重要作用。

一个人的脊柱是否健康，关系着他的生活质量。因此脊柱被喻为"人体的第二生命线"，对健康有着重要影响。据统计，99%的人存在不同程度的脊柱问题。脊柱是神经的重要通道，由脊柱不健康引起的病症多达上百种。一方面会出现头晕、手麻、腰背痛、椎间盘突出、骨质增生等；另一方面由于支配内脏的神经受到刺激压迫，还可引发高血压、心脏病、糖尿病、消化系统疾病等。脊椎病通常泛指骨科范畴的颈肩腰腿痛，临床上分属颈椎病、胸椎病和腰椎病。引起脊柱相关疾病病因很多，包括退行性病变、慢性劳损、炎症、风寒潮湿、内分泌失调、心情、外伤和脊柱畸形等。

人体正常的脊柱在冠状面成直立状，而在矢状面是颈椎前凸为 20°~40°，胸椎后凸为 20°~40°、腰椎前凸为 40°~60°，呈 S 形曲线状（图 2 -40）。脊柱畸形是指脊柱在冠状面、矢状面或水平面偏离正常位置，发生形态上异常的表现，又称脊凸畸形。

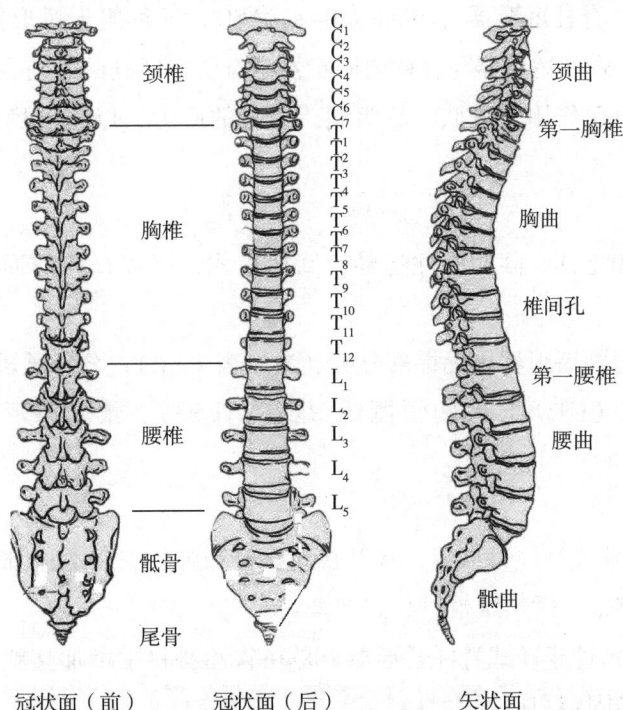

图 2 -40　脊柱图

1. 脊柱畸形矢状面　表现如下。

（1）驼背　胸椎过度后凸，腰椎轻微前凸。

（2）脊柱前凸　腰椎过度前凸，胸椎轻微后凸。

（3）凹背　胸椎过度后凸，腰椎过度前凸。

（4）圆背　仅胸椎过度后凸。

（5）平背　脊椎没有明显的四个生理弯曲。

2. 脊柱畸形冠状面　正常情况下脊椎从正面或背面看都应是直立成直线，若脊柱走向偏离了人体的正中线，向左或向右发生弯曲，并超过正常的弯区，即称为脊柱侧弯。

3. 脊柱畸形水平面　表现为脊柱旋转，主要是从 X 线成像上观察脊椎的椎弓根是否有旋转来进行判断。

（1）颈椎关节　正常的运动范围：屈曲运动为 45°；伸展运动为 50°，左右侧屈运动为 40°，左右旋转运动为 40°。

（2）胸腰椎　活动范围中：前屈运动约为 45°，后伸运动为 20～30°，左右侧屈运动为 35～40°，左右旋转运动约为 30°。

（3）腰骶部　正常运动范围：前屈，直立，向前弯腰，中指尖可达足面，腰呈弧形，称为 90°；后伸为 30°；左右侧屈为 30°；左右旋转为 30°。

脊椎病有先天的也有后天由于外伤或神经类损伤引起的；有青少年发育时期由于长期姿势不正确导致的驼背、脊柱侧弯，也有过久的不良体位、落枕、受凉、颠簸等引发的，还有过度运动或者意外伤害导致的，发生率比较高的有颈椎病、胸椎、腰椎的损伤以及腰椎间盘突出等。

（二）脊柱矫形器的定义与分类

1. 脊柱矫形器的定义　脊柱矫形器（spinal orthosis，SO）又称躯干矫形器，是指用于头、颈、胸、腰骶等躯干部位的矫形器。脊柱矫形器与脊柱内固定器是有明显区别的，前者使用于身体外部，后者植入人体内。脊柱矫形器是通过作用于皮肤、软组织、肋骨的应力，以达到稳定脊柱和矫正脊柱畸形的目的。

2. 脊柱矫形器的分类

（1）**按功能分类**　①固定式，限制脊柱运动；②矫正式，矫正脊柱畸形，维持脊柱对线；③免荷式，减轻脊柱载荷。

（2）**按部位分类**　按脊柱矫形器国际标准分类（参考表 2-2），分为颈矫形器（CO）、颈胸矫形器（CTO）、颈胸腰骶矫形器（CTLSO）、胸腰骶矫形器（TLSO）、腰骶矫形器（LSO）、骶髂矫形器（SIO）。

（3）**按材质分类**

1）脊柱矫形带：又称软式脊柱矫形器，常以软性材料和弹性材料为主体，其作用为支撑和部分固定腹部软弱的肌肉，如骶髂带、矫形腰带、孕妇带等。

2）支条式脊柱矫形器：即半硬式脊柱矫形器，是在软性材料中增加塑料或金属支条等硬性材料构成，其作用是加强对脊柱的固定和矫正；

3）塑性式脊柱矫形器：常以塑性非金属材料为主体，主要材料为聚乙烯或聚丙烯塑料板材，在石膏型上成型制作而成。

（4）**按治疗病变分类**　分为腰椎前凸矫形器、驼背矫形器、椎体滑脱矫形器、脊柱侧弯矫形器等。

（5）**按人名、地名分类**　分为色努（Cheneau）式矫形器、密尔沃基（Milwaukee）式矫形器、波士顿（Boston）式矫形器、大阪医大式矫形器等。

（三）脊柱矫形器的基本功能

1. 固定、支撑脊柱 用于支撑变弱或麻痹了的肌肉和不稳定的关节，以便坐下或站立。使损伤的部位固定或保持在容易发挥功能且舒适的位置，防止脊柱不稳定，减少并发症，促进韧带和骨骼的愈合。

2. 矫正脊柱畸形 预防和矫正因肌肉不平衡、重力或引起组织挛缩变形的异常力所导致的进行性脊柱变形。利用三点力控制原理，改变姿势，使脊柱部分免荷，防止畸形的进一步发展，避免畸形加重。同时对已经变形的脊柱进行重新对线，以达到矫正脊柱畸形的目的。改变脊柱对线的关系可通过被动矫正力和主动矫正力来实现。

（1）被动矫正力 即外在压力，通过矫形器上的各个压力垫施加在人体的某个部位作用力。

（2）主动矫正力 矫形器在人体的各个压力垫相对应的区域应该有压力的释放区，人体通过呼吸运动，胸腔和腹腔会增大，但由于一侧受压，那么脊柱只能向有空间的释放区域偏移，一般在矫形器的释放区域开有窗口，所以人体可以通过自身的呼吸运动产生矫正力。

3. 消除或减轻疼痛 通过限制脊柱运动，稳定病变关节，从而减轻局部疼痛，便于站立与步行。

（四）脊柱矫形器的主要生物力学原理

1. 躯干支撑提高腔内压力 脊柱矫形器可以对躯干提供必要的支持力，使胸腹盆腔内压增加，从而减少作用在脊柱上的力。积极进行胸肌腹肌的康复锻炼，同样可改进躯干的稳定性及对线。

2. 三点力控制系统 脊柱矫形器能够在某一个脊柱节段施加一个方向的压力和相反方向的另外两个力，并达到平衡、固定和矫正的作用。

3. 脊柱复位 通过三点压力系统，以及在不舒服的压力点上消除活动，肌肉的刺激使脊柱复位。三点压力系统产生的引力从疾病部位转移到较正常的骨骼部位上。例如躯干的伸展产生了重力转移到后面结构，离开了椎体；屈曲引起重力传递到椎体上及椎间盘的前部，离开了后面结构。

（五）脊柱矫形器的适应证

1. 疼痛 如腰部疼痛、坐骨神经痛、坐骨神经根炎、腰椎间盘突出症等。

2. 脊柱固定或手术前后固定 如脊柱手术前后、脊柱融合术后、椎间盘手术后、骨折等。

3. 脊柱关节病 如类风湿脊柱炎、脊柱软骨病、脊柱结核等。

4. 脊神经麻痹 如脊髓灰质炎后遗症、脊髓发育不良等。

5. 脊髓损伤 如脑瘫、截瘫、脊柱裂等。

6. 脊柱外伤 如脊椎滑脱、颈椎扭伤、椎间盘突出症、颈椎病、脊椎骨折或脱位等。

7. 脊柱畸形 如驼背、青少年驼背、脊柱侧弯、脊椎前凸等。

各种适应证对应佩戴的矫形器可参见表2-9。

（六）脊柱矫形器的不利作用

1. 废用性肌萎缩和肌无力 胸腹抑制和脊柱运动限制减少了保持躯干直立所要求的肌肉活动量，并随着患者的心理性压抑减少了整个身体活动。这样虽改善了症状，但也容易加速肌无力。躯干固定常常加重已存在的肌无力，导致疼痛—治疗—改进—疼痛的恶性循环。长期废用后产生萎缩，使用矫形器时必须避免萎缩，利用肌肉等长锻炼方案以保持患者有限的耐受力，一旦条件允许，就应尽早中断对躯干的支撑。

表2-9　矫形器的分类与名称

疾病名称	适合装配的矫形器名
颈椎脱位	颈胸椎矫形器、带支条的颈胸椎矫形器（SOMI 矫形器）、颈托
变形性颈椎病	颈胸椎矫形器、带支条的颈胸椎矫形器（SOMI 矫形器）、颈托
颈髓损伤	颈胸椎矫形器（模塑式）、颈胸椎矫形器（头环式）
颈椎肿瘤	颈胸椎矫形器（模塑式）
颈椎骨伤	胸腰骶椎矫形器（模塑式）、胸腰骶椎矫形器（金属框架式）
胸腰骶椎压迫性骨折	胸腰骶椎矫形器（模塑式）、朱厄特型矫形器
脊椎骨疏松症	胸腰骶椎矫形器（软性、泰勒型）
急性腰疼症	腰骶椎矫形器（软性、奈特型）
变形性脊椎病	腰骶椎矫形器（软性、奈特型）
腰部椎间盘突出	腰骶椎矫形器（软性、威廉斯型）、屈曲矫形器
脊椎滑脱	腰骶椎矫形器（软性、威廉斯型）
胸椎后凸症	胸腰骶椎矫形器（泰勒型、金属框架式）
侧凸症	侧凸症矫形器（密尔沃基型、波士顿型）

2. 固定和萎缩后产生紧张和挛缩　脊柱固定会造成肌肉、筋膜、韧带的进行性纤维化，发展结果为纤维化可能对抗强力治疗。应在固定的同时开展康复，而不是在数月或数年以后才开始康复训练。

3. 心理上的依赖　心理问题会很快超越最初的疾病，情绪上的问题可能由于过度治疗而增加。医生必须注意不要带来医源性疾病，应尽早认识并终止不必要的治疗。患者从心理上对矫形器的依赖性随着使用矫形器时间的增加而增加，当治疗措施超过了病情需要时，更容易出现依赖性。解决的办法是及时终止不必要的治疗，包括矫形器。涉及由他方责任引起伤残容易出现这种心理上的依赖性，应防止医源性疾病。

4. 症状可能加重　利用减少限制矫形器机械压力系统内在运动，脊柱矫形器可以增加受限节段的两端运动。如果疾病出现在这些远端区域，那么症状可能加剧。临床医生必须意识到预先诊断可能不一定准确，当症状与治疗过程不一致时，应重新评价这个诊断。未确诊的紊乱可能发展，矫形器可能增加限制节段两端的运动。当穿戴一具脊柱矫形器时，步行期间肌电图活动量增加，增加了支撑足上稳定躯干对脊柱肌肉的要求。应该强调：没有必要使用矫形器的一定不要用。

二、常见的脊柱矫形器

（一）头颈部矫形器

头颈部矫形器按其作用范围可分为头矫形器（HO）、颈矫形器（CO）、颈胸矫形器（CTO）、头颈胸矫形器（HCTO）等。主要以颈矫形器为主，其他的颈胸矫形器是在颈部矫形器的基础上下延至胸部固定，头颈胸矫形器是上延伸到头部，同时对整个头部进行保护性固定（图2-41）。

头矫形器主要是颅骨保护帽，即头颅骨保护性和矫正性的头盔。

颈矫形器俗称颈托，是用于限制全部或部分颈椎运动的矫形器。可分为预制品和定制的模塑制品两类。各种颈部矫形器对颈椎控制能力不同。常见的颈部矫形器由软式围领、费城颈托、模塑式颈托、杆式颈托（如 SOMI 颈托）、头环式颈托（如 Halo 颈托）等。

1. 软式围领　由聚氨酯泡沫为主体，外包棉布套，用搭扣黏合固定和调节松紧（图2-42）。可轻度限制颈椎的屈伸运动，也可保暖。适用于颈部肌肉扭伤、轻度的骨性损伤、颈椎病的预防和康复等。

禁用于颈部韧带或颈椎损伤的患者。

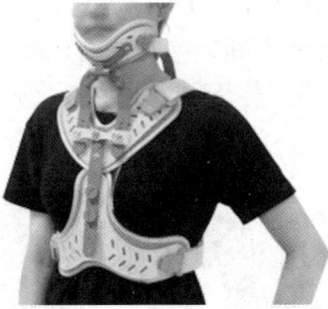

图 2-41 头颈胸式矫形器

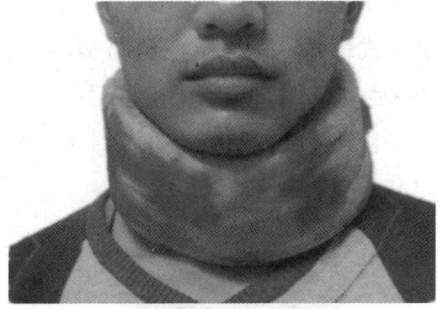

图 2-42 软式颈托

2. 硬式颈托 结构为软硬双层结构，内层采用软性的泡沫海绵或硅胶，外层采用硬性的塑料板材或铝合金加固，后面有尼龙搭扣或皮带固定（图 2-43）。可限制颈椎运动，减轻颈椎压力，矫正变形颈椎，提供支撑。适用于治疗较严重的颈部软组织损伤和颈椎病，矫正颈部畸形，预防颈部瘢痕组织挛缩等疾患。禁用于开放性的颈部骨折与脱位。

3. 费城颈托 用聚乙烯泡沫和硬质塑料制成，分为前后两片，两侧由尼龙搭扣黏合固定，前后方各有一块增强板材，围长可调节，能与颈部全面接触，有的前面带气管插管开口孔，适用于需气管插管的患者（图 2-44）。费城颈托能轻度限制颈椎运动，适用于外伤急救、颈椎病、稳定的颈椎骨折和颈椎骨折脱位术后。禁用于下颌、枕部、胸骨或上胸部不能耐受压力以及颈椎的不稳定损伤。

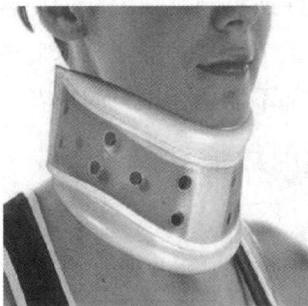

图 2-43 硬式颈托

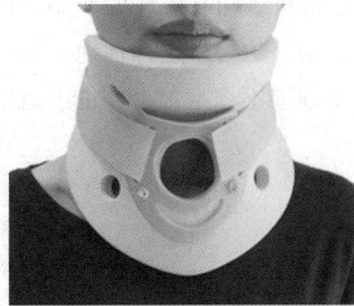

图 2-44 费城颈托

4. 钢丝颈托 又称金属架颈托或校长（headmaster）式颈托（图 2-45）。在软性材料的管子中装有金属圈，可以手动弯曲金属圈进行调节，在颈后可以根据需要加不同形式的枕托。主要用来控制颈部的侧曲运动和低头，适用于颈部曲侧瘢痕、颈部畸形、颈部组织损伤、颈椎病和预防挛缩等。禁用于颈椎骨折和颈椎韧带损伤。

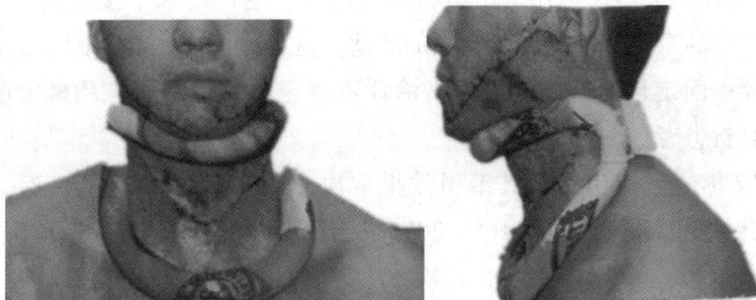

图 2-45 钢丝颈托

5. 充气式颈托　采用充气式结构，舒适性强，重量轻，携带和使用方便，不限制患者活动（图2-46）。其对颈部进行部分固定和牵引，适用于轻度颈椎病患者。禁用于开放性的颈部骨折与脱位。

6. 模塑式颈托　用高温或低温塑料板材成形，一般为前后两片（图2-47）。有较好的控制屈曲、侧屈、旋转运动作用。适用于颈椎骨折、脱位、颈韧带损伤后颈椎固定、严重颈部扭伤、颈椎骨折术后固定等。禁用于开放性颈椎损伤、颈部皮肤不能忍受压力的患者。

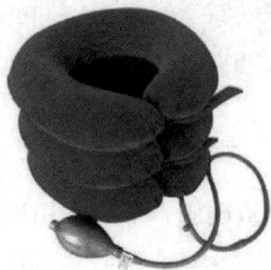

图2-46　充气式颈托

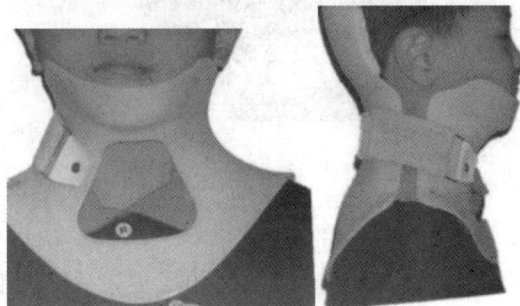

图2-47　模塑式颈托

7. 杆式颈托　多用金属板或塑料板制成下颌托、胸托、枕托和后背托，然后用金属杆连接。根据连接杆的数量，可分为二杆、三杆和四杆结构。一般杆式颈托可以向下延伸至胸部，形成颈胸矫形器（CTO）。SOMI颈托又称胸枕颌矫形器，是典型的杆式颈托，由三个部分组成：胸骨支撑板（胸托）、前侧下颌部支撑板（下颌板）、枕骨部支撑板（枕骨托），并采用前侧的杆式结构，背部用袋子固定，没有金属类的硬部件，可在卧床时使用（图2-48）。SOMI颈托能较好地控制颈部矢状面屈伸的运动，轻度限制旋转运动，也可以选择性地控制头的位置。适用于治疗颈椎关节炎、颈椎融合术后的颈椎稳定性骨折。禁用于颈椎不稳定骨折，也不适用于下颌、枕部、胸骨和背部不能忍受压力的患者。

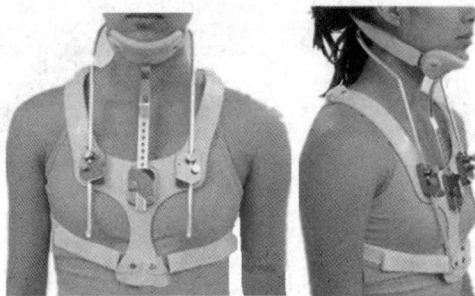

图2-48　SOMI颈托

8. 头环式颈托　又称哈罗（Halo）颈托，分为上、下两部分：上部是颅骨环——用定位销钉固定在颅盖骨上的金属圆环，并用四根立杆与颈胸矫形器相连；下部为一个胸托板和背托板，立杆的长度可以调节（图2-49）。塑料型头环式颈托是用塑料模塑而成，这样增大了接触面积，减少了单位面积的压力，同时减轻了矫形器的重量，使患者佩戴更加舒适。这种颈托能很好地固定头部屈伸、侧屈以及回旋，是所有颈部矫形器中固定性最好的。适用于治疗不稳定的颈椎骨折、颈椎滑脱和颈椎术后的外固定。禁用于合并颅骨骨折患者。

9. 颈椎牵引带　又称颌枕牵引带，其牵引效果取决于牵引角度、时间和牵引重量三个重要因素（图2-50）。一般牵引角度为颈椎往前屈10°～30°，牵引重量为人体的1/10～1/7，从5～6kg开始，最大不能超过15kg，时间一般是一天1～2次，每次20～30分钟。当然牵引重量越大，时间应为越短。在牵引的时候，患者着卧位和坐位均可，如配合颈肩部的热疗，则效果更佳。适用于各种常见的颈椎病，但不适合骨肿瘤、特异性炎症、脊髓型颈椎病、颈椎节段明显不稳定者和骨质疏松患者。

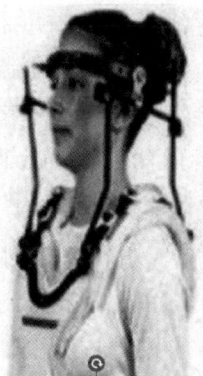

图 2 - 49　Halo 颈托

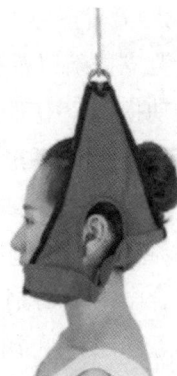

图2 - 50　颈椎牵引带

（二）骶髂矫形器（SIO）

1. 骶髂带　又称骨盆带，为一条软式的 5 ~ 10cm 宽的带子，有弹性和非弹性两种。其中非弹性骨盆带多用帆布或皮革制成，弹性的是用强力弹力布制成，置于髂嵴与大转子之间，环绕骨盆。有时会增加左、右两条会阴带防止移位。主要用来稳定骨盆和骶髂关节，而且可以通过提高腹压，增强脊柱的支撑力。适用于治疗腰痛、外伤及产后耻骨联合分离患者。

2. 软式骶髂围腰　材料与骶髂带类似，但比骶髂带要宽。同时后宽前窄，前面上缘达髂嵴水平，下缘至耻骨联合，后面上缘到腰部，下缘至臀纹上方2cm 左右。除固定和限制骶髂关节运动功能外，还通过腹部压力来较少下腰段的负荷，从而减轻下腰部的疼痛。适用于产后或外伤后引起的骶髂关节、耻骨联合的不稳定及下腰部疼痛、软组织损伤等。

3. 孕妇带　为孕妇专用的骶髂矫形器，采用弹性或半弹性材料制作而成，能预防孕妇怀孕时体态变形而引起的腰椎前凸和骶髂关节疼痛，同时可以预防背痛和腹肌衰弱，使胎儿保持良好胎位。

4. 硬式骶髂围腰　即模塑成形的骶髂矫形器，采用高温或低温的热塑板材制作而成，然后安装皮带和拉力带固定，舒适度不如软式围腰，对腰骶部有很好的固定和支撑作用。适用于各种骶髂关节疼痛和损伤患者。

骶髂带、软式骶髂围腰、硬式骶髂围腰如图 2 - 51 所示。

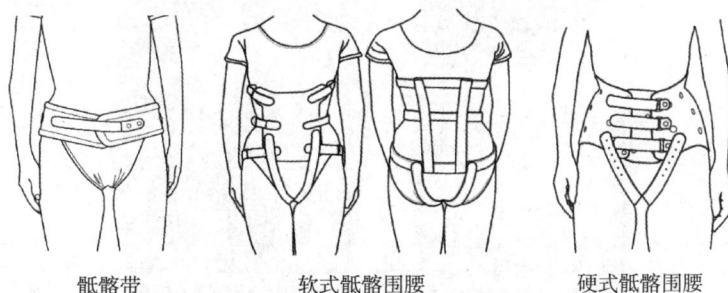

骶髂带　　　　　　软式骶髂围腰　　　　　　硬式骶髂围腰

图 2 - 51　骶髂矫形器

（三）腰骶矫形器（LSO）

1. 软式腰骶矫形器　又称软式围腰，是使用最多、最普遍的脊柱矫形器（图 2 - 52）。常用的有弹力围腰、帆布围腰和皮革围腰等，利用内加金属条增强的布带束紧，提高腹压，减轻负担，限制脊柱运动。强度高，弹性好，穿戴舒适，耐用，透气性好，重量轻。用于椎间盘突出症、腰肌劳损、腰扭伤、椎体 I 度滑脱等患者。

2. 屈伸控制式腰骶矫形器 简写为 LSO（F－E），这类矫形器以椅背式腰骶矫形器为代表。由骨盆带、胸带、两条后背支撑条以及腹托组成，增加腹压，减少脊柱负荷，主要作用是限制腰椎前屈。适用于下腰痛、腰部运动损伤、中部腰椎稳定性骨折、腰椎间盘突出、腰椎滑脱、腰椎不稳定等。

3. 屈伸侧屈控制式腰骶矫形器 简写成 LSO（F－E－L），这类矫形器以奈特（Knight）式腰骶矫形器为代表（图 2－53）。这种矫形器的材料、结构、作用与椅背式腰骶矫形器类似，不同之处在于它比椅背式腰骶矫形器多增加了侧方的金属支条。奈特式腰骶矫形器前面采用软性材料（牛皮或帆布），侧面和后面采用铝合金或不锈钢制作而成的框架结构。它通过三点力作用原理来控制躯干腰骶部的屈伸，又通过侧方支条来限制躯干的侧向运动。适用于腰椎间盘突出症、腰椎结核、腰椎骨性关节炎、中腰段的稳定性骨折、腰椎滑脱、腰椎前凸引起的疾病如脊椎裂、变形性脊柱病等。禁用于腰椎不稳定性骨折。

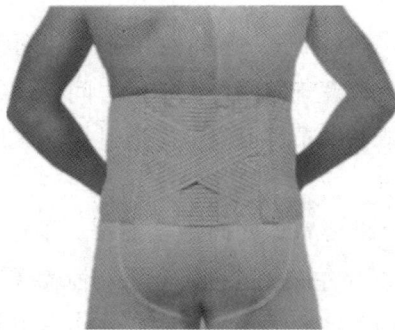

图 2－52 软式围腰

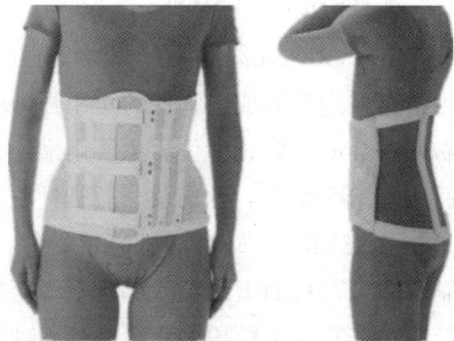

图 2－53 奈特式围腰

4. 后伸侧屈控制式腰骶矫形器 简写成 LSO（E－L），这种矫形器以威廉姆斯（Willianms）式腰骶矫形器为代表（图 2－54）。这种矫形器由骨盆带、胸带、侧方支条和腹托组成，由于无后方支撑条，所以允许腰部屈曲活动。其主要用来限制腰椎的后伸、侧屈运动，但不限制腰椎的屈曲活动，它增加了腹压，减少了腰椎、腰骶关节的承重，减少了腰椎前凸。适用于治疗腰椎前凸、下腰痛、腰椎间盘突出症、腰椎滑脱等。不适用在病理上不允许的屈曲位疾病，如压缩性骨折、驼背等。

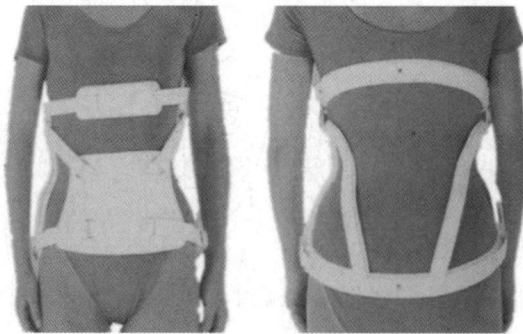

图 2－54 威廉姆斯式围腰

5. 屈伸侧屈旋转控制式腰骶矫形器 由高温塑料板材或低温热塑板材模塑成形而成，结构上分为前、后两片或前开口/后开口的一片结构，用固定带或尼龙搭扣连接固定（图 2－55）。制作速度快、方便、易修改，固定性好，与人体接触面积大，穿戴舒适伏贴。其通过提高腹压对脊柱起到固定、支撑和牵引作用。通过与腰骶部的全面接触来维持对线、限制腰骶部的运动。适用于各种急慢性腰痛症、变形性脊椎病、腰椎间盘突出症、腰椎滑脱、腰部的术后固定。禁用于皮肤不能忍受压力和对热敏感的患者。

(四) 胸腰骶矫形器 (TLSO)

1. 软式胸腰骶矫形器

(1) 约翰 (John) 式胸腰骶矫形器　是在软式腰围的基础上增加了防止腰椎前凸和防止胸椎后凸的背肩带,包住了整个躯干。腹部带有压力板,采用带子和搭扣固定,根据尺寸制作而成。能防止腰椎前凸和胸椎后凸,并可阻止畸形的发生。适用于老年性骨质疏松继发的轻度脊柱后凸畸形患者,胸腰部软组织损伤和疾病引起疼痛的患者。

(2) 背姿带　采用高弹性带子和搭扣环并根据尺寸或样品制作而成 (图 2-56)。可以根据需要调节带子的拉力,通过拉力提醒患者保持直立。适用于矫正姿势性驼背,还可以预防儿童和青少年姿势性驼背。

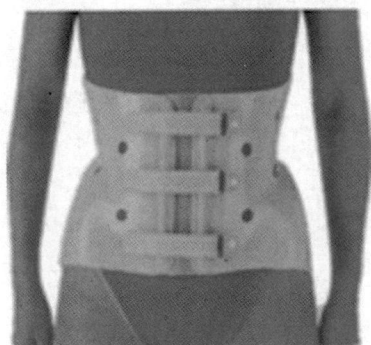

图 2-55　模塑式腰骶矫形器

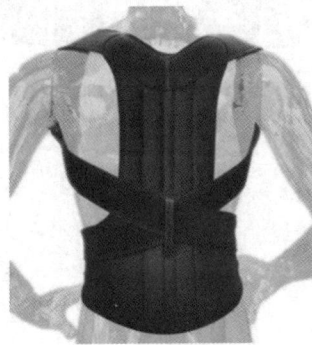

图 2-56　背姿带

(3) 肋骨骨折带　采用坚固的高弹性材料并根据尺寸或样品制作而成,可包容整个胸廓,用于肋骨骨折。

(4) 鸡胸矫形带　带胸垫的矫形带,采用胸部的金属压力垫和金属支条与可调节的皮带相连接。可通过适当调节对胸部的压力来矫正鸡胸。

2. 硬式胸腰骶矫形器

(1) 屈伸控制式 TLSO　这类矫形器以奈特-泰勒 (Knight-Taylor) 式胸腰骶矫形器为代表 (图 2-57)。这是一种具有代表性的支撑胸腰椎或上部腰椎的脊柱矫形器。该矫形器在躯干后面设有 2 根胸腰骶锥支条,与肩胛带的支条和骨盆环带箍连接在一起,并采用肩背带固定和调节,腹部采用内有压力垫的腹托。该矫形器能较好地控制腰椎和上腰椎的活动,使腰椎伸展和减少腰椎前凸。适用于辅助治疗脊柱结核病类风湿脊柱炎、腰骶椎骨折、脊椎滑脱,预防老年性骨质疏松引起的老年性驼背和脊柱压缩性骨折。不适合治疗青少年的驼背。

(2) 屈曲控制式 TLSO　这类矫形器以朱厄特 (Jewett) 式胸腰骶矫形器你和贝勒尔 (Baehler) 式三点矫形器为代表。

1) 朱厄特式胸腰骶矫形器:又称为超伸展式 TLSO,由胸部压力垫、耻骨压力垫和背部压力垫组成,并且是根据尺寸或样品制作组装而成 (图 2-58)。该矫形器能限制胸腰段脊柱前屈,促进其后伸,以增加腰椎前凸,对脊柱侧弯和旋转有些限制作用。适用于治疗胸腰椎的创伤性压缩性骨折、胸腰椎结核,预防类风湿脊柱炎引起的驼背畸形和治疗青少年驼背。还可以用于治疗由于骨质疏松引起的椎体骨折及骨质疏松症。不适用于不稳定的骨折和某些病理性骨折,如脊柱滑脱。

2）贝勒尔式三点矫形器：其采用三点作用力原理，在腹部支撑杆上联合安装了胸部压力垫和耻骨压力垫，背托和腹托通过腰带相连，其胸部和耻骨压力垫的位置还可以根据需要进行调节，一般按照尺寸制作而成（图2-59）。该矫形器能限制脊柱屈伸运动，对胸腰骶椎起固定和支撑作用，以减轻胸腰椎负荷。适用于治疗老年人胸腰椎发生病变而不宜手术者，胸腰椎的压缩性骨折、青少年驼背、骨质疏松、退行性病变和脊柱后凸等。

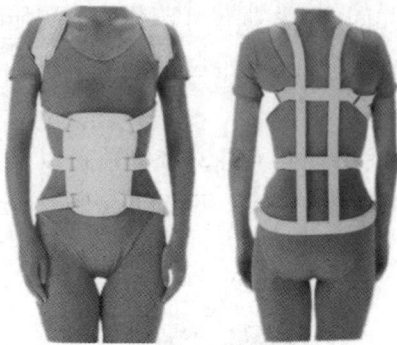

图2-57 奈特-泰勒矫形器

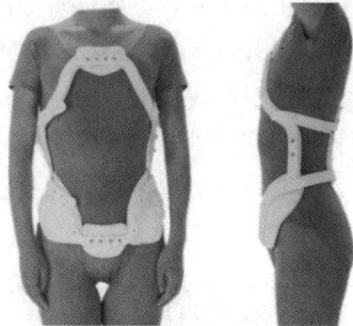

图2-58 朱厄特式矫形器

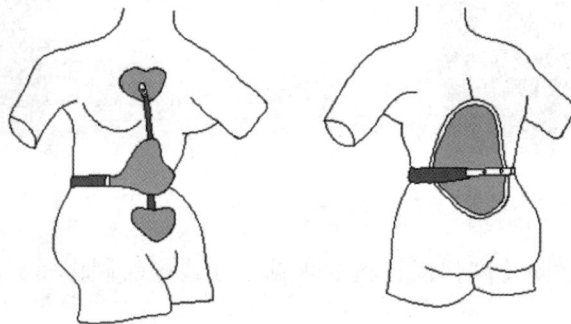

图2-59 贝勒尔式矫形器

3）屈曲侧屈旋转控制胸腰骶矫形器：这类矫形器以斯坦德勒（Steindler）式胸腰骶椎矫形器为代表（图2-60）。斯坦德勒式TLSO是一种传统的胸腰骶椎矫形器，多按石膏模型制作的金属框架结构，包括骨盆支条、后背支条、胸部支条、侧方支条、前面支条、两个胸托垫和一个耻骨联合托垫。这种结构使矫形器能牢固地稳定在骨盆上，从而使脊椎得到确实的固定。现代的这种矫形器选用塑料板材模塑成形。其在矢状面、冠状面均具有较好的屈伸、侧屈运动限制功能。适用于辅助治疗胸椎、腰椎骨折、脊柱结核等。

4）屈伸侧屈旋转控制胸腰骶矫形器：这类矫形器以模塑式胸腰骶矫形器为代表，又称为背心式矫形器，俗称塑料背心。这种矫形器是用热塑板材按患者身体的石膏模型制作而成。除身体的突起部分外，与胸腰骶部全面接触。对胸、腰、骶椎有良好的固定和支撑，限制运动和保持对线的作用，控制胸腰部屈伸、侧屈和旋转。适用于脊柱术后固定、脊柱不稳定性骨折、脊柱肌肉萎缩、脊椎狭窄、脊柱前凸、脊柱后凸、脊柱侧弯、骨质疏松导致的压缩性骨折、轮椅上坐姿保持等。该类矫形器根据开口位置不同又有前开口、后开口和两侧开口的区别。图2-61所示为前开口式塑料背心。

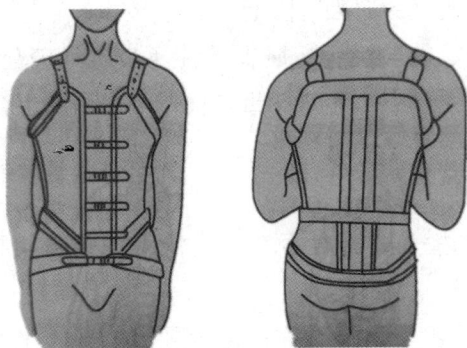

图 2-60　斯坦德勒式矫形器

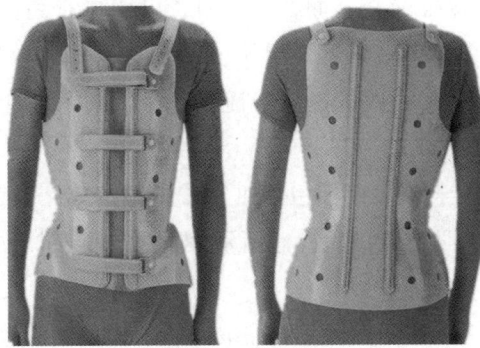

图 2-61　前开口式塑料背心

5）屈曲过伸控制胸腰骶矫形器：这类矫形器以德国的格史温特（Gschwend）式矫形器为代表（图2-62）。它采用模塑成形，现在也可以采用 CAD-CAM 和 3D 打印技术来进行制造。适用于治疗脊柱矢状面的畸形和损伤，如驼背尤其是青少年驼背、老年性的弓腰驼背和压缩性骨折及术后固定等。

（五）颈胸腰骶矫形器（CTLSO）

颈胸腰骶矫形器可以理解为在胸腰骶矫形器的基础上增加了颈托装置的矫形器。其按功能分为固定式和矫正式两种类型。一般采用热塑板材安装患者身体模塑成形，然后搭配铝合金支条制作而成。胸部压力垫起固定和防止倾斜的作用，根据疾病位置的高度调节背部压力垫的高度，如疾病至 T_{10} 时避开肩胛骨，至 T_8 时包住肩胛骨，高于 T_8 时包住头颈部。

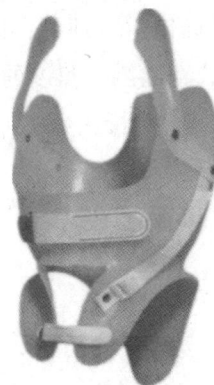

图 2-62　格史温特式矫形器

（六）脊柱侧弯矫形器

1. 脊柱侧弯

（1）定义　脊柱侧弯（scoliosis）又称脊柱侧凸。正常人的脊柱从背面或前面看是直的，也就是说，从枕骨结节到骶骨棘的所有脊柱棘突为一条直线。脊柱侧弯是指脊柱的一个或数个节段向侧方弯曲，在冠状面内偏离枕骨中点至骶骨棘连线的三维脊柱畸形，常伴有椎体旋转、椎体楔形、生理弯曲改变或胸廓变形等畸形。国际脊柱侧弯研究学会（Scoliosis Research Society，SRS）对脊柱侧弯定义如下：如果脊柱向左或向右偏离了从枕骨结节到骶骨棘这一条中轴线，并超过10°，即脊柱侧弯。

（2）分类　脊柱侧弯根据其病因可以分为特发性侧弯、肌性侧弯、神经性侧弯、代谢性侧弯、姿势性侧弯和先天性侧弯等，其中特发性侧弯占发病总人数的85%以上。特发性脊柱侧弯是一种原因尚不明确的脊柱侧弯，根据年龄段可分为0~3岁（婴儿期）、4~9岁（儿童期）、10~17岁（青少年期）、18岁以上（成年期），其中青少年期占特发性脊柱侧弯的85%以上。

脊柱侧弯如不及时治疗，可引发继发性脊柱病变以及脊髓神经受压，如椎间盘突出、坐骨神经痛、关节炎、腰背痛等。脊柱侧弯会导致患者体力较差，工作能力和生活质量下降，部分患者可能丧失工作能力，严重者可因躯干严重畸形扭曲，挤压心、肺等内脏器官，引起呼吸循环系统疾病，甚至危及生命。多数特发性脊柱侧弯发生在胸椎，凸向右侧；其次好发于胸腰段，凸向左侧者较多；腰椎代偿性侧弯，脊柱呈"S"形侧弯，同时伴有椎体旋转，似"拧毛巾"状。

（3）症状

1）体态姿势异常：站立时，头偏离正中线、一侧肩膀或肩胛骨凸起（常见于右侧）、双肩不等高、脊柱明显弯曲、髋部不平衡、腰际高低不一、骨盆不等高、臀部倾斜突出、双下肢不等长、乳房发育不对称、腰椎前凸。而在弯腰时，可明显看到左右高低不等或明显的肩胛骨隆起。

2）身体症状：背部疼痛或肌肉痉挛；经常会腰酸背痛、四肢无力；脏器功能不良，如消化不良、食欲减退、心跳加速、心慌意乱、气短胸闷；体质较差、躯干矮小；侧弯严重者会影响寿命和生育。

（4）评估

1）全身检查：包括亚当式试验、体态姿势检查、双下肢长度测量。

A. 亚当式试验：患者双腿直立，向前弯腰90°鞠躬状，检查背部是否左右高低不平或明显肩胛骨隆起。

B. 体态姿势检查：脱衣站立，检查盆骨倾斜情况，看看躯干是否对称；查看乳房发育大小及胸廓的厚度，查看胸廓变形程度；用一定手法从背部推脊柱，检查背部骨骼肌肉的强度。

C. 双下肢长度测量：患者平躺，对内踝下缘做标记，使其骨盆对称向上，并拢双腿，检查两侧内踝标记是否重合。

2）X线检查：脊柱最基本的影像学诊断应当包括站立位的正、侧位X线片。X线片应该显示脊柱的全长。必要时采用两个X线片来获取脊柱全长的X线片。X线片拍摄时，患者取站立位，以便对其脊柱的平衡性进行评估；如果患者不能站立（神经肌肉性脊柱侧弯），可采取坐位或卧位进行拍摄。

A. 脊柱侧弯角度的测量：我国采用的是Cobb角测量方法，即上端椎上缘的垂线与下端椎的下缘垂线的交角（图2-63）。若端椎上、下缘不清，可取其椎弓根上、下缘的连线，然后取其垂线的交角即为Cobb角。

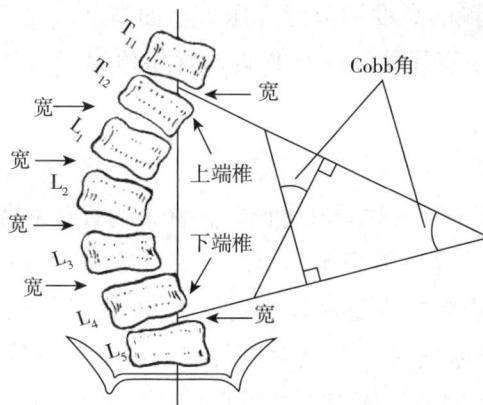

图2-63　Cobb角的测量

B. 椎体旋转度的测定：椎体旋转度的Nash-Moe法是由美国儿童特殊医疗服务系统的两位医生Nash和Moe于1969年开发的。根据X线片上椎弓根的位置，将椎体的旋转程度分为五个度数等级，如图2-64所示。

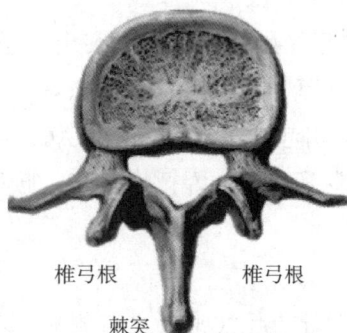

0度：椎弓根对称

I度：凸侧椎弓根移向中线，但未超出第一格，凹侧椎弓根变小

II度：凸侧椎弓根已移至第二格，凹侧椎弓根消失

III度：凸侧椎弓根移至中央，凹侧椎弓根消失

IV度：凸侧椎弓根越过中央，靠近凹侧

图2-64　椎体旋转度的测定

引起除脊柱侧弯角度和椎体旋转角的测量外，有必要时，还应进行脊椎弹性检查、骨骼成熟度评估和足部畸形检查等。

2. 常见脊柱侧弯矫形器

（1）密尔沃基（Milwaukee）式脊柱侧弯矫形器 是第一款用于治疗脊柱侧弯的现代矫形器，1945年由美国密尔沃基市的 Blount 和 Moe 两位医生共同开发。由枕托、喉托、骨盆托、前后支条、侧方压力垫等部件组成（图 2 - 65）。患者穿戴后能产生主动和被动两种矫正力，被动矫正力为纵向牵引力和侧向压力，主动牵引力则是通过患者主动进行"伸长"和"离垫"动作而产生。穿戴时间约为每天 23 小时。该矫形器的最大缺点是，颈项周围的上部结构对患者日常生活活动的限制较大，而且外观引人注目，会给大部分青春期女性患者带来心理障碍。该矫形器对胸部尤其是高位的胸椎脊柱侧弯有较好疗效，适合于 T_6 以上、Cobb 角 20°～50°的脊柱侧弯患者。

（2）波士顿（Boston）式脊柱侧弯矫形器 它由波士顿儿童医院的霍尔（Hall）博士和米勒（Miller）共同开发的一款模塑成形的脊柱侧弯矫形器。其作用是在冠状面上利用三点力系统进行矫正，利用压力垫减少水平面上的扭转，利用腹托减少腰椎前凸和提高腹腔内压，以产生对脊椎的牵引力。它是腋下型的脊柱侧弯矫形器，是在密尔沃基脊柱侧弯矫形器的基础上，去掉了前后支条，可根据患者的需要加装压力垫、支条、颈托等部件。适合于顶锥在 T9 以下，Cobb 角为 20°～50°的患者（图 2 - 66）。

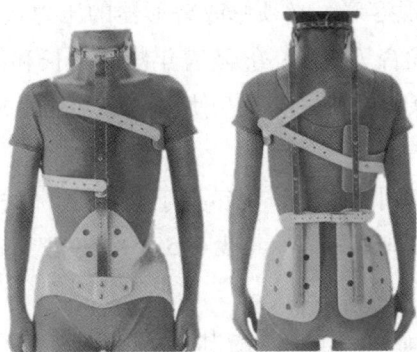

图 2 - 65 密尔沃基式脊柱侧弯矫形器

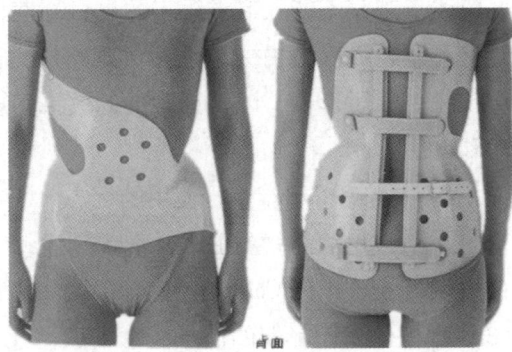

图 2 - 66 波士顿式脊柱侧弯矫形器

（3）大阪医大（Osak Medical College，OMC）式脊柱侧弯矫形器 是由大阪医科大学矫形技术人员开发的一种腋下型脊柱侧弯矫形器（图 2 - 67）。其矫正作用的要点是以骨盆托为基础，确保对主弯曲以下部分的矫正；利用高位胸椎垫，对胸椎的弯曲进行矫正并改善脊柱的平衡。工艺上，采用石膏取型方法制作，压垫和金属支条可以直接在试样时根据侧弯位置和高度需要进行适配。调整压垫的部位与压力强度，使矫形器达到最好的矫正效果。该矫形器是在波士顿式脊柱侧弯矫形器的基础上改良而成，在胸椎主弯曲对面的腋下安装上高位胸椎垫，并利用搭扣带的牵引，提供矫正胸椎弯曲的上位矫正力量。适用于顶椎位于胸椎中段（T_8～T_6）以下，Cobb 角小于 50°的脊柱侧弯患者。

（4）色努（Cheneau）式脊柱侧弯矫形器 由法国医生色努博士创制，又称 CTM 式矫形器（图 2 - 68）。色努式脊柱侧弯矫形器注重患者身体发育因素，利用三点治疗原理，辅以伸展控件，有效地控制了脊柱侧弯的进一步发展，在现代矫形技术领域获得广泛认可。该矫形器是用塑料板材在阳模上整体热塑成形。具有系列的针对脊柱侧弯弯曲和扭转的三维压力垫和较大的释放空间。其利用压力垫减少水平面上的扭转，利用腹托提高腹腔内压，以产生对脊柱的牵引力，更重要的是，它的前侧有开口，在穿戴中可以通过呼吸运动和肌肉运动来主动矫正侧弯和旋转畸形，它是一种主动式的抗旋转脊柱侧弯矫形器。适用于顶椎在 T_6 以下，Cobb 角为 20°～50°的脊柱侧弯患者。

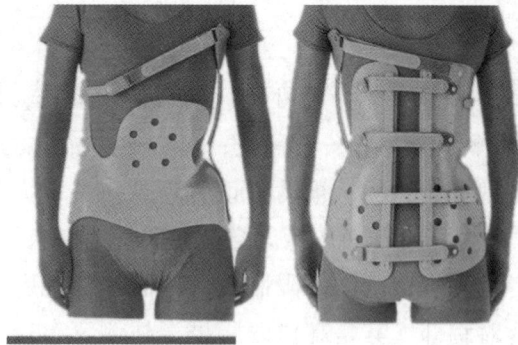

图 2 – 67　大阪医大式矫形器

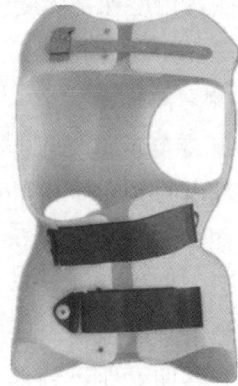

图 2 – 68　色努式矫形器

3. 脊柱侧弯矫形器的使用

（1）使用方法　①脊柱侧弯矫形器应每天穿戴 23 小时，余下 1 小时做矫正体操、清洁皮肤和矫形器。刚开始佩戴时可循序渐进，从 5～6 小时起，慢慢达到每天 23 小时穿戴，清洗运动时可脱下；②穿一层吸湿性好的内衣，将搭扣拉紧；③适当进行皮肤按摩；④保持皮肤干燥；⑤使用的第 1 个月为适应阶段，应注意观察不能只追求矫正效果；⑥使用 30 分钟若出现疼痛，必须修改矫形器的压力垫；⑦每 3 个月复查和调整一次，拍摄 X 线片，观察压力部位、发展、发育等情况；⑧随着年龄的增长和体型的变化，应及时更换矫形器，以保证矫形的效果，矫形器一般应每年更新一次。⑨使用中必须注意加强腰背肌运动和训练。

（2）脊柱侧弯矫形器停止使用的标志　①身体的生产速度明显变慢，每年少于 1cm；②脊柱侧弯角度在 20°以下；③女孩月经初潮 2～2.5 年后；④侧弯角度增加不明显，一年少于 5°；⑤一般穿到患者骨骼发育结束。⑥矫正后 Cobb 角大于 30°的患者还应继续穿戴 1～2 年。

（3）脊柱侧弯矫形器的使用注意事项　①脊柱侧弯矫形器穿戴后，骨盆围应左右对称并将髂嵴完全包住，无压痛；②矫形器侧方压力垫的位置应在主弯曲椎体的下方附近，压力方向斜向上，并观察压力垫处是否疼痛。患者坐下时，矫形器的前下方应以不顶痛为原则，后方应距椅子 2～3cm；③初次穿戴时第一天为 2～3 小时，以后逐渐增加穿戴时间，3～5 天适应后则为大于 20 小时；④何时决定不再穿矫形器是一件非常重要的事情，可以逐渐减少穿戴时间，同时 X 线检查脊柱变化。若确实没有变化，方可脱下矫形器，但要在理疗师的指导下做医疗体操，一般女孩应穿到 18 岁，男孩到 20 岁；⑤佩戴矫形器的基本原则为 Cobb 角小于 20°，可进行体疗操，加强锻炼（单杆、游泳）；Cobb 角 20～50°，体疗操加矫形器，同时必须坚持锻炼；Cobb 角大于 50°，手术治疗；⑥定期复查。

脊柱矫形器适配过程如图 2 – 69 所示。

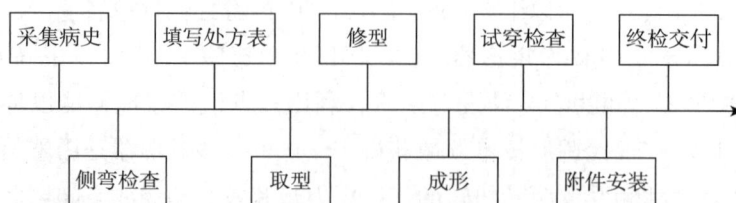

图 2 – 69　脊柱矫形器适配过程

三、脊柱矫形器的制作

以下以色努式脊柱侧弯矫形器为例进行叙述。

（一）采集病史

主要内容：①疼痛；②功能障碍；③既往矫形器治疗史；④其他治疗史。

（二）脊柱侧弯检查方法

1. 全身检查 包括亚当式检查、体态检查、双下肢等长检查。

2. 特殊检查 X 线检查、脊柱侧弯 Cobb 角度测量、椎体旋转度测定、脊椎弹性检查。

3. 其他检查 包括 CT、MRI 等。

（三）填写脊柱矫形器处方

矫形器处方医生一般都能知道有关患者功能丧失及其乐于利用的控制方式。不过，医生常常不了解可用矫形器部件的各种类型及其物理和机械特性。因此，技术分析表（表 2－10）可作为医生和矫形师之间联系的一座桥梁，并为治疗师和工程师提供有价值的资料。有时可能出现不能获得部件的情况，这种表就能提供有控制的、按要求的组合。这种处理方法将作为未来研究和发展的基础。

表 2－10 脊柱矫形器制作处方

姓名_____	编号_____	年龄_____	性别_____	体重_____	高度_____

诊断_____	职业_____

目前使用的矫形器_____

行走○		不能行走○		轮椅○	
站立平衡：	正常○	有损害○	步行辅助_____		
坐位平衡：	稳定○	不稳定○	倾斜○	垂直○	
坐位持久性：	正常○	限制○	持续时间_____		
主要缺损：					
A. 结构上：	无缺损○				
1. 骨：	骨质疏松○	骨折○	平面_____		
其他_____					
2. 椎间盘					
3. 对线：	脊柱侧凸○	脊柱后凸○	脊柱前凸○		
B. 感觉：	无损害○				
1. 麻木○	部位_____				
2. 疼痛○	部位_____				
C. 上肢：	无缺损○				
1. 截肢					
2. 其他					
D. 下肢：	无缺损○				
1. 肢体变短：	右○	左○	数量_____		
2. 髋挛缩○	关节僵硬○	屈曲○	度数_____		
内收○	度数_____				
伸展○	度数_____				
3. 主要运动丧失○	部位_____				
4. 感觉： 麻木○	部位_____				
知觉迟钝○	部位_____				
疼痛○	部位_____				
病发损伤_____					
功能残疾性概要_____					

续表

治疗方案

脊柱对线○　　运动控制○

轴向不负载○　　其他_____

矫形建议

脊柱	屈	伸	侧屈		旋转		轴外载荷
CTLSO 颈椎			左	右	左	右	
TLSO 胸椎							
LSO 腰椎							
腰骶							
SIO 脊柱侧凸							

评价

签名：_____　　　日期：_____

注：使用下列符号表示设计功能的理想控制

F = 自由——无约束运动；

A = 辅助——增加运动的范围、速度或力所作用的外力；

R = 限制——使用外力，减少运动的速度或力；

S = 止动——包括制动装置，以阻止在一个方向上的不适当的运动；

V = 变化——能够调整，而不产生结构性的变化；

H = 保持——消除在规定平面上的所有运动，保持在特别位置，用度或（＋）（－）；

L = 锁住——包括一种随意的锁紧装置

（四）取型

1. 尺寸测量

（1）前面　胸骨柄末端至耻骨联合；胸骨上端末至耻骨联合；两侧髂前上棘的间距；髂腰部软组织的可压量；腋下至髂嵴上沿。

（2）后面　两侧髂上棘的间距；两侧腋下至大转子；患者坐姿下肩平面至平板椅面距离。

2. 免荷骨性标记

（1）前面　两侧锁骨走向；胸骨柄上端；胸骨柄下端；胸肋弓走向；两侧髂前上棘；两侧髂翼走向；耻骨联合；乳房轮廓。

（2）后面　肩胛骨下角；脊柱侧弯走向；两侧髂后上棘；臀部皱褶。

（3）侧面　腋下高度；大转子。

3. 取型过程

（1）患者站在取型框架内，脚底垫一块前低后高的斜面板。患者站于斜面板，腿为屈曲状态，双膝抵住前横杆的软垫，双手扶住两侧扶手，伸直躯干处挺胸状态。检查腰椎生理前凸是否消除。

（2）如患者双侧下肢不等长，则应垫平，使骨盆保持水平位。

（3）为便于切开石膏阴型，事先将一细塑料管挂在患者脖子下沿胸前垂下，其长度到大腿上部为止。

（4）让患者保持站姿。取宽度为 15cm 长的石膏绷带，入水浸透挤干多余水分后，从髋部自下而上圆周缠绕，直至髂腰上 10cm 为止，厚度为 4～5 层。该工作由前后两人配合进行。

（5）在石膏绷带未凝固前，取一约 150cm 长的石膏绷带，浸水挤干成绳状，从后往前束紧两侧髂腰部。在后方的操作者应用手拉住腰后中部的石膏绳，以避免由于束紧作用而造成腰椎前弓。要注意骨盆部位的石膏阴型形状，髂腰的形状取得是否合适非常重要，因为骨盆的合适与否会直接影响矫正的效果。

（6）待下半段石膏阴型基本凝固硬化后，再继续从腰部往上缠绕石膏绷带至肩部。肩部的阴型可使用两条宽15cm、厚约5层的石膏绷带，一次性搭于双肩，与缠绕上来的绷带重合。缠绕时注意两侧腋下高度。

（7）在缠绕过程中，应始终注意患者双肩和髋部保持平行。在石膏带未完全凝固前，可进行适当矫形。这种矫形方法和前面提到的矫形方法一样，但一般用于技术熟练者，初学者不宜采用。

（8）待石膏阴型基本硬化后，在阴型的居中面和侧面标出垂线，然后从前面中部沿塑料管剪开，脱下阴型，并随即用石膏绷带封好剪裁。

（9）修剪阴型腔髋部扣平面，使之垂直于阴型两侧面标注的垂线。然后将髋部口和两肩部口用石膏绷带封闭。灌注石膏阳型，将抽真空管子从颈部插入。

（五）修型

脊柱侧弯矫形器的矫正效果成功与否，关键在于石膏型技术。在石膏型技术方面最重要、最难的是修型技术。修型者必须对石膏阳型的各个部位十分清楚，了解哪是消减区、哪是添补区、其作用又是什么等。修型前首先取来患者的X线正位片和侧位片，用透明纸将脊柱侧弯的走向和脊柱体轮廓描下来。然后将透明纸按骨突标记放在石膏阳型背面。用彩色铅笔描画出矫形器的轮廓、压垫及释放区（免荷区）的位置和形状。

石膏的阳型经过消减和添补后，要对照原先描画的矫形器轮廓和压垫位置进行检查。最后用细石膏锉打磨，再用水砂纸将石膏阳型表面打磨光滑。

（六）成形

1. 阳型的准备

（1）防水处理　石膏阳型在使用热塑板材成形前必须干燥。这是因为经过软化后的板材温度都在100℃以上，如果石膏阳型表面有水分或湿气，当热塑板材包覆在石膏阳型上时，石膏阳型表面的水分受高温而蒸发出来，形成气体停留在阳型表面和板材之间，会造成热塑板材表面凹凸不平，并且使热塑板材的冷却速度加快，不易成形。一般情况下，可放在自然阳光下晒干或用烘箱烘干，但这两种方法均需较长时间或浪费大量能源。因此，推荐使用PVC液态膜。将PVC液态膜在湿的石膏阳型表面涂刷两遍，一般5分钟后可干燥，还可在石膏表面形成一层防水膜，起到隔水作用。

（2）保温处理　将石膏阳型套上一层纱套，在两髂腰和凹陷处可用少许黏合剂粘牢。石膏阳型表面的纱套不得有皱褶，套纱套的目的是在石膏阳型表面形成一层保护层，延迟板材的冷却时间，并且使板材各部分冷却速度均匀。PE或PP材料的软化温度都在130℃以上，它的软化温度区间在130～180℃之间。也就是说，板材温度低于130℃以后才开始发硬，不易成形。软化的板材从烘箱拿出时为180℃，在室温下下降至130℃只需3～5分钟，所以制作者必须在这个时间内完成热塑板材的对缝捏合、两端定位、压垫部位和两侧髂腰部等凹陷处的成形加工。如果在板材硬化前未能结束这些工作，有可能会导致整块板材的浪费。另外，套上纱套后，对矫形器表面的平整度也大有调高，一些修磨痕迹也被掩盖。

（3）矫形器轮廓的描画　用彩色笔在阳型表面的纱套上画出矫形器的轮廓和压垫部位、开窗口位置等。以便热塑板材在成形后，可根据表面轮廓线描在热塑板材表面。

2. 板材的准备　
制作色努式脊柱侧弯矫形器一般采用改性聚乙烯板材，其厚度依患者身体强弱和矫正量大小选用。常规使用4mm和5mm厚的两种。板材的使用面积根据石膏阳型的上下围长和高度而定，一般按石膏阳型高和围长各放出10cm的余量。裁剪后的板材应修去毛边，并用丙酮一类清洁剂擦净表面。将平板加热器升温至 160~180℃，再将板材放入。一般加热 15~20 分钟，至板材呈透明状为止。

3. 成形过程

（1）石膏阳型可取两种状态固定于台钳上，即水平放置和垂直放置。初学者宜采用水平放置的方法，即石膏阳型的背面朝上放置。另外，台钳扣应改装成钳形夹口，以使水平放置的石膏阳型在加工中能方便地做 180°翻身。

（2）准备好弹性绷带一卷，约 3m 长，再准备石棉手套两副、剪子、小刀、滑石粉等。

（3）两人同时操作这道工序。两人同时抓捏已软化的热塑板材四角，从加热器中取出，置于阳型背面，然后一人将两边自然下垂的板材在石膏阳型前面中部对缝捏合，注意对缝的垂直，并及时用剪子修去多余边料，对缝处留出 1cm 的余边；另一人同时用钉枪将两端的板材固定，并趁板材处于软化状态，按压两髂腰处和压垫凹陷处，根据情况及时翻转石膏阳型，使热塑板材尽快和石膏阳型伏贴。如发现一些凹陷部难以成形，则可以用小刀在邻近的窗口部划十字口，消除板材局部应力，使各部位成形。

（4）真空成形方法　是一种较省力的方法，但需使用较多的板材，特别是两端板材要长一些，另外，必须使用抽真空管。当板材软化并包覆在石膏阳型上时，将两端的软化板材集成一团捏合，以便封闭空气；板材要包住真空管壁上有气孔的一端，使软化的板材围住管子封闭。然后打开真空泵，抽出阳型表面和封闭式热塑板材内的空气，使板材伏贴于阳型表面。

（5）当各部位伏贴后，为防止板材在冷却中的内应力对凹陷处产生影响，需用弹性绷带将两髂腰勒紧。方法：将绷带一端钉于耻骨联合处，然后将绷带斜着向一侧髂腰凹部勒过，再从后部绕经另一侧髂腰后回到原处。一些压垫凹陷处可采用纱套重叠垫压住，外围再用绷带缠绕以保持压垫的压力。

（6）经 4 小时左右待热塑板材冷却后，在热塑板材表面依据里面的轮廓线透描出矫形器的轮廓。然后先用振动锯切开两端，再沿中部切开，脱模，取下矫形器毛坯。

（七）试穿检查

1. 试穿修整　用手提电锯修出矫形器轮廓和开窗口部分的孔，前中部开缝的宽度为 6cm，再用砂纸将边口打磨光滑并倒角，不得有毛刺，另外准备临时性扣带两根。

2. 试穿程序

（1）站立位检查　在试样中，为便于检查各压垫的位置和间隙状态，让患者脱去内衣（在正常穿戴时可穿一件单衣），穿上矫形器，腹部用临时性扣带扎紧，胸上部用扣带将两侧腋下扎紧。检查内容：两髂腰部是否合适，有无压痛；患者对腹部压力区的感觉和臀部下边缘的松紧；腋下的压垫和高度；患者对后背胸椎压垫和腰椎压垫的感觉（由于在正式穿戴时压垫部位还需要增贴软性压垫块，故这时压垫的压力允许不达到矫正力量，但不允许产生间隙）；锁骨下两侧压垫位置和开关是否符合要求；窗口边缘与身体的接触情况，窗口边缘不得挤压皮肤或软组织。

（2）坐位检查　让患者坐在平板凳上，检查矫形器后面下边缘距座椅平面的距离，应有 2cm 的间隙；检查前腹部下边缘是否压迫耻骨联合，检查两腋下的高度，同时检查锁骨下压垫是否不超过肩平面。

对于上述部位的检查，凡不符合要求处都应用彩笔描画下来，然后对其外形轮廓及开口部及时修改，并再行试穿检查。对于压垫部主要检查压垫位置是否准确。由于矫形器为热塑板材，可局部加温变形进行修改，重要的是整个矫形器和身体配合的伏贴程度如何；另外，对于两侧锁骨下的压垫，如果由于胸上部的窗口较大而影响压垫的强度时，一般需要在试穿完后，在两侧压垫部增加铝合金或金属扁条进行铆接，以加强压垫力量。试穿中，让患者穿戴矫形器 20~30 分钟，然后取下矫形器，检查各压垫部位在皮肤上的反应，来确定矫形器有无不合适的压迫之处和压垫位的压力大小。

（八）附件安装

1. 边口处理　矫形器是直接穿戴于人体躯干上的支具，所以矫形器所有外形边缘和开窗口处边缘都必须打磨光滑。打磨光滑边口的程序是先使用砂纸修磨平整，再使用白橡胶磨将边口上的棱角打磨光，最后用白羊毛毡磨抛光。

2. 连接件的固定　色努式脊柱侧弯矫形器胸上锁紧连接件为金属件，是一种可调式结构，该连接件用铆钉固定。腹部锁紧带为两根尼龙扣带，分别用铆钉连接，为了防止在收紧腹部时夹伤皮肤，一般在腹部铆接一块 10～20cm 宽的内衬塑料板，厚度约 1cm。

3. 压垫的定位　矫形器共有两处放置压垫，一处为后背腰椎侧凸压垫，另一处为胸椎侧凸压垫。根据压力面积大小和形状制作压垫，材料为微孔泡沫板材，其硬度类似制作常规 PTB 小腿内衬套的聚酯泡沫板。第一次制作的压垫厚度一般 1cm 左右，待患者穿戴矫形器一段时间后，再根据矫正效果逐渐增厚，压垫用人造革包住，粘在矫形器内面压垫位置。

4. X 线检查　当压垫粘于矫形器内面时，事先用曲别针折"V"形置于压垫中，"V"性针的尖角指向脊柱。这样患者在穿上矫形器经 X 线检查时，就能清楚地看到脊柱的矫正效果和压垫的位置是否正确。

（九）终检交付

一般患者在穿戴矫形器 15 天需回到矫形师和康复医师处，再次进行 X 线检查和矫形器的使用检查，根据使用情况再次对压垫进行调整。以后每 3 个月坚持检查一次。特别是对于发育期的患者，家长、老师以及家庭、社会环境对治疗的配合都是不可缺少的。因此，作为矫形师和康复师，应全面、综合地考虑患者的治疗效果，以保证患者的康复。矫正效果的评定标准有脊柱侧凸角度、椎体旋转度、顶锥偏离骶骨中线的距离、肋骨隆起的高度差、外观的改善等。矫正效果的评定方法包括测量侧突角度、测量对比椎体旋转程度、矢状面胸椎后突的检查、压力垫检查、姿势检查等。

目标检测

答案解析

1.（　）年国际标准化组织（ISO）公布的残疾人辅助器具分类标准（ISO 9999：1992），用"Orthosis"替代其他英文名称。

　　A. 1992　　　　　　　B. 1993　　　　　　　C. 1994　　　　　　　D. 1996

2. 矫形器应用对象很广泛，都可通过使用矫形器，达到一定程度的康复。其中不包括（　）。

　　A. 小儿麻痹症　　　　B. 脑性瘫痪后遗症畸形　　C. 脱臼　　　　D. 椎间盘突出

3. 矫形器按主要生物力学功能分类，不包括（　）。

　　A. 固定性矫形器　　　B. 支撑性矫正器　　　C. 免荷性矫正器　　　D. 补高性矫正器

4. 下列表示膝矫形器的是（　）。

　　A. HKAFO　　　　　　B. KO　　　　　　　C. HO　　　　　　　D. HKO

5. 下肢矫形器利用矫正的生物力学原理应用于（　）。

　　A. 下肢的骨折　　　　B. 关节脱位　　　　C. 先天性马蹄内翻足　　D. 骨关节炎症

6. 下列矫形器的装配步骤顺序中正确的是（　）。

①临床适配性检查　②制订矫形器处方　③装配前的检查与评估　④矫形器制作流程　⑤矫形器的使用训练

　　A. ②①③④⑤　　　　　　B. ③②④①⑤　　　　　　C. ①②③④⑤　　　　　　D. ①③②④⑤

7. 矫形器常用高分子材料不包括（　　）。

　　A. 聚丙乙烯　　　　　　　　　　　　　　　　B. 聚丙烯

　　C. 丙烯酸树脂　　　　　　　　　　　　　　　D. 醋酸乙烯聚合物泡沫

8. 关于高温热塑板材制作流程的描述，正确的是（　　）。

　　①测量与定位　②制作石膏阳模　③取石膏阴模　④塑料板塑形　⑤半成品试样　⑥成品

　　A. ②①③④⑤⑥　　　　　B. ③②④①⑤⑥　　　　　C. ①②③④⑤⑥　　　　　D. ①③②④⑤⑥

9. 常见的下肢主要神经损伤不包括（　　）。

　　A. 坐骨神经　　　　　B. 足底内侧神经　　　　　C. 腓总神经　　　　　D. 胫神经

10. "X" 形腿学名叫（　　）。

　　A. 膝外翻　　　　　B. 膝内翻　　　　　C. 膝内屈　　　　　D. 膝外展

11. 下列不属于金属矫形器特点的是（　　）。

　　A. 强度大，不易破损

　　B. 关节种类多，便于控制背屈、跖屈的可动范围

　　C. 可进行适穿及制作完成时的修整，破损时修理

　　D. 有挠性和坚韧性

12. 下肢矫形器中最常见、品种最多的一种适应证是（　　）。

　　A. 麻痹症　　　　　B. 截瘫　　　　　C. 脑性瘫痪　　　　　D. 下肢骨折

13. 骨突起部位的上肢免负荷部位部位有（　　）。

　　A. 肩峰角　　　　　B. 腋窝　　　　　C. 桡神经　　　　　D. 尺神经

14. 对于肌肉压缩的肌力测试中，肌肉收缩可带动关节水平方向运动，但不能对抗地心引力属于（　　）肌力等级。

　　A. Ⅰ级　　　　　B. Ⅱ级　　　　　C. Ⅲ级　　　　　D. Ⅳ级

15. 关于上肢矫形器基本功能的描述，不正确的是（　　）。

　　A. 固定性功能　　　　　B. 矫正性功能　　　　　C. 代替性功能　　　　　D. 助动性功能

16. 常见的动态指矫形器有（　　）。

　　A. 槌状指用夹板　　　　　B. 鹅颈变形用夹板　　　　　C. 扣眼变形用夹板　　　　　D. 屈曲辅助矫形器

17. 功能位置是指各关节正常的可动范围受制约时，最容易发挥肢体功能的肢位。关于上肢功能位下列描述正确的是（　　）。

　　A. 指间关节各关节屈曲50°　　　　　　　　　B. 腕关节背伸50°，前臂旋前90°

　　C. 肘关节屈曲90°　　　　　　　　　　　　　D. 肩关节外展30°，屈曲20°，内旋15°

18. 下列矫形器中，不属于腕手矫形器的是（　　）。

　　A. 杜普伊特伦挛缩用矫形器　　　　　　　　　B. 卡普兰矫形器

　　C. 托马斯型悬吊矫形器　　　　　　　　　　　D. 奥本海默型矫形器

19. 关于脊柱的描述，不正确的是（　　）。

　　A. 脊柱的功能为椎管内容纳脊髓，保护胸、腹、盆腔脏器

　　B. 椎骨又分颈椎、胸椎和腰椎，其中颈椎7块、胸椎12块、腰椎5块

C. 脊柱上端承托颅脑，胸段与肋、胸骨连接构成骨性胸廓，骶尾段与下肢带骨共同围成骨盆

D. 脊柱位于背部中央，构成人体的中轴，有 25 块椎骨、1 块骶骨和 1 块尾骨，借韧带、关节盘及椎间关节连接而成

20. 关于脊柱矫形器的主要目的描述，不正确的是（ ）。

A. 用于治疗躯干的局部疼痛

B. 支持麻痹的肌肉，预防、矫正畸形

C. 通过对躯干的支持、运动限制和对脊柱对线的再调整，达到矫治脊柱疾患的目的

D. 保护病变部位，免受进一步的损伤

21. 下列属于屈伸控制式胸腰骶矫形器的是（ ）。

A. 朱厄特式　　　　　B. 奈特-泰勒式　　　　C. 贝勒尔三点式　　　　D. 斯坦德勒式

22. 正常的脊柱在额状面成直立状，而在矢状面是颈椎前凸，胸椎后凸、腰椎前凸、骶椎后凸，呈 S 形曲线状。（ ）过度时，叫作驼背。

A. 颈椎前凸　　　　　B. 胸椎后凸　　　　　C. 腰椎前凸　　　　　D. 骶椎后凸

23. 模塑颈部矫形器是温板材在石膏阳型模塑成形制成不适用于（ ）。

A. 颈椎骨折　　　　　　　　　　　　　　B. 颈椎韧带损伤

C. 颈部严重扭伤　　　　　　　　　　　　D. 整形术后的瘢痕挛缩

（王芳芳　王维标）

书网融合……

| 本章小结 | 题库 |

第三章　假　肢

第一节　假肢的基本知识

PPT

一、定义与相关术语

1. 假肢（prosthesis）　是用工程技术的手段和方法，为弥补截肢者或肢体不全者缺损的肢体而专门设计制造和安装的人体假体。它用来替代已失肢体的部分功能，使患者恢复或重建一定的生活自理、工作和社会参与的能力。

2. 假肢学（prosthetics）　是使用假肢处理患者时所涉及的科学和技艺，主要包括假肢部件的选择和调试、假肢生物力学、假肢接受腔涉及理论与制造技术、假肢对线、假肢使用训练等方面的内容。

3. 接受腔　是人体残肢与假肢的人机系统接口界面，它容纳残肢、传递残肢与假肢间的生物信息和作用力、连接残肢与假肢的腔体部件，发挥着承重、控制假肢运动、悬吊假肢的作用。接受腔与残肢接触的方式分为开放式、吸着式、全接触三类。全接触和全面负重是现代假肢技术对接受腔的基本要求。

4. 假肢对线　指在控件确定假肢部件之间和患者之间的相对位置。具体而言，是指假肢接受腔、关节、假脚或假手之间的控件位置关系。假肢对线分为工作台对线、静态对线和动态对线。

（1）**工作台对线**　是指依据患者测量数据得到的假肢对线。工作台对线是在加工车间内进行，此时假肢并未穿戴在患者身上。

（2）**静态对线**　是指当患者穿着假肢处于静态时，以患者人体为基准所观察的假肢对线。此时患者穿着假肢，但没有运动。

（3）**动态对线**　是指当患者穿着假肢进行功能活动时的假肢对线。

二、截肢概述

1. 截肢的原因　一般而言，截肢最常见的原因是周围血液循环障碍，其次是外伤性截肢、恶性肿瘤、感染和先天性肢体残缺。

（1）血液循环障碍 周围血管疾病导致的肢体缺血坏死，如动脉硬化性闭塞症、血栓闭塞性脉管炎、动脉瘤、动静脉瘘和糖尿病等导致的肢体坏死。

（2）外伤及其后遗症 血管损伤造成肢体血液循环或组织受到不可修复的破坏，包括各种治疗无望的骨与关节创伤；因血管创伤而导致的肢体坏死；因烫伤、冻伤、腐蚀性化工品、动物毒素而导致的肢体坏死；交通事故等。

（3）肿瘤 主要是恶性肿瘤，如细胞瘤、纤维瘤、尤因瘤、骨转移癌等。恶性肿瘤危及人的生命，截肢手术是一种行之有效的治疗方法。少数良性肿瘤破坏范围很大时也要考虑截肢。

（4）严重感染 包括药物、切开引流不能控制甚至危及生命的感染，以及某些长期反复发作无法根治，已引起肢体严重畸形、功能丧失甚至可能诱发恶性肿瘤的慢性感染。如骨髓炎、气性坏疽、破伤风、肺结核、骨结核等。

（5）神经疾病 神经损伤引起的肢体运动或感觉功能障碍，合并久治不愈的神经营养性皮肤溃疡，肢体功能丧失，并成为累赘或经常感染危及患者的健康。如脊椎裂、脊髓损伤、麻风病引起的四肢严重畸形、溃疡。

（6）肢体畸形 肢体发生明显畸形，功能很差，只有在截除无用的异常肢体、安装假肢后可以改善功能时才考虑截肢术。

2. 截肢手术与幻肢痛 现代截肢术要求残肢要有合理的长度、圆柱状的外形和良好的肌力与功能。不良的残肢将会严重影响日后假肢的装配，主要表现是残肢形状不适合装配假肢、残肢承重或悬吊部位软组织少或硬度不够、残肢表面大面积瘢痕或溃疡、残肢内有神经瘤或血管瘤、骨端处理不好等。外科医生在手术中对皮肤、神经、血管、骨、肌肉等均要做专业的处理。

截肢后患者将面临一个漫长的适应过程，这不仅包括身体方面，还包括心理方面。截肢者是从一个正常人走向残疾人的行列，跟先天残疾不同，是后天形成的，所以与先天性残疾的患者相比承受能力较弱，容易产生冷漠、孤僻、懦弱、自卑，从此怨天尤人，在自怨自艾中度过。康复工作者要重视截肢者的心理重建。

同时，50%以上的患者将出现幻肢痛。幻肢痛指的是部分肢体已经截除，但患者仍感受到被截除肢体的存在，且在该处产生疼痛的现象。膝上截肢发生幻肢痛的概率大于膝下截肢，而上肢截肢发生幻肢痛的概率高于下肢截肢。而6岁以下的儿童截肢很少出现幻肢痛。

3. 残肢长度 国际标准化组织（International Standard Organizations, ISO）对残肢的长度进行了以下规定：残肢的长度为残肢的长与残肢的宽之比。把残肢长度分为长残肢、中残肢和短残肢，比值大于2的为长残肢，比值1~2的为中残肢，比值小于1的是短残肢。

4. 理想的残肢

（1）长度适宜 残肢越长其悬吊能力就越强，因为任何假肢都得依附在残肢上才能发挥作用。原则上来说，应尽可能地保留残肢长度。当然不能片面地强调长度要求，但要尽可能地保留。

（2）五无残肢 残肢无感染、无肿胀、无关节挛缩、无瘢痕和粘连、无疼痛（包括骨刺、神经痛与幻肢痛）。

（3）五好残肢 残肢肌力好、皮肤和软组织好、末端骨骼和神经组织处理好、血运好、承重能力好。

三、假肢的分类

1. 按截肢平面分类 假肢分为上肢假肢（upper limb prostheses）和下肢假肢（lower limb prostheses）

两大类。此分类方法为国际标准分类方法。上肢假肢和下肢假肢的细分具体见表 3 - 1 和表 3 - 2。

表 3 - 1　上肢假肢分类

上肢截肢平面	上肢假肢类型与名称
腕关节向远端的截肢	部分手假肢（又可细分为假手指和半掌假肢）
腕关节离断	腕离断假肢
前臂截肢	前臂假肢
肘关节离断	肘离断假肢
上臂截肢	上臂假肢
肩关节离断	肩离断假肢
肩胛骨截肢	肩胛胸廓假肢

表 3 - 2　下肢假肢分类

下肢截肢平面	下肢假肢类型与名称
足部截肢	部分足假肢
赛姆截肢	赛姆假肢
胫骨截肢	小腿假肢
膝关节离断	膝离断假肢
股骨截肢	大腿假肢
髋关节离断	髋离断假肢
骨盆截肢	半骨盆假肢、半体假肢

2. 按假肢结构分类

（1）**壳式假肢**　又称外骨骼式假肢，使用坚固的外壳来承重和传导力量。外壳一般使用铝、塑料板材或合成树脂等材料根据肢体外形制作。传统下肢假肢和现代功能性上肢假肢大多采用壳式结构。

（2）**骨骼式假肢**　这是现代下肢假肢的主流结构。这种假肢由支撑管、连接件、关节等作为假肢的中心轴来承重和传导力量，类似于人体骨骼。其周围用塑料泡沫等软材料做成的整形装饰件包裹。当骨骼式假肢的各种零件逐渐实现了组件式生产之后，这些在连接上具有互换性的部件组装而成的假肢就被称为组件式假肢。

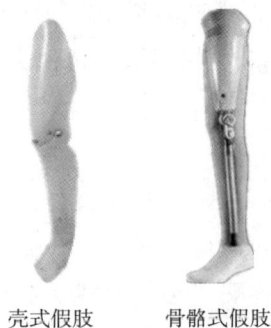

壳式假肢　　骨骼式假肢

图 3 - 1　壳式假肢与骨骼式假肢

骨骼式假肢的优点：①可以任意选择适合患者的各种部件，从而达到最佳使用状态；②假肢安装好后还可以进行对线的调整；③可以实现假肢的轻量化；④可以缩短制作和修理时间；⑤假肢外观更加逼真。

骨骼式假肢的缺点：主要是零部件价格费用较高以及塑料泡沫装饰外套极易破损。

壳式和骨骼式假肢如图 3 - 1 所示。

3. 按假肢安装时机分类

（1）**术后即装假肢**　即截肢者从手术台下来后马上安装的假肢。术后即装假肢可以加快伤口愈合及残肢硬化；减少术后残肢痛和幻肢痛；减少淤血、水肿；加快截肢者康复速度，减少住院及误工时间。安装术后即装假肢，要求手术医生、护士、假肢师、康复治疗师在手术前制订完整的手术、假肢安装和护理的计划；要求有熟练的专业人员随时在场；要求专人更换绷带和护理。

（2）**临时假肢**　由于术后即装假肢存在一定的危险性，术后的早期假肢安装可以在术后 2 ~ 4 周、伤口愈合后进行，这时安装的假肢称为临时假肢。它能够加速残肢水肿的消退和肌肉的萎缩，让残肢体积尽快回缩，使残肢定型，为安装正式假肢做准备。

（3）正式假肢 截肢者残肢"成熟定型"后安装的主要用于日常生活、工作的假肢。

4. 按假肢主要用途分类

（1）装饰性假肢 假肢只起到装饰性作用，制作过程中只注重外观逼真、穿戴舒适以及重量轻，它不能补偿肢体的功能。

（2）功能性假肢 为了满足截肢者日常生活或轻微劳动的基本需要而设计的假肢。

（3）专用假肢 用于特殊用途的假肢，如运动假肢（图3-2）、游泳假肢、滑雪假肢等。

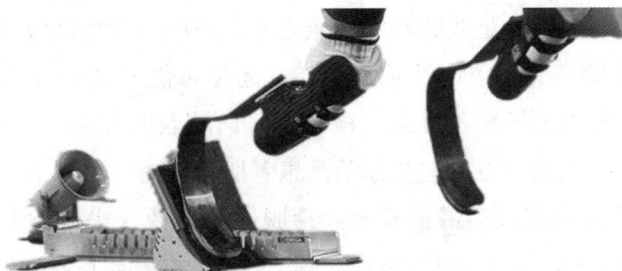

图3-2 运动假肢

四、假肢材料

（一）接受腔材料

理想的接受腔材料应该满足以下要求：密度低、坚固、易加工成型、不易变形、散热好、清洁卫生、不刺激皮肤、透气性好，材料来源广泛、成本低廉。在选材时尽量满足以上要求，但无法全部满足时，要按实际情况进行取舍。

1. 合成树脂接受腔 是用PMMA等合成树脂与玻璃纤维或碳纤维等增强材料制作的接受腔。其坚固耐用、不易变形、支撑性好，但是透气性较差，散热比较困难，制作工艺也比较复杂。加工出来的接受腔与模型的形状尺寸较为符合。

2. 板材接受腔 是用改性聚乙烯和聚丙烯板材制作的接受腔。优点是重量轻、强度好、耐腐蚀、易于热塑成型、易修理、成本低。缺点是散热和透气性差，易老化变质。在热塑成型加工过程中板材容易出现回弹，加工出来的接受腔与模型之间的形状和尺寸误差较大。

3. 皮革接受腔 是用皮革制作的接受腔。优点是弹性好、柔软服帖、保暖和透气性好。缺点是难以精确成型、易吸汗变形、较重、不卫生、支承性差、制作成本高。

4. 木接受腔 是用木材制作的接受腔。有皮肤感触好、透气吸汗性能好、重量轻等优点，缺点是怕潮、怕虫蛀、不易修理。

5. 3D打印接受腔 采用适于3D打印的塑料材料制成。

（二）假肢部件材料

用于制造假肢部件的材料有较高的力学性能要求。常用的假肢主要部件材料有合金钢、不锈钢、钛合金、硬铝合金、碳纤与金属复合材料、钢铝复合材料、钛铝复合材料等。

五、假肢装配的要求

假肢装配的程序包括评估患者、制订假肢处方、设计制造假肢、使用训练、评定假肢功能、交付使用等程序。假肢必须让截肢者满意。假肢装配的要求包括功能、形态与美观、舒适、重量、装配时间、耐用、售后维修及费用等方面。

1. 功能 一具假肢应具备基本的功能。下肢截肢者对假肢功能的期望是：他们穿着假肢能在复杂的地况和环境中随意稳定地站立和行走，没有任何的心理和生理负担。如今患者一般要求装配上假肢后必须大致与截肢前的身体能力相适应。如果患者有从事体育运动的愿望，那么还应与他共同探讨制作高效率的运动假肢。安装假肢时，除满足假肢基本功能之外，还应该考虑截肢者的其他功能需要。

2. 形态与美观 患者期望假肢不仅能够重建功能，还尽可能具备逼真的形态。患者希望假肢的外形和颜色尽量逼真，以便让他们能够像正常人一样穿上普通的衣服和鞋子。如果走路时形态不够自然，或发出一些声响，容易引起人们的注意，这些都不是患者所希望的。

3. 舒适 截肢者都希望穿戴假肢后舒适安全。穿脱假肢方便、快捷，不需要太费神费力，也不需要复杂的技巧，更不需要外人的帮助。在快速行走时、在不平的路面上，或在站着或躺着的时候，假肢都能够牢固地附着在残肢上，不用担心某个组件突然掉下来。另外，穿着假肢不能有疼痛、压点，不能摩擦皮肤，不能引起过敏反应，不能对血液循环造成影响，不能发出噪声等。

4. 重量 假肢重量尽量控制在最小的程度，以减少患者的能耗。

5. 装配时间 患者希望装配假肢的时间越短越好。假肢制造应尽快完成，但应符合截肢手术的特点，因此有临时假肢与正式假肢之分。同时，应让患者理解，制造假肢可以尽量加快、尽量缩短时间，但训练使用假肢还需要一段比较长的时间，这跟每个患者自身的适应程度有关。

6. 耐用、有维修服务 患者希望假肢能够耐用，而万一出现问题需要维修时，也希望得到更加便捷的服务，尽量缩短时间、节省费用。

7. 费用 安装假肢时，应在患者的承担能力基础上考虑适合患者的假肢。

六、假肢典型生产工艺技术

假肢的生产工艺主要分为石膏生产法和利用专用设备与软件进行扫描、设计、打印的三维数字加工法，如图 3-3 所示。石膏生产法加工的假肢很大程度上取决于生产技工的技术水平，由于石膏与树脂、黏结剂等的存在，故生产环境相对较差。三维数字加工法利用专用的扫描仪、修型设计软件与 3D 打印机进行加工，生产环境好，是今后的发展方向。目前来说，假肢生产还是以石膏生产法为主。

1. 测量 利用直尺、皮尺、卡尺、角度尺等测量工具直接对人体尺寸、角度进行测量。重点测量残肢的长度、围长、角度等，以及对侧肢体的尺寸。

2. 石膏取型

（1）用石膏绷带缠绕残肢，按照接受腔生物力学原理及受力要求，用特定的手法塑形，待石膏绷带固化后，用小刀割开，从患者身上取下，由此得到的石膏模型称为石膏阴型。

（2）用石膏与水按比例配制成石膏浆，将石膏浆灌注到内壁涂了肥皂水的石膏阴型中，凝固后去除掉表层的石膏绷带，由此得到的石膏模型称为石膏阳型。

3. 石膏修型 依据测量尺寸和接受腔设计要求对石膏阳型进行修正，主要通过削减石膏及添补石膏，使石膏阳型达到所需要的尺寸、形状和对线要求，以备接下来制作接受腔。

```
┌──────────┐          ┌──────────┐
│   测量   │          │   扫描   │
└──────────┘          └──────────┘
      │                     │
      ▼                     ▼
┌──────────┐          ┌──────────┐
│  石膏取型 │          │  电脑修模 │──────────┐
└──────────┘          └──────────┘          │
      │                     │                │
      ▼                     ▼                ▼
┌──────────┐          ┌──────────┐    ┌──────────┐
│  石膏修型 │          │  打印模型 │    │  设计接受腔 │
└──────────┘          └──────────┘    └──────────┘
      │                     │                │
      └──────────┬──────────┘                │
                 ▼                           ▼
          ┌──────────┐              ┌──────────┐
          │ 接受腔制作 │              │ 打印接受腔 │
          └──────────┘              └──────────┘
                 │                           │
                 └─────────────┬─────────────┘
                               ▼
                        ┌──────────┐
                        │  组装调整 │
                        └──────────┘
```

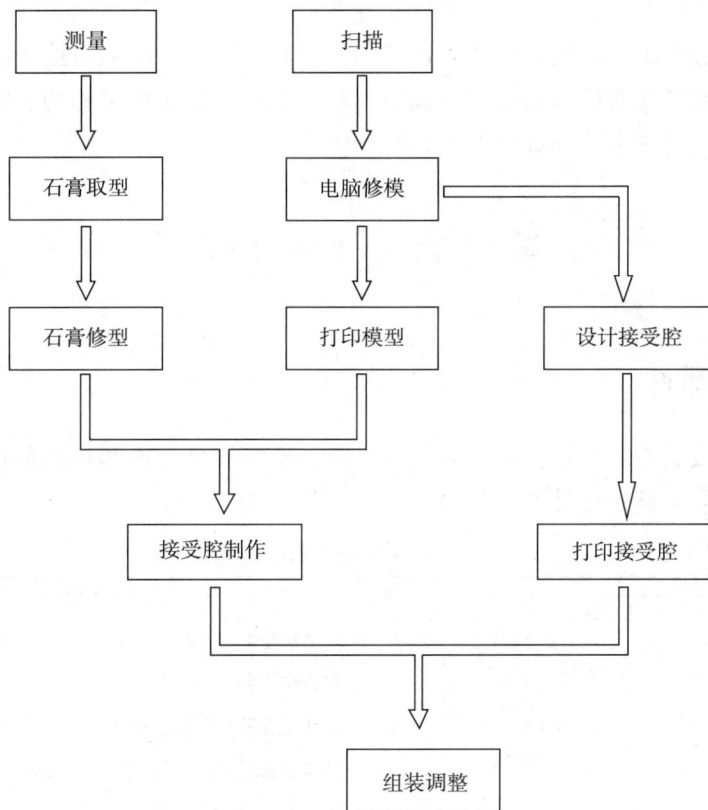

图 3-3　假肢典型生产工艺

4. 接受腔制作　最常用的是合成树脂接受腔。将修型完毕的石膏阳型在钳工桌上固定，然后交替覆以保鲜膜与合成树脂膜，之后开启真空泵，同时用手在石膏阳型上按划，将气泡挤压出去，以致合成树脂在石膏阳型上紧密贴合，待其固化之后就完成了接受腔的制作。

若是热塑板材接受腔的制作，应先按测量数据加上一定的围长尺寸和长度尺寸切割板材下料，通过黏结剂将梯形板材黏结成圆筒状，再置入烘箱中将板材软化，软化完成后取出板材将之按压于固定在钳工台上的石膏阳型（按压之前先在石膏阳型上撒滑石粉，方便取下板材接受腔），再经黏结、修剪、打磨即完成制作。

5. 扫描　用专用的数字扫描仪采集残肢表面数据，用假肢专用软件创建残肢三维形态，相比人工测量尺寸、角度存在误差的缺点，通过扫描获取的数据更加精确。

6. 电脑修模　利用假肢专用软件的图形处理工具，按照假肢接受腔的设计要求对扫描创建的图形进行修正、设计，得到数字化的阳型。

7. 打印模型　将经过电脑修模的数字化阳型文件导入数控机床或 3D 打印机可加工出实物模型。该实物模型的作用相当于通过石膏生产法获得的石膏阳型，可固定于钳工台上再覆以合成树脂或热塑板材加工接受腔。通过 3D 打印的实物阳型相比手工制作的石膏阳型尺寸更加精确。

8. 设计接受腔　可以通过专用软件对数字化模型进行设计、修改，进行打印模型，也可以继续在电脑上设计与数字化模型相匹配的接受腔。设计接受腔时需要具备扎实的生物力学原理和受力、对线要求。

9. 打印接受腔　将电脑上设计的接受腔通过 3D 打印机打印出来。

10. 组装调整　除接受腔需按照患者尺寸专门定制外，其他假肢部件如各类关节、连接管、管接头、假脚、假手等,均可标准化生产,由专业的配件制造商来提供,只需按照处方要求将相应部件在工作台上进行对线进行组装即可。组装完成后,还需通过患者试穿后的反馈对接受腔进行适合性检查与调整,对假肢的静态对线和动态对线进行检查和调整,最大限度地满足患者的功能需求。对下肢假肢重点关注行走功能,对上肢假肢重点关注外观形态和手功能。

第二节 下肢假肢

PPT

一、下肢假肢部件

下肢假肢大体上由接受腔、踝足装置、膝关节、髋关节等接合部件和功能部件通过管、管接头、方锥等对线部件、结构部件和装饰部件组合而成。核心部件见表 3-3。

表 3-3 下肢假肢核心部件

假肢类型	假肢核心部件
足部假肢	足套接受腔、个性化定制脚
赛姆假肢	赛姆接受腔、专用假脚
小腿假肢	小腿接受腔、各种假脚
膝离断假肢	膝离断接受腔、各种假脚、专用膝离断关节
大腿假肢	大腿接受腔、各种假脚、种类较多的膝关节
髋离断假肢	髋离断接受腔、各种假脚、少量特制膝关节、髋关节

由此可以看出,下肢假肢就是通过各种对线部件将这些核心部件进行装配而成。下肢截肢部位越高,其装配的核心部件就越多,对线要求就越高,装配的难度就越大。

1. 接受腔 下肢接受腔是连接残肢与下肢假肢的界面,是人机系统的接口。根据截肢位置的不同,分为多种类型,见表 3-3。下肢接受腔包容残肢,发挥着承重、控制假肢运动、悬吊假肢的作用。假肢能否发挥功能,患者穿着是否舒适,完全取决于接受腔。全接触和全面负重是现代假肢装配对接受腔的基本要求。本章第一节"假肢典型生产工艺"部分重点表述的就是接受腔的生产制作。其他的关节、假脚等部件的生产均可由专业的制造商加工,辅具加工中心只要根据患者要求选配组装就可以。

2. 踝足装置 包括假脚和踝部装置,用于代偿人体脚的支撑、行走功能。其种类众多,各有特点,目前使用较多的有 SACH 脚、单轴脚、万向脚、储能脚等。

（1）SACH 脚 假脚内部是木制的脚芯,外层是橡胶或聚氨酯材料,没有可以转动的踝关节轴,脚后跟处有楔形的弹性软垫,因此又将 SACH 脚称为定踝软跟脚（图 3-4）。软垫的存在可以使患者在行走时有一定的跖屈和背屈作用,同时利用材料自身的弹性,SACH 脚也能有轻微的内、外翻和水平转动。它重量较轻,降低了运动时的能量消耗。由于功能简单,基本不需要维修。但是,随着材料的老化,弹性会逐渐丧失。SACH 脚只适合功能等级较低的患者。

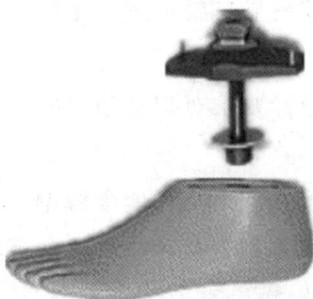

图 3-4 SACH 脚

（2）单轴脚 是一种动踝脚,主要机械部件是一根垂直于矢状面的旋转轴（图 3-5）。假肢的小腿部分和脚之间可以围绕这根旋转轴做相对运动,从而实现假脚的跖屈和背屈。在旋转轴的前后各有一块用硬橡胶制作的前后缓冲块，以适应假脚踝关节所受的跖屈力和背屈力。相对于SACH脚，它可以做更大的跖屈和背屈运动，同时动踝后方的跖屈缓冲块刚度较低，脚跟落地时的冲击力大部分被吸收，使得膝关节更加稳定，脚趾部分的橡胶在受力时弯曲变形，使得行走更加稳定、自然。但是，单轴脚不能进行内翻、外翻，因此在斜坡上难以行走。另外，动脚踝外观不如静脚踝，重量也更重。

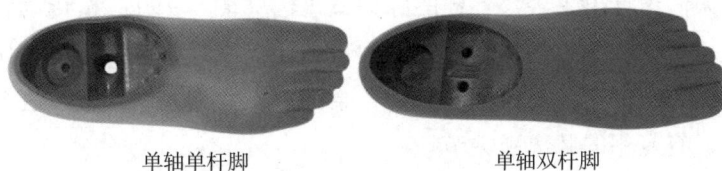

单轴单杆脚   单轴双杆脚

图3-5 单轴脚

（3）万向脚 又称为多轴脚，通常是一块可以允许任何方向运动的弹性快作为假肢小腿部分和脚之间的连接件（图3-6）。这种假脚不仅能够跖屈背屈活动，而且可以进行内外翻及水平转动。相比单轴脚，它适合于截肢者在斜坡上行走。缺点是结构复杂，重量更重，维修复杂，价格也更贵。现基本被储能脚所替代。

（4）储能脚 一般是利用材料的弹性或储能性制作而成，使患者在行走中脚跟着地时能储存能量，起缓冲作用，而在脚趾离地时释放能量，起助推作用（图3-7，图3-8）。早期的储能脚可以看成SACH脚的变种，主要是脚内的脚芯替换成高弹性的尼龙材料，称为"龙骨"，"龙骨"外面用聚氨酯橡胶铸造成形。新型储能脚的"龙骨"则由弹性更好、强度更大的碳纤维材料代替，形式也各式各样，还能满足截肢者运动的需求。随着社会的进步和科技的发展，各种各样高性能的储能脚将不断涌现。

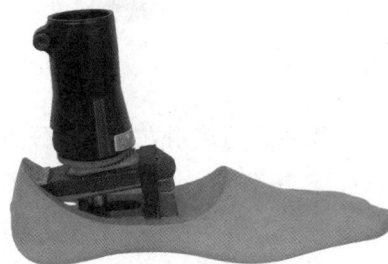

图3-6 万向脚

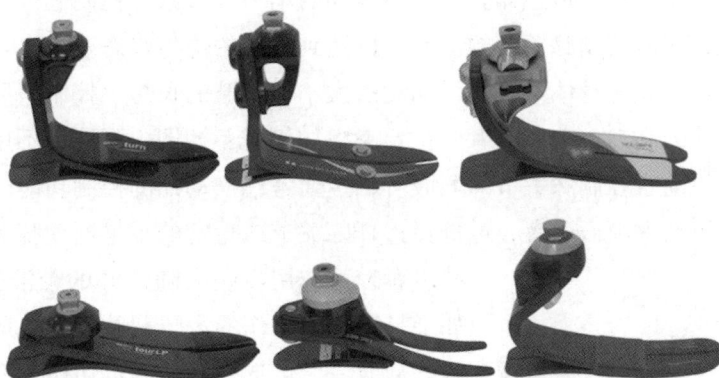

图3-7 瑞哈国际的各类碳纤储能脚

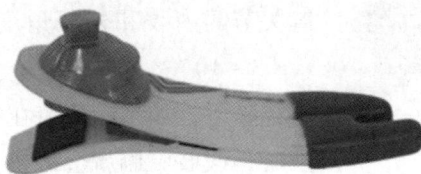

图3-8 瑞哈国际"开拓者"玻璃纤维储能脚

3. 膝关节 是膝离断假肢、大腿假肢和髋离断假肢中重要的功能部件，也是结构最为复杂的部件。对膝关节功能的基本要求：①膝关节能实现屈曲135°、伸展0°的活动范围；②站立时膝关节能保持稳定、安全；③迈步时，膝关节能够屈膝并带动小腿向前摆动，在摆动中期能使小腿加速，在摆动结束时能使小腿减速，防止假肢伸直时膝关节产生过大冲击；④体积小、重量轻、强度大、寿命长等。

为满足上述要求，人们设计出了各式各样的膝关节机构（图3-9）。按传动轴的数量，膝关节分为单轴膝关节和多轴膝关节；按膝关节的控制方式分为带锁、机械式摩擦控制、气压控制、液压控制和计算机芯片控制膝关节；按关节的主要材料不同分为合金钢、不锈钢、钛合金、复合材料。对于长残肢的大腿假肢和膝离断假肢，有专用的膝离断关节。

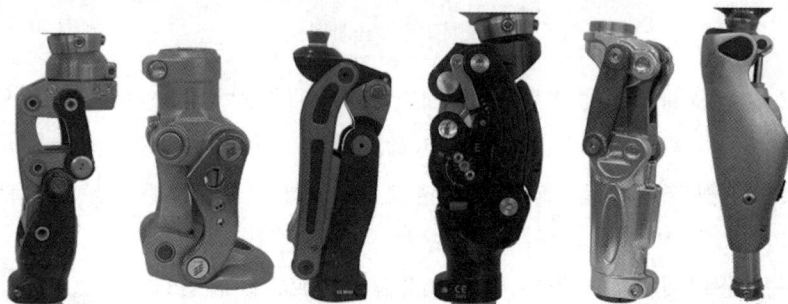

图3-9　各类膝关节

膝关节的控制方式一般分为站立期控制和摆动期控制。站立期控制是指在站立期膝关节处于伸直状态且保持稳定，主要是要将膝关节进行锁定，控制方式有手动锁控制、承重自锁控制、几何锁关节、液压锁定关节等；摆动期控制是指在摆动期膝关节具有活动的灵活性，容易屈曲，保证膝关节能够打弯跟随患者步行，控制方式主要有单摆关节、摩擦控制关节、气压关节、液压关节等。

智能膝关节是智能下肢假肢的核心部件。智能膝关节的控制部分主要由传感器、控制芯片、气压或液压系统组成。其核心工作原理：传感器获取人体运动的动力学参数，控制芯片在进行数据处理后控制机械、气压或液压系统，从而控制膝关节的活动，以达到最佳的仿生步态。

当然，膝关节的选用与患者身体素质、活动度的大小、残肢的长短、控制假肢的能力有关。一般的选用原则：对不经常活动的高龄大腿截肢者，主要考虑如何避免摔倒，可选择不用担心打软腿的锁定式膝关节；对于长残肢等可随意控制膝关节的截肢者，主要考虑摆动期的控制功能，可将摆动期的控制作为选择重点；对于短残肢的大腿截肢者，可选择连杆膝关节或稳定的承重制动膝关节；如果是年轻的截肢患者，可选用步频跟随性好的带液压装置的连杆膝关节；如果是重体力工作的大腿截肢者或是居住在路面条件较差地区的截肢者，可选择摆动固定切换类型的膝关节。

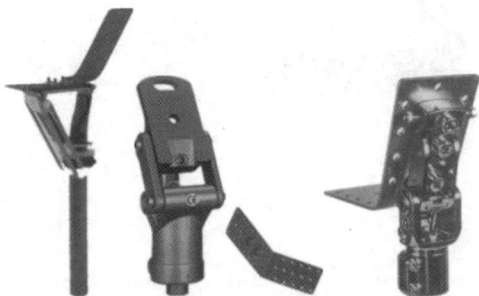

图3-10　各类髋关节

4. 髋关节 专用于髋离断假肢。能够进行屈伸运动是对髋关节的最基本要求。在现代骨骼式髋离断假肢中，有些髋关节的内收和外展角度、内旋和外旋角度是可以调整的（图3-10）。另外，一个合格的髋关节，还必须能够使患者平稳坐下，如果髋关节在接受腔下部凸出过高，则坐在椅子上时，假肢一侧就会被垫高，上身肢体就会倾斜。

二、下肢假肢的种类与特点

（一）足假肢

人类的足部共由 26 块骨头组成，其中包括 14 块趾骨、5 块跖骨和 7 块跗骨，如图 3 - 11 所示。根据患者的实际情况，分为以下几种情况。

足趾截肢：截去单个或多个脚趾的截肢。

经跖趾关节的截肢：截去全部 14 块趾骨的截肢。

利斯弗朗（Lisfranc）截肢：截去 14 块趾骨和 5 块跖骨，保留完整的跗骨。

肖帕特（Chopart）截肢：经过跗横关节的截肢，即跗骨中的 3 块楔骨和骰骨也被截去，保留了距骨、足舟骨和跟骨。

皮罗果夫（Pirogoff）截肢：经过踝部截肢，并将跟骨及后跟皮肤置于残肢末端，即保留了跟骨。

以利斯弗朗截肢（趾跗关节）为界，假如截肢平面位于该关节远端（或前端），则称该残肢为前足残肢；反之，称为后足残肢。

理想的足残肢能够承受整个身体的重量，患者不穿假肢也能行走。但是残肢越短，显然越难以支撑全部重量。足残肢功能的发挥取决于残肢的长度。如果是前足残肢且患者状态较好，可以不用假肢，而选用合适的矫形鞋。残肢越短，越应该尽早装配假肢。截肢平面位于利斯弗朗关节以上的残肢应尽早装配假肢或矫形鞋。

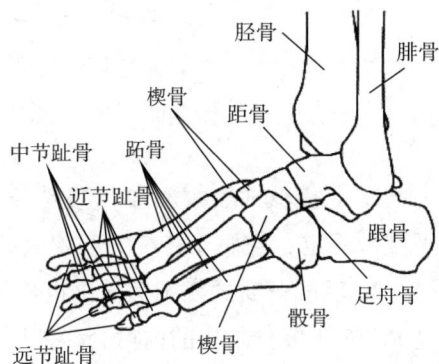

图 3 - 11 足部骨骼

1. 假足趾 对于部分脚趾或全部脚趾截肢的患者，尤其是拇指截肢患者，可以选配装饰性的假足趾。假足趾一般可以采用硅橡胶或聚氯乙烯树脂模塑成形，还可以用皮革缝制而成的假足趾套套在残足上进行装饰性补缺。

2. 假半脚 对于跗部截肢、跖跗关节离断或中跗关节截肢的患者，可以采用假半脚的形式（图 3 - 12）。其形式多种多样，有足套式、鞋式、靴式、拖鞋式、鞋拔式、前护板式、小腿矫形器式等多种形式。足套式假半脚与假足趾有点类似，多用树脂模塑制作；鞋式假半脚多用于跗部截肢与跖跗关节离断并伴有足底疼痛或足部畸形的患者，可与矫形鞋配套使用；靴式假半脚一般在后侧开口，同时要有跖跗关节的代偿功能；拖鞋式假半脚外形像拖鞋，穿戴方便，踝关节动作自由，但强度不够，只适合小范围行走；鞋拔式假半脚整体多采用热塑板材制作，重量轻，易清洗；前护板式假半脚外形像足球运动员的小腿前护板，一般采用热塑板材制作，坚固耐用；小腿矫形器式假半脚是与小腿矫形器或假肢结合的产品，多用于足部截肢后残肢末端承重功能差和伴有足部畸形的患者。

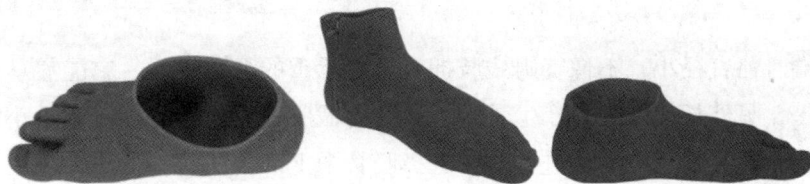

图 3 - 12 假半脚产品

（二）赛姆假肢

赛姆（Syme）假肢由小腿部分的接受腔和专用的赛姆假脚组成，它适用于赛姆截肢、皮罗果夫截肢、小腿长残肢和踝关节离断等。其中赛姆截肢是指截肢平面经过胫腓骨远端踝部，截肢时对骨骼末端进行平滑处理，残端底部用足底皮肤包裹的截肢手术。通过赛姆截肢术得到的残肢称为赛姆残肢。

赛姆假肢的主要形式如图 3 - 13 所示。

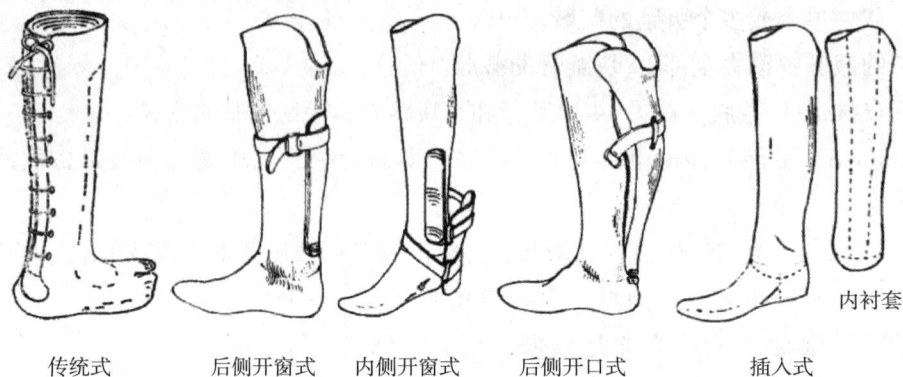

传统式　　　　后侧开窗式　　内侧开窗式　　　后侧开口式　　　　插入式

图 3 - 13　多类型的赛姆假肢

1. 长筒靴式赛姆假肢　接受腔采用皮革、塑料或金属板制成，并连接橡胶足，外壳用皮革装饰，用鞋带固定，它属于传统的赛姆假肢。

2. 后侧开窗式赛姆假肢　也称为加拿大式赛姆假肢，后侧开窗，接受腔分为内外两层，内层一般是 PE 泡沫板材制作的内衬套，外层为树脂真空成形的硬接受腔。

3. 内侧开窗式赛姆假肢　也称为美国式赛姆假肢，内侧开窗，接受腔分为内外两层，内层一般是 PE 泡沫板材制作的内衬套，外层为树脂真空成形的硬接受腔。

4. 后开口式赛姆假肢　用树脂真空成形的接受腔与假脚相连而成，其后侧开口，后侧上端用尼龙搭扣固定。

5. 小腿假肢式赛姆假肢　外形与壳式小腿假肢类似，但没要求像小腿假肢似的需要股骨内外髁悬吊，保持接受腔整体，为了便于穿戴，在后侧开口，并用弹簧或弹性带固定。

6. 插入式赛姆假肢　接受腔分内外两层，内层一般是泡沫板材制作的内衬套，外层为树脂真空成形的硬接受腔。其接受腔强度较高，但踝部较肥大，外观不美。

装配赛姆假肢的最基本要求是残肢能够较好地完全承重。残肢末端内外踝部分尺寸较大，通过包容踝部来悬吊假肢。如果残肢达不到承重假肢的目的，则不能装配赛姆假肢，而应装配小腿假肢。

（三）小腿假肢

小腿截肢是指经胫骨和腓骨的截肢，其上限是膝离断，下限为赛姆截肢，小腿截肢后的残肢称为小腿残肢。

小腿长残肢末端骨骼直径小，不像赛姆残肢拥有可以承重的足跟皮肤，它能够承受的负荷一般不足身体重量的五分之一，另外长残肢容易产生骨刺，导致再截肢。因此，应尽量避免小腿长残肢截肢，要么选择赛姆截肢，要么在赛姆截肢无法进行时，选择胫骨中上部位截肢。

小腿短残肢即胫骨近端截肢，截面积较大，因此其承重能力较强，但最短不得超过胫骨粗隆位置。如果截肢平面超过胫骨粗隆上的股四头肌附着点时，膝关节不能主动伸直，短残肢将成为丧失功能的赘物。原则上小腿短残肢应将腓骨完全摘除。如小腿残肢过短，则应考虑膝离断假肢。

小腿假肢通常由假脚、踝关节、小腿部分、接受腔及悬吊装置组成。假脚的选择可以参看前面"踝足装置"的相应内容。按照接受腔的形式和结构特点，小腿假肢分为传统小腿假肢和现代传统假肢两大类型。

1. 传统小腿假肢 由大腿皮上鞘和小腿部分组成，两侧用金属支条和和铰链膝关节将两者连接固定成假肢整体。小腿部分为壳式结构，采用插入式接受腔。股骨髁周围和大腿皮上鞘是其主要承重部位。

传统小腿假肢通过大腿皮上鞘悬吊负重，对残肢要求不高，假肢的适用范围较广，同时经久耐用，易于维修，价格便宜。但缺点也很明显，穿戴笨重不方便，且膝关节铰链易磨损衣裤，大腿皮上鞘影响残肢的血液循环，使大腿肌肉萎缩。

2. 现代小腿假肢 是由小腿接受腔、假脚、连接部件及装饰部件组成的骨骼式结构。根据接受腔的形式，现代小腿假肢又分为 PTB、PTES、KBM、PTK、TSB 五种基本类型。

（1）PTB 小腿假肢 又称为髌上环带式小腿假肢，见图 3-14（a）。假肢由残肢髌韧带为主要承重部位，而胫骨嵴两侧、小腿后方的软组织承受部分重量。接受腔的内侧壁和外侧壁上缘分别对应于残肢内侧和外侧股骨髁的中部。PTB 小腿假肢完全由残肢自身承重，靠髌骨上方安装环带进行悬吊。比较适用于小腿中残肢患者。该类型小腿假肢应用较少。

（2）PTES 小腿假肢 也称为包髌式小腿假肢或 PTS 小腿假肢，见图 3-14（b）。其接受腔是全封闭的，前壁升高完全包裹住髌骨，接受腔两侧也延伸到股骨内外髁上缘，包容了髌骨和股骨内外髁，主要依靠髌骨上缘悬吊假肢。其悬吊性能好，不仅适合于中残肢患者，更多的应用在于短残肢患者。但接受腔前缘过高，容易支起裤子或夹住裤子，引起不必要的麻烦。

（3）KBM 小腿假肢 也称楔子式小腿假肢或插楔式小腿假肢。其与 PTES 小腿假肢的区别就在于采用了不同的悬吊方式，它使用在接受腔内外缘高至股骨内，外髁上方内上壁有一可拆卸的楔形块，扣住内髁，悬吊假肢。但楔子携带和保管不便，现已基本不用此种假肢。

（4）PTK 小腿假肢 亦称为髁上悬吊式小腿假肢，见图 3-14（c）。它的接受腔与 KBM 型有点类似，前壁向上延伸到髌骨上缘，但在髌骨处开槽；两侧壁向上延伸到股骨内外髁且具有一定弹性，在股骨内上髁上缘有一向内凸起楔状突起，起悬吊作用，而接受腔的内衬套跟 PTES 类似做成包膝式。PTK 小腿假肢适用于中等长度的残肢和长残肢，应用范围较广泛。

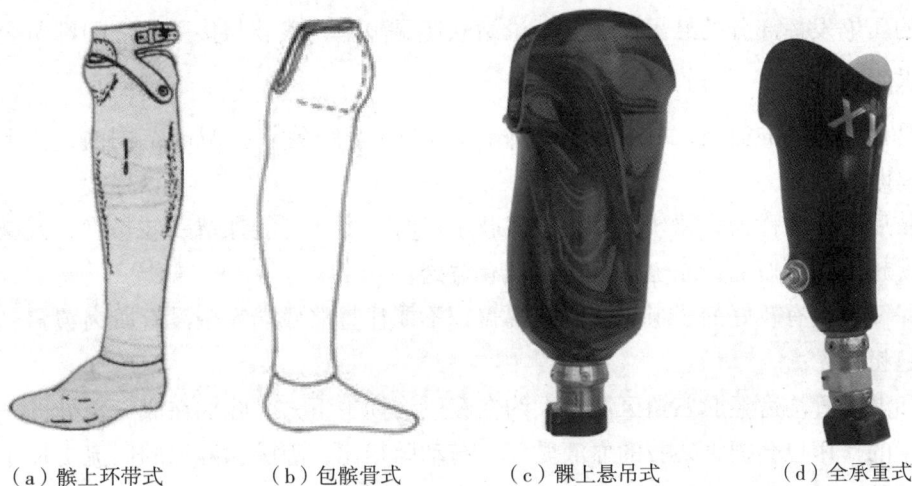

（a）髌上环带式　　　（b）包髌骨式　　　（c）髁上悬吊式　　　（d）全承重式

图 3-14 小腿假肢

（5）TSB 小腿假肢　亦称全面承重式小腿假肢，见图 3 - 14（d）。因其使用硅胶衬套，故又称为硅胶衬套小腿假肢。它用硅胶和凝胶衬套来实现全接触和全面负重，髌韧带虽也承重，但并不是主要承重部位。因为实现了全接触和全面负重，不但扩大了承重面积，而且可预防由于残肢末端不接触、不承重、负压而造成的残肢末端红肿及炎症。TSB 小腿假肢适用于各部位小腿截肢的患者。

表 3 - 4　小腿假肢的应用特点

	传统小腿假肢	PTB 小腿假肢	PTES 小腿假肢	KBM 小腿假肢	PTK 小腿假肢	TSB 小腿假肢
承重	大腿中下部	以髌韧带为主	以髌韧带为主	以髌韧带为主	以髌韧带为主	全面承重
包容	大腿中下部、小腿残端	内外侧至股骨髁中部	内外侧至股骨髁上缘，前侧至髌骨上缘	内外侧至股骨髁上缘	内外侧至股骨髁上缘	内外侧至股骨髁中部
悬吊	大腿部	髌上环带	股骨髁夹持，髌骨包容	股骨髁夹持	股骨髁夹持	硅胶衬套的附着作用
接触	非全接触	非全接触	非全接触	非全接触	非全接触	全接触
适用	残肢不负重，膝关节不稳定	各种残肢	短残肢为主	中、长残肢	中、长残肢	各种残肢
应用	特定患者	应用越来越少	特定患者	基本无应用	较广泛	越来越广泛

（四）膝离断假肢

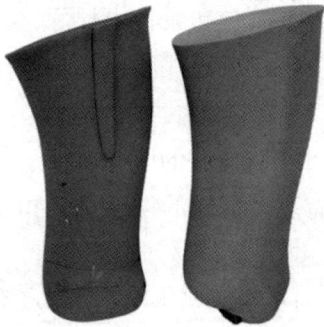

（a）内衬套　　（b）接受腔

图 3 - 15　膝离断假肢

膝离断假肢适用于残端能够完全承重的膝离断截肢、经股骨髁部的截肢以及经胫骨髁部的截肢。安装膝离断假肢的前提条件是，残肢末端能完全承重。若残肢末端不能完全负重，应装配大腿假肢。

膝离断假肢由假脚、踝关节、小腿部分、膝铰链或膝关节、接受腔组成（图 3 - 15）。传统膝离断假肢接受腔由皮革制作，前面开口系带子，膝关节为侧方膝关节铰链，悬吊性能良好，但笨重不美观。

现代膝离断假肢应用较广，其一般采用两层接受腔，内层是软质的内衬套，外层是硬质接受腔。内衬套起到软垫的作用，能够缓解压力敏感的区域，避免残肢受到损害，还能在一定范围内对体积变化的残肢进行再适配。膝关节采用的是四连杆机构。

现代膝离断假肢的接受腔通过对股骨髁的包容来达到悬吊的目的，接受腔对软组织的压缩发挥部分的悬吊作用。不论站立还是坐下，残肢与接受腔之间都是全接触的方式。

（五）大腿假肢

大腿截肢是指经股骨的截肢，一般在坐骨结节下 10cm 至膝关节上 5cm 范围内，其上限是髋离断截肢，下限是膝离断截肢。

经大腿截肢后的残肢称为大腿残肢。在做截肢手术时，要尽可能保留残肢长度，残肢越长，对装配假肢的控制力就越强。再短的残肢也对装配假肢有益处。

截肢后要保证残端有较好的软组织和肌肉覆盖，不能让骨骼残端完全没有肌肉覆盖，也不能让残端的肌肉过于隆起粗大。

大腿血管和淋巴管均途经股三角区域，大约在腹股沟韧中下方。施加在股三角处的外部压力，即使力度适中，长年的作用也会损害残肢的血液循环。与动脉相比，静脉和淋巴的回流更加不能忍受外部的压迫。如果接受腔口型过紧、前侧挤压过大，或者由于残端和接受腔底缺乏紧密接触而导致存在负压，都会对血液和淋巴造成不利影响，最后造成残端水肿，皮肤变化，甚至引起动脉闭塞、慢性皮肤病、残肢破裂等严重后果。

传统的大腿假肢采用外壳式结构，其接受腔是开放插入式的，并配有肩吊带和腰带，通过髋铰链进行假肢悬吊。这种假肢悬吊性能好，对残肢要求不高，适合残肢过短、软组织过少、不能使用全接触吸附式大腿假肢的患者使用，并且价格便宜。缺点是重量较重，难以做到良好的坐骨承重，而且易造成腹股沟、会阴处的磨损。

现代的大腿假肢有壳式的，也有骨骼式的，不同于传统大腿假肢，它们的接受腔是封闭全接触的形式。大腿假肢由假脚、踝关节、小腿部分（连接件）、膝关节、大腿部分（连接件）、接受腔、悬吊装置等组成（图 3-16），其中膝、踝、足和连接件都可采用标准件，方便了组装、调整和维修。大腿假肢的结构比较复杂，可采用不同的接受腔和膝关节、踝关节等零部件，因此假肢的品种很多。一般现代假肢以骨骼式假肢为主，只有患者有特殊要求时，才采用壳式结构。

按照接受腔的类型分类，一般有以下几类。

1. 插入式接受腔 即传统的大腿假肢的接受腔类型，患者在残肢上套上残肢套直接将残肢插入接受腔，同时需要佩戴腰带或肩带来悬吊假肢，接受腔受力点主要在坐骨结节部位（图 3-17）。

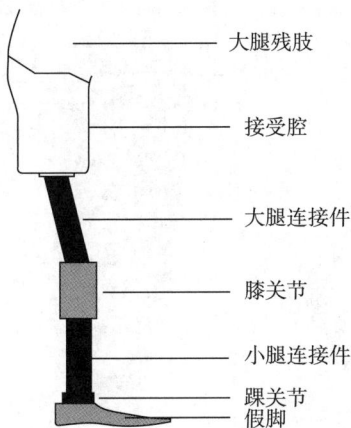

图 3-16 大腿假肢的基本结构

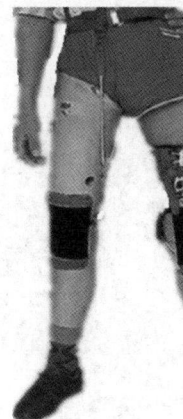

图 3-17 插入式接受腔

2. 四边形全接触式接受腔 由于接受腔横截面类似于四边形而命名，采用此类接受腔的假肢又称为坐骨承重式大腿假肢。

如图 3-18 所示，它的接受腔内外径（ML）大、前后径（AP）小，所以又称横向椭圆形接受腔。同时，外侧（L）比内侧（M）要高，前侧（A）比后侧（P）高，坐骨成重点在接受腔后上缘坐骨平台处。它是一种较为常规的吸附全接触式大腿假肢，在接受腔的内下侧有排气孔和气阀，利用接受腔与残肢间的负压悬吊假肢。由于前后径小，在其前壁相当于股三角部位适当压力可以保证坐骨结节落在后壁上缘的坐骨平台上。这种大腿假肢采用封闭和全面与残肢接触的接受腔技术，一方面可以保证坐骨承重，另一方面又可起到良好的悬吊作用，适用于中等体型的患者，应用较为广泛。

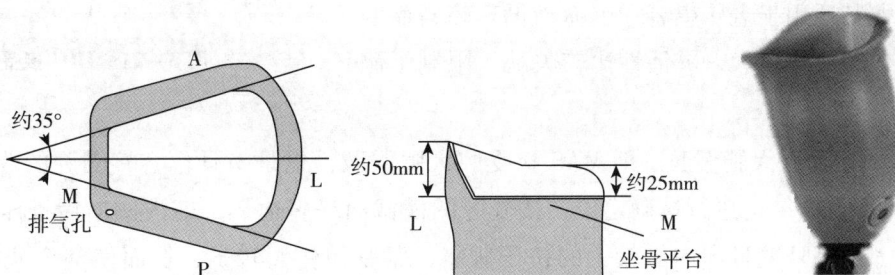

图 3-18 四边形接受腔

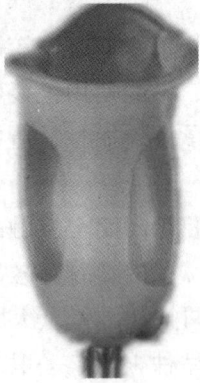

图 3 – 19　ISNY 式接受腔

3. 框架式软接受腔大腿假肢　又称为 ISNY 接受腔大腿假肢，外形上跟四边形全接触接受腔比较相似，但其接受腔结构分为内、外两层（图 3 – 19）。内接受腔由透明柔软聚乙烯（PE）塑料制成，外层接受腔为碳纤维或丙烯酸树脂等复合材料制成的承重框架。这种大腿假肢由于内接受腔柔软、富有弹性，同时不妨碍某些肌肉运动，也符合支撑体重传递力的要求，患者穿着较舒适、轻便，故适用于运动型患者。

4. 坐骨包容式接受腔大腿假肢　即 CAT/CAM 接受腔大腿假肢，由于它的接受腔内外径（ML）小、前后径（AP）大，所以又称为纵向椭圆形接受腔，如图 3 – 20 所示。该接受腔与四边形接受腔在形状和取型方法上有很大区别，它是通过股骨内收和适当压迫残肢软组织并将其包容在接受腔内，增加了软组织（臀肌）和股骨的承重分量。这样既可以保证瘦弱型患者的坐骨充分坐在接受腔内而不至于难受，又可以保证软组织较多的患者（肥胖者）的软组织能够充分地包容在接受腔内而不至于被挤在外面。因此，该类型接受腔适合于瘦弱者，也适合于肥胖者。

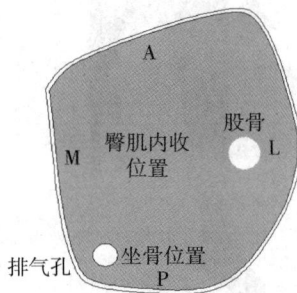

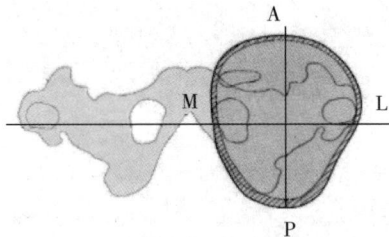

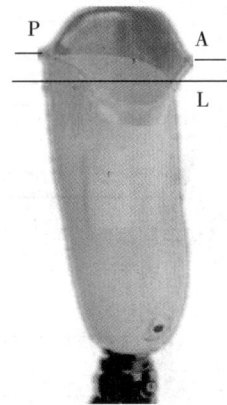

图 3 – 20　坐骨包容式接受腔

5. 坐骨支包容式接受腔大腿假肢　即 IRC 型大腿假肢，是在 CAT/CAM 接受腔大腿假肢的基础上发展起来的，对制作工艺和制作水平要求较高（图 3 – 21）。它没有明显的坐骨平台，而是在内侧和后侧将坐骨也包容进接受腔内；接受腔的外侧缘高过大转子，使股骨保持内收位，增加了接受腔的横向稳定性；接受腔除利用坐骨包容和外侧大转子下部支撑外，还利用了软组织和股骨承重，使力分布于整个残肢表面。这种接受腔穿戴舒适，比较容易控制假肢，适用于运动型的任何患者，尤其适用于老年患者和因血液循环障碍而截肢的患者。但其包容面积过大，灵活性比较欠缺，限制了髋关节的运动。

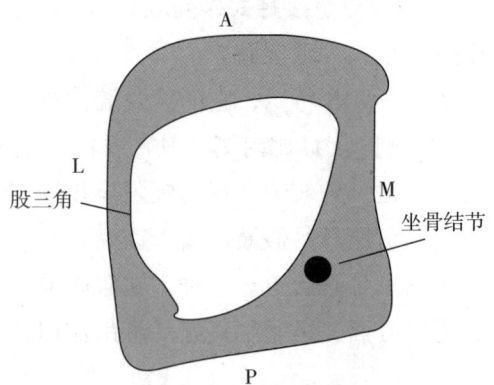

图 3 – 21　IRC 接受腔

6. 马罗解剖式接受腔大腿假肢　即 MAS 接受腔大腿假肢，也是坐骨包容接受腔的改进型（图 3 – 22）。它根据人体解剖学结构进行精确定位，接受腔的横截面呈多边形，前内侧向后推压，同时适度放松接受腔的后壁，加高外壁且向内做较大的挤压倾斜，紧紧抱住大转子，从而使整个残肢"固定"在接受腔内。马罗解剖式接受腔的特点：①改善步态，不产生外展步态；②装饰效果好，接受腔与肢体间无缝隙，包裹性好；③扩大活动范围，后壁低于坐骨水平面，使大腿活动不受限，患者可做高抬腿和盘腿的动作。

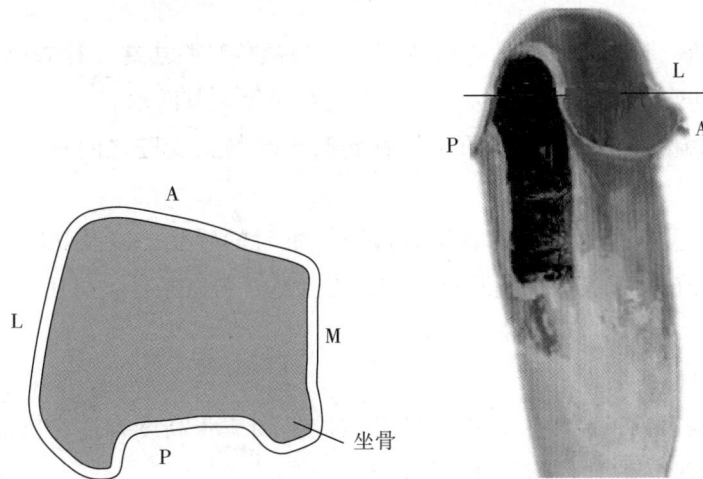

图 3－22　MAS 接受腔

（六）髋离断假肢

半骨盆截肢、髋关节离断和大腿残肢过短的截肢患者（坐骨结节下 5cm 以内或大腿残肢长度小于 30%）统称为髋部截肢，肿瘤和外伤事故是髋部截肢的主要原因。一般来说，髋部截肢后的残肢残端面积比较大，能够完全负重，患者能够很舒适地坐在残肢上。

髋离断假肢的主要承重部位是坐骨，髂嵴和腰部是重要的承重面。如果髂嵴被切除，则可将假肢支撑在胸廓上来承重。假肢的悬吊主要是通过对髂嵴的包容来实现。

髋离断假肢基本上就一种类型，即加拿大式髋离断假肢，主要由骨盆接受腔、髋关节、膝关节、踝关节、假脚以及连接件和装饰件组成。髋关节有带锁和不带锁之分，带锁的多用于年老体弱者，方便其支撑稳定，但步态较差。

髋离断假肢按结构有分壳式和内骨骼式之分。最早的髋关节离断假肢是壳式结构，其接受腔采用合成树脂抽真空工艺制作。接受腔的前下方安装髋关节铰链，属于单轴不带锁关节，因此在接受腔底部装有髋关节屈曲角度控制装置，如屈曲控制带，兼具辅助髋关节伸展的作用。内骨骼式接受腔采用硬、软树脂复合材料制作，承重部位由硬树脂制作，而腰带部分由软树脂制作，髋关节和膝关节均采用标准组件式结构，便于对线调整，稳定性好、重量轻、外观好。

三、下肢假肢的功能评估

（一）接受腔适配检查与评估

接受腔是假肢的重要功能部分。患者穿着假肢是否舒适，假肢功能是否能得到充分发挥，接受腔适合是前提。

接受腔适配检查分站位检查、坐位检查和脱下假肢后检查三个阶段进行。在进行适配检查之前，应先检查接受腔边缘和内表面，确信其足够光滑后，让截肢者穿上接受腔，确保截肢者能舒适地站在接受腔里面。

1. 站位检查

（1）悬吊检查　让患者穿着假肢承重，然后提起假肢，看残肢与接受腔之间是否有松动。有松动则说明悬吊不好。

（2）压痛检查 让患者承重，通过询问患者的感受来判断残肢是否有压痛和不适，以及痛点的位置。

（3）接受腔边缘检查 让患者承重，观察或用手指触摸接受腔边缘，检查软组织是否被包容其中，边缘是否受到压迫。活动残肢关节，检查接受腔边缘是否妨碍关节活动。

（4）大腿假肢全接触检查 让患者承重，检查残肢末端与接受腔之间是否有间隙。有间隙则表明没有全接触。

（5）承重压力评估 主要通过询问患者穿着假肢承重时的感受，以及观察负重后残肢皮肤颜色变化，来判断残肢的受力分布情况，进而判断接受腔是否合适。若有条件，可用透明的诊断接受腔进行观察评估。

2. 坐位检查

（1）屈髋检查大腿假肢前壁高度 让患者穿着假肢坐到一张高度合适、座面硬且平的座椅上。观察患者躯干能否坐直（屈髋90°），能否弯腰系鞋带。

（2）屈膝检查小腿假肢后壁高度和屈肌腱通道 让患者穿着假肢坐到一张高度合适的座椅上。屈膝至90°，并用力收缩屈肌。检查者观察残肢有无被顶出，或询问患者腘窝是否有压缩。

3. 脱下假肢后检查 脱下假肢后，通过观察患者残肢皮肤颜色变化和压痕，来评估皮肤受压情况、全接触情况以及血液循环情况。如果局部颜色鲜红，消退缓慢，表明该处压力过大。若某处皮肤没有压迫的痕迹，表明该处没有承重。若残肢末端颜色变深，表明静脉回流不畅。

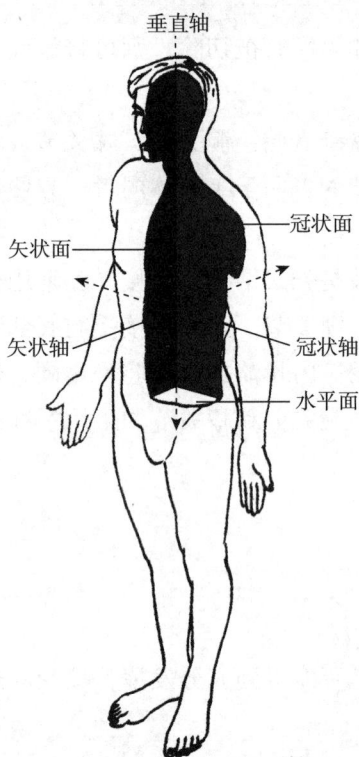

图3-23 人体基准图

（二）静态对线检查与评估

当患者穿着假肢站立，但不运动时，以人体为基准观察假肢的整体长度，各个组件之间的位置关系是否正确。当进行静态对线检查时，患者双脚穿同样跟高的鞋，身体站直，双眼平视前方，双足分开约10cm，双下肢均匀承重，双上肢自然下垂于身体两侧。检查内容主要如下。

1. 高度检查 主要检查患者骨盆是否水平，主要观察：① 双侧髂嵴水平等高；② 双侧髂前上棘水平等高；③ 双侧髂后上棘水平等高。若骨盆不水平，应在短侧脚底添加垫板，直至骨盆水平。最后以垫板厚度确定为高度差。下肢假肢长度一般应与健侧等长。大腿假肢、髋离断假肢的长度可略短于健肢，但不能超过1cm。在做该项目检查时，要确保截肢者能够安全舒适地站着。

2. 矢状面对线检查 检查假脚前后是否均匀承重，接受腔、膝关节、假脚的前后位置关系是否正确，接受腔屈曲角度是否合适。

3. 冠状面对线检查 检查假脚内外侧是否均匀承重，接受腔、膝关节、假脚的内外位置关系是否正确，假肢膝轴是否水平，接受腔内收外展角度是否合适。

4. 水平面对线检查 检查双侧假脚角度是或否对称，膝关节是否有内外旋，接受腔、膝关节、假脚的旋转位置关系是否正确。

5. 对线检查 在接受腔、膝关节、假脚的前后内外分别标记出对线参考点，用线锤或激光对线仪分别从前侧、后侧和外侧对假肢对线进行测量检查。让线锤和激光对线仪的光束分别通过接受腔上的参考点，便可以依次在矢状面和冠状面内测量接受腔、膝关节和假脚相互间的前后和内外偏移量，从而判断接受腔与膝关节、假脚间的前后和内外对线位置关系是否正确。观察线锤或激光束与接受腔纵轴的夹角，判断接受腔的屈曲角度和内收外展角度是否合适。

6. 脚底承重的检查 用测力平台或临床观察的方法检查假脚是否均匀承重。假肢与健肢应该均匀承重。

（三）步态分析与评估

1. 目测观察步态分析 通过目测观察进行步态分析是临床上通常使用的、简单易行的方法。要求对正常人体步态和假肢步态有清楚的认识，对步态观察有丰富的经验。

（1）基本要求 目测观察患者步态时，要在必要的空间内让患者能够充分"自由"地行走。观察者应分别从矢状面和冠状面观察步行者在三维空间内的运动特征以发现异常。在异常步态中，由于患者的代偿运动，可以观察到矢状面、冠状面和水平面的许多偏差。临床上一般通过观察身体部位上的特定点或特定节段的运动来对步态进行判断。在患者身上做一些特定的标记有助于观察和评价。对观察结果，要做详细准确的记录。分析和评定患者步态时，要做到全面客观。

（2）观察内容

1）整体观察身体运动的对称性、协调性、平稳性和节奏型。

2）观察步幅、步长、步宽和步频。

3）观察身体各环节的运动，包括头、肩、上肢、躯干、骨盆、髋、膝、踝、足的运动情况：①观察两肩的下降、抬高、前伸、后缩以及自由旋转情况；②观察躯干是否前倾或后倾，是否有向左右倾斜，若有，倾斜的幅度是否对称；③观察上肢摆动幅度是否正常，是否有增加或减小，是否对称，是否有异常倾斜、升高、下垂、固定、僵硬等情况；④观察骨盆的抬高、下降或固定，骨盆是否有前倾；⑤观察髋关节的屈伸、内收外展、旋转运动的情况，髋关节的环转运动也是一个要观察的重要体征；⑥观察膝关节的伸、屈运动的幅度，以及稳定性；⑦观察踝足的背屈、跖屈活动，内外翻以及内外旋运动角度，注意蹬地动作是否充分等。

4）注意是否有疼痛特征。如果有，应注意观察疼痛出现的时间。

用目测观察进行步态分析，需要将目测观察到的结果与正常步态特征进行比较，以发现异常现象，分析其中原因。此外，对患者的步行距离、时间、速度、心率变化等进行技术测量也有助于评估患者的步行能力。由于时间－距离的变量是最可信的步态测量成分，它们可以用来评估患者的步行能力是否有进步。在没有精确的分析设备仪器的情况下，这是一种有价值的评估手段。

2. 步态分析系统分析与评估

（1）二维视频步态分析系统 让患者穿着假肢在二维视频步态分析系统的跑台上行走。评估者在视频上观察、对比、计算和分析患者步态特征和步行参数，从而对患者步态进行分析与评估。另外，二维视频步态分析系统具有可视性，可通过肉眼观察患者的步态情况。

（2）三维步态分析评估 评估者在患者健肢侧和假肢侧的特征部位固定所需数量的反光球，让患者穿着假肢在三维步态分析系统的测试空间内行走。系统采集患者运动和力学参数，通过软件计算患者步行时的运动学和动力学参数。评估者将患者假肢侧的数据与健侧或正常人体步态特征参数进行对比分析，从而对患者穿着假肢的步态进行分析和评估。

3. 步态分析方法比较

（1）二维视频步态分析系统 测量数据精度远低于三维步态分析系统，但是其可视性非常强，通过肉眼观察视频基本可以获得患者步态差异。它也可以通过扩充接驳测力平台或者足底压力板，针对患者的动力学进行一定的测量。

（2）三维步态分析系统　是一套完整的人体步态分析系统。能够获得精确的人体运动轨迹。结合测力平台可以综合评价人体肢体运动规律和地面反力对人体关节的效应。是一种全量化设备。但设备操作过于复杂，对操作人员素质要求较高，分析结果多以曲线表示，直观性和可视性较差。

目测观察方法简单适用，但缺乏量化和标准，依赖于经验。二维视频步态分析方法直观、有效，既可进行定性分析，又可进行定量分析。三维步态分析的定量分析精度高，但对人员和设备的要求过于专业，更适用于科学研究。

（四）假肢异常步态

各类异常步态对应的具体表现见表 3 – 5。

表 3 – 5　假肢异常步态对照表

异常步态	具体表现
假肢外展步态	在假肢侧支撑期，假肢侧髋关节外展，假脚远离中线，躯干向健肢侧倾斜，身体重心未完全转移至假肢侧
假肢侧臀中肌失效步态	在假肢侧支撑中期，骨盆倾斜且躯干向假肢侧倾斜
假肢划弧步态	在假肢侧摆动期，假肢从外侧划圆弧向前迈步，也称环形步态
健侧踮脚步态	在假肢侧摆动期，假肢向前摆动时，健肢踮足步行
假脚足跟提起过高	与健侧相比，在假肢侧摆动初期，假脚跟部提起过高
假肢膝关节撞击	在假肢侧摆动中期，假肢膝关节伸直时，发出撞击声
假脚拍地	从假肢侧足跟触地到支撑初期，假脚跟部触地后，假脚急速跖屈拍打地面，可伴随有拍地声音
腰椎过度前凸	在假肢侧支撑中期和后期，患者以假肢支撑站立时，腰椎过分前凸
步幅不均	假肢侧与健肢侧步幅不等。假肢侧步幅较小，或健肢侧步幅较小
膝关节不稳定	在假肢侧支撑期，假肢跟着地后，膝关节有屈曲的趋势，患者有膝关节不稳、打软腿的感觉
假肢膝关节不能屈曲	假肢侧支撑后期至足尖离地时期，重心从健侧移向假肢侧比较困难。假肢离地时，膝关节不能屈曲
假脚旋转	在假脚跟着地时期，假脚足跟着地后向外旋转
假脚内甩	在假肢侧摆动初期，假脚脚趾离地后，跟部向内侧提起，膝部向外
假脚外甩	在假肢侧摆动初期，假脚趾离地后，假脚跟部向外提起，膝部向内
提髋步态	在假肢侧摆动中期，假肢侧髋部过于向上提起，抬高
假肢活塞运动	残肢在假肢摆动期滑出接受腔，在支撑期又滑入接受腔。残肢在接受腔中的运动像活塞运动一样
手臂摆动不协调	在整个步态周期内，假肢侧于手臂贴近身体或扶在接受腔外侧缘，缺乏协调的摆动
假肢侧膝部过早屈曲	在假肢侧支撑初期和蹬离期，假肢膝关节过早屈曲
假肢足趾滚动困难	在假肢侧蹬离期，假肢离地困难，不能以滚动运动的方式抬离地面
假肢向外侧倾斜	在假肢侧支撑中期，假肢向外侧倾斜
假肢向内侧倾斜	在假肢侧支撑中期，假肢向内侧倾斜
假脚外侧承重	在假肢侧支撑中期，假脚外侧支撑，内侧未支撑在地面上
假脚内侧承重	在假肢侧支撑中期，假脚内侧支撑，外侧未支撑在地面上
假肢蹬地不足	在假肢侧蹬离期，假脚过于背屈，无蹬离地面动作
假肢侧痛性步态	假肢侧的支撑期短暂，身体重心未完全转移至假肢侧

第三节　上肢假肢

一、上肢假肢概述

（一）上肢假肢的要求

人的上肢包括手和臂，是生活和劳动的重要器官。其中人手就有二十多个自由度，其运动形式远比下肢复杂得多，任何精巧、灵活的机械结构也不能和正常人的手相比。但是，在人们不断地致力于设计研发功能完善、运动仿生、控制仿生和动作可靠的假肢，通过后期一定的康复训练和适应，还是能够满足患者的日常生活和职业劳动的需要的。

上肢假肢大体上由接受腔、手部装置、肘关节、肩关节等结构件以及控制系统组合而成。相比下肢假肢主要侧重在承重和悬吊，使假肢满足行走与支撑的作用，上肢假肢更加注重一些功能性的作用。一般来说，上肢假肢要满足：①功能好，这是安装上肢假肢最基本的要求；②外观逼真，尽量不要看出是假肢，能以假乱真；③操纵灵活、重量轻、穿脱方便等。

（二）上肢假肢的分类

1. 按截肢平面分类 分为手部假肢、腕离断假肢、前臂假肢、肘离断假肢、上臂假肢和肩离断假肢。

2. 按假肢功能分类 分为装饰性假肢、工具性假肢和功能性假肢。

（1）装饰性假肢 力求外形逼真，以恢复肢体外观为主的轻量化、手感好的假肢，又称美容手。

（2）工具性假肢 又称工具手或劳动手，指的是为了从事专业性劳动或日常生活而设计制作的假肢，一般没有手的外形而有特定的工具形状，比如钩子状、刀状、夹子状等，比如电影《剪刀手爱德华》里的"剪刀手"。工具手结构简单、坚固耐用，有特定的功能作用。

（3）功能性假肢 又称为功能手，一方面设计有手的外表形状，另一方面又有手的一些基本功能，这是上肢假肢的主流发展方向。

3. 按照控制方式分类 可以分为索控式和电动式两种。

而按照通过控制的信号源分类，又可以分为肌电假肢、神经控制假肢、脑电控制假肢。

美容手和工具手一般是不需要具备控制来达到特定功能的，只有功能手才有不同控制方式的差异。

4. 按照动力分类 可分为被动型上肢假肢和主动型上肢假肢。

（1）被动型上肢假肢 其手部装置、腕关节、肘关节等上肢部件只能被动地运动，而不能由患者自身或体外力源来控制，上述所说的美容手和工具手基本属于这一类型。

（2）主动型上肢假肢 是指关节能够主动运动的上肢假肢，上述的功能手基本是主动型上肢假肢。其又可以分为自身力源上肢假肢、体外力源上肢假肢和两种力源均有的混合力源上肢假肢。

二、上肢假肢部件

上肢假肢尽管其功能和外形有较大区别，但基本都由手部装置、腕关节、肘关节、肩关节、连接件、接受腔、牵引装置和操作系统所组成。

1. 手部装置 是代偿手部外观和功能的假肢部件，种类较多。假手主要有美容手、机械手、电动手和工具手。

（1）美容手 用泡沫材料模塑成形制成外形类似真手的手部装置，可给予患者一些心理上的安慰（图3-24）。它的特制内手套与残肢相连接，并通过美容手套定位于前臂上。其除了装饰作用，不具有其他功能。

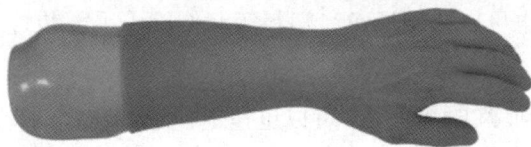

图3-24 美容手

（2）机械手　均由相关机械结构来完成手指的张开、闭合动作，由于常用拉索来拉动控制，又称为索控式手部装置（图3-25）。根据不受力情况下的状态，又分为常闭式假手和常开式假手。通过拉动拉索完成张开或者闭合的动作，利用内装的弹簧装置恢复状态。索控式假手只能实现手指的张开、闭合动作，不能完成转腕动作。

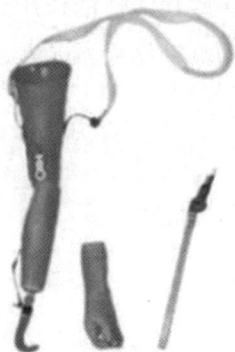

机械手有单根拇指动作，也可以示指、中指两指动作，也有拇指、示指、中指三指动作，也有除小指外的四指动作等多种类型。不同的机械结构，造就了不同的机械手类型，有赛拉（sierra）手、密勒柯（miracle）手、豪斯莫（Hosmer）手、奥托博克（OTTO BOCK）手、贝克（Becker）手等。

（3）电动手　通过电路控制和电池驱动来实现主动张开和闭合。带电动旋腕装置的电动假手可实现手的主动旋转运动。电动夹是较为简单的一种电动假手，通过电路控制电动夹的张开、闭合，功能较为单一（图3-26）。

肌电手是应用比较多的一种电动手，由电动手、腕关节、肌电传感器、电池、导线、充电器等组成。多自由度电动假手通过肌电传感器提供的控制信号，通过电池驱动，实现指间关节屈伸、掌指关节屈伸、内收和外展等复

图3-25　索控手

杂运动。但假手的重量、操控和使用训练都是研发的攻克难题。

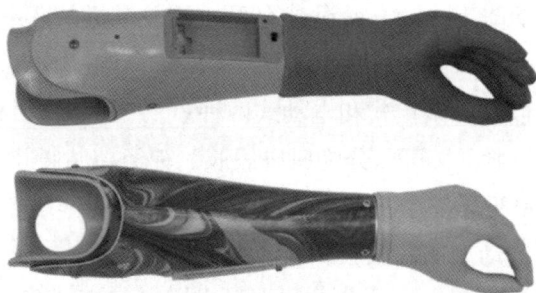

图3-26　电动手

（4）工具手　通过一个连接件与工具型上肢假肢灵活、方便、快速地连接，其种类非常多，钩状手是最典型的一种（图3-27）。钩状手又称万能工具手，标准的钩状手有一个活动手指和一个固定手指，它们通过底轴相连。当通过拉索将活动手指拉开后可以呈45°倾斜，松开拉索则利用弹簧力而闭合。钩状手通过带插头盘或不带插头盘的双头螺栓将钩状手与假肢的前臂部分相连接。

其他的工具手也很多，如各种形式的钩和环、夹子和钳子等，有的甚至通过一个标准接头，就可以更换手部的工具手。

2. 腕关节　是手部装置与前臂部分连接的部件，有旋转和调节屈曲角度的功能。按照连接方式主要如下。

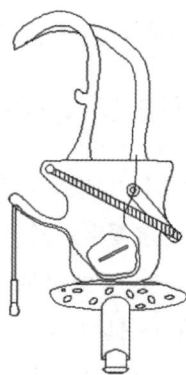

（1）螺栓腕关节　通过双头螺栓可将假手固定在腕关节上，同时腕关节又通过螺栓固定在前臂筒或接受腔上。通过螺栓压缩橡胶垫片，控制手部装置的旋转，使

图3-27　工具手

其能够在任意位置进行作业。也可以采用尼龙、塑料等制作旋入手部装置的轴套，利用摩擦力控制手部装置旋转的腕关节。

（2）快换式腕关节　采用弹簧卡槽机构，可以迅速更换手部装置的腕关节。

（3）屈腕式关节　在与手部装置结合的部位上采用手动方式屈曲，并可加以锁定的腕关节。

（4）万向腕关节 在与手部装置结合的部位上采用球面结构，可以将手部装置在半球面的任意位置上固定的腕关节。

（5）电动转腕装置 借助电机使电动手或电动夹做旋前和旋后运动，有两种不同的部件可控制电动转腕装置。旋腕控制装置可用于残肢的旋转运动，电动旋腕装置适用于除了前臂残肢外的所有长度的残肢。电动旋腕装置通过一个电机使电动手旋前及旋后。电动旋腕装置被装入前臂筒中，与手部装置快换接头之间建立起机械性与电性联接。

3. 肘关节 代偿人体肘关节的屈伸功能，连接假肢前臂和上臂的结构。是肘关节离断及肘部以上截肢患者所装配的重要假肢部件。其分为装饰性肘关节、索控式肘关节和电动式肘关节三类。

4. 肩关节 代偿人体肩关节的屈伸功能，可适度被动外展和内收，连接假肢上臂和肩部的结构。肩关节的类型有隔板式肩关节、外展肩关节、外展屈曲肩关节、万向肩关节、万向球式肩关节等多种形式，可分别用于装饰性上肢假肢、可索控式上肢假肢中。

5. 接受腔 是人体上肢残肢部分与假肢连接的界面部件，包容残肢，对悬吊和支配假肢有重要作用。上肢假肢接受腔对假肢的适用性能有关键性影响，基本要求：①接受腔必须与残肢很好地服帖，穿戴时无压迫疼痛和不舒服等；②能有效传递身体及残肢的运动到假肢；③接受腔尽可能不妨碍残肢关节的运动；④在假肢允许负荷的范围内具有良好的支承性，即有良好的抗弯、抗旋、抗扭等性能。

接受腔的材料要求质轻而且刚柔适度，对人体无害和便于加工制作。常用于制作上肢接受腔的材料有皮革、高分子材料和复合材料，其中丙烯酸合成软树脂接受腔是现代假肢重要标志性材料之一，近年来碳纤维复合材料使接受腔向轻型化发展。此外，聚丙烯板材也用于制作接受腔。

按结构来分，上肢假肢接受腔也有壳式和骨骼式两种。壳式假肢一般采用双层结构，内层用泡沫塑料、皮革、硅橡胶等制作出接受腔内衬套，与患者残肢形状比较贴合，穿着起来也比较舒适，同时可以分散残肢上的力量。外层结构采用合成树脂、聚丙烯板材、碳纤维材料等材料制作，可以弥补肢体外形，连接假肢部件。骨骼式假肢一般采用单层结构，通过位于中心的支撑件与下端关节连接。

制作假肢接受腔要充分考虑残肢的条件，特别注意残肢的活动自由度和肌肉状况、骨凸和敏感的瘢痕、皮肤缺陷及神经瘤的情况。按接受腔与残肢的接触方式来分，上肢假肢接受腔可以分为插入式和全接触式。插入式接受腔的内壁表面与残肢之间有适当的间隙，可以利用残肢袜套来调整接受腔的适配程度。

全接触式接受腔的内壁表面能与残肢表面的整体紧密接触配合。全接触式一般采用吸附法来实现，即通过接受腔内壁表面对残肢软组织加以适当压迫，并将接受腔完全封闭以阻断外界空气进入，使接受腔与残肢之间产生吸附作用而自身具备悬吊性。

6. 悬吊装置 又称固定装置，是用来将假肢固定到人体的各种带状装置。上肢假肢在截肢者穿戴时要受到假肢自重和所提物品的重力，必须通过必要的接受腔结构或附加的悬吊装置来实现假肢的悬吊，同时还必须克服假肢接受腔与残肢之间的相对旋转与侧向运动，使截肢者能够利用残肢良好地操纵假肢的各个动作。通常情况下，功能性假肢的悬吊装置和控制系统是很难区分开来的，而装饰性假肢和工具性假肢则不需要太过于强调控制，只要进行悬吊即可。

肘关节离断假肢、腕关节离断假肢、前臂假肢可以使用适当的骨性结构进行悬吊，如肱骨髁、尺骨茎突、桡骨茎突等。其他假肢则应当使用背带系统来悬吊。背带是使患者不会感到束缚和不适感的状态下起悬吊假肢作用的，安装在肩和胸廓部位上，同时也可以将上肢和躯干的动作通过背带系统装换成牵引假肢的力量系统（即起到控制的作用）。背带系统的主要方式如图 3-28 所示。

（1）8 字形背带 背带由通过健肢侧腋窝的环带和支撑上肢假肢的背带构成，它们在背部中间部位

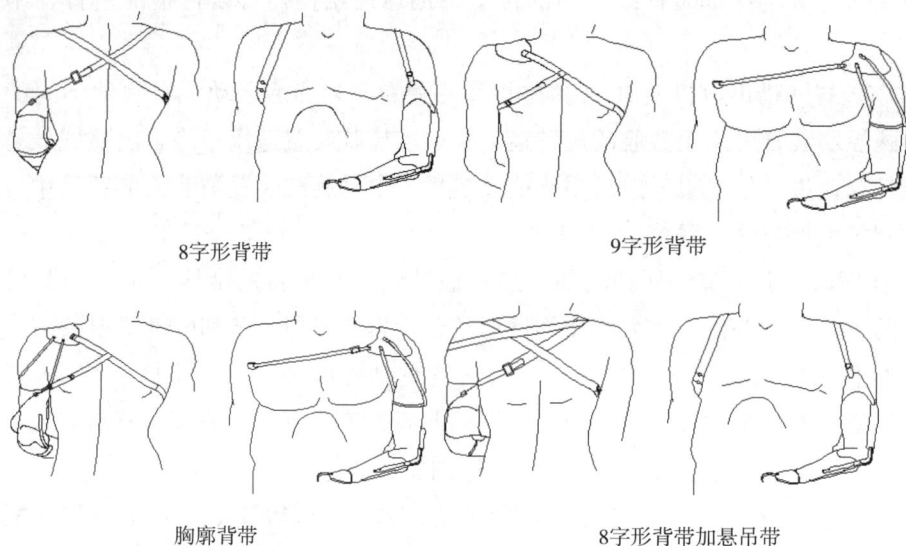

8字形背带　　　　　　　　　　　9字形背带

胸廓背带　　　　　　　　　8字形背带加悬吊带

图3－28　背带系统

交叉，呈"8"字形状态。

（2）9字形背带　背带通过健侧腋窝环带和控制索牵引传导控制力量。

（3）胸廓背带　一种环绕健肢侧胸廓的背带，比较结实，可承受一定的重量和外力，用于需要悬吊支撑的上肢假肢。

（4）8字形背带加悬吊带　在8字形背带的基础上，通过悬吊带从背后将假肢接受腔固定于8字形背带的背后。

7. 控制系统　功能性假肢上肢中，将患者的自主运动转换成控制假肢的运动。根据假肢性能、结构特点和动力来源，将上肢假肢分为被动型上肢假肢和主动型上肢假肢。被动型上肢假肢的关节只能被动运动，不由患者自身或体外力源控制。主动型上肢假肢可分为自主力源控制、体外力源控制和混合力源控制。自身力源控制指的是由截肢者本人操作控制假肢所需的活动，通常为拉索控制。上臂假肢有双重控制索、三重控制索两种拉索控制系统，都能够控制肘关节锁定、肘关节运动、手部装置的闭合。体外力源控制是指采用电动、气动等体外动力驱动上肢假肢。混合力源控制是指同时采用自身力源和体外力源控制，一般用于高位上肢截肢患者。

8. 肌电信号源　截肢者残肢肌电信号状态是影响肌电假肢选配的关键因素。在装配肌电假肢前，要对截肢者进行充分的残肢训练，准确检测肌电信号源的位置。

（1）肌电信号源的检测定位　使用专用的肌电测试仪，对截肢者残肢表面肌电信号进行测试，在残肢表面上确定肌电信号较好的部位。肌电假肢采集该部位的肌电信号，作为控制肌电假肢的肌电信号源。

（2）控制方式与肌电信号源　双通道控制方式的前臂肌电假肢，采集前臂伸肌群和屈肌群的肌电信号来分别控制开手和闭手。带有肌电分平信号的前臂肌电假手通常用屈肌、伸肌的低电平信号控制开手、闭手，应用高电平信号控制腕关节的旋前、旋后。肌电上臂假肢要求的动作多，而肌电信号来源少，装配难度较大，经常应用混合控制的方法。常将双通道肌电上臂假肢的电极放在残余的肱二头肌、肱三头肌部位，应用幻肢屈肘、伸肘动作产生的肌电信号控制假肢的闭手和开手动作。肘关节的屈和伸依靠索控装置操控完成。有的肌电假肢利用两组肌肉同时收缩作为转换开关信号，通过控制转换开关分别控制假手和肘、腕关节的运动。

（3）肌电信号源的训练 以生物反馈作为依据进行训练。通过反复启发、诱导和训练，患者感受到肌电信号的强度水平在随着意识控制幻肢动作而发生相应的变化，从中悟出通过控制肌肉活动来控制肌电信号强弱的要领。方法如下：① 想象幻肢动作，进行控制肌肉收缩的自我意识训练；② 利用指示灯的亮灭来定性鉴定有无肌电；③ 将电极与肌电测试仪相联，定量测定肌电信号的强度水平；④ 用电极直接控制假手，让截肢者在训练中能直观看到假手的动作，提高截肢者训练兴趣。

三、上肢假肢的种类与特点

（一）手部假肢

手部假肢分为假手指和假手掌两类。

人的手指功能大部分体现在拇指与示指、中指的运动中。如果手指的中远节截指后，残肢皮肤感觉良好，仍能进行一些捏取、握取的功能，则不必装配假手指。因为假手指的外套会影响残肢末端的感觉。

如果拇指全部切除或示指、中指全部切除的话，可以装配假手指。目前来说以美容装饰为主要目标，也能有部分改善功能的作用。

若超过手指部分进行了截肢，就应当装配假手掌。主要是指经掌骨截肢或腕关节屈伸功能良好的掌骨近端截肢。一般来说，装饰性和功能性往往不能兼得。为了轻便和装饰，应当装配装饰性为主的美容手。为了功能考虑，则可装配掌部肌电手。

各种手部假肢如图 3-29 所示。

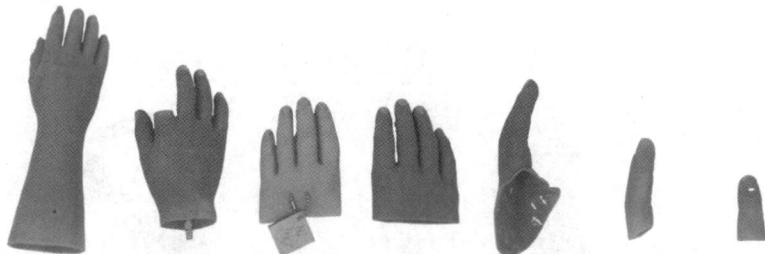

图 3-29 各种手部假肢

（二）腕离断假肢

腕离断假肢适用于腕关节离断及残肢长度保留了前臂 80% 以上的前臂截肢者。

腕关节离断后，残肢远端膨大，可使假肢方便悬吊，同时残肢保留了前臂的旋前旋后功能。由于残肢较长，不能安装屈腕机构。

腕离断假肢一般选择以下三种。

1. 装饰性腕离断假肢 重量轻、操纵简便，仅有有限的被动功能，可作为辅助手（图 3-30）。装饰性手套在外形、色泽和表面结构上都与正常手相似，装饰效果较好。适用于放弃功能性假肢的患者。

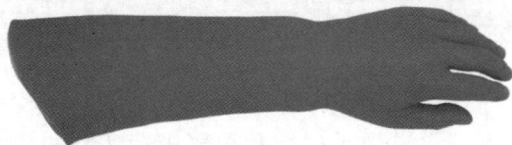

图 3-30 装饰性腕离断假肢

2. 肌电式电腕离断假肢　患者用残肢的自由旋转来实现旋前旋后的活动,用肌电信号来控制开合活动。适用于对功能有需求,同时肌电信号较好,或者不能使用索控式假肢的患者。

3. 索控式腕离断假肢　同样适用于对功能有需求,但是肌电信号相对较弱,不能穿戴肌电假肢,同时残肢的肘关节活动范围与肌力正常的患者。与肌电假肢相比,它相对较轻,不需要电池。但必须佩戴背带系统,对穿戴的舒适性有一定影响。

(三) 前臂假肢

前臂假肢适用于残肢长度为前臂25%~80%的前臂截肢者,其类型较多,装配数量也最多,代偿功能较好。前臂假肢可以装配除混合手之外的各种假手,如索控手、工具手、肌电手、电动手和美容手等。功能性和工具性前臂假肢都可以较好地代偿手的抓握功能和旋腕功能,便于患者生活自理,完成简单的工作。

选配前臂假肢,肘关节的屈伸功能、残肢长度、残肢残留的旋前旋后功能、肩关节功能、残肢表面肌电信号强度等都是重要的影响因素。

1. 装饰性前臂假肢　适用于放弃穿戴功能性假肢的前臂截肢者。装饰性前臂假肢重量最轻,操作简便,但只具有有限的被动功能,可作辅助手或用于携带物品。

2. 肌电式前臂假肢　对于前臂截肢者,只要肌电信号强度满足,最适合安装肌电前臂假肢(图3-31)。因为它不需要像索控前臂假肢那样使用复杂的背带系统,影响舒适度,又能够通过肌电信号主动控制旋腕机构来实现动作。采用肌电信号控制的肌电手,假手的运动直接接受大脑的控制,更具有直感性强、控制灵活的优点。一般而言,残肢越长,杠杆作用越大,旋转功能保留越多,如保留了残肢足够的肌肉,就有残肢良好的肌电信号,对于装配肌电手是非常有益的。穿戴肌电前臂假肢应当接受充分的专业训练。

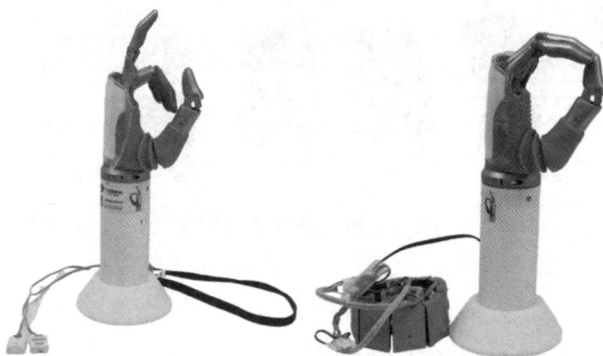

图3-31　肌电式前臂假肢

3. 索控式前臂假肢　由机械假手、腕关节机构、接受腔及固定牵引装置构成。接受腔通常用树脂或塑料板材制作。固定牵引装置一般采用8字形牵引带。假手的张开动作就是用牵引索拉动来实现,而腕关节可被动旋转,实现旋腕功能。索控式前臂假肢适用于有功能要求,残肢肘关节活动范围和肌力正常但肌电信号较弱,或由于其他原因不适合佩戴肌电假肢的患者。索控式前臂假肢重量较轻,不需电池,但必须佩戴背带来控制手部的功能活动。同样,穿戴索控式前臂假肢也应当经过充分训练。

(四) 肘离断假肢

肘离断假肢适用于肘关节离断、上臂极长残肢和前臂极短残肢的截肢患者(图3-32)。上臂极长残肢指的是上臂残肢长度在85%以上,一般与肱骨外上髁的距离不大于5cm。前臂极短残肢指的是前臂残肢长度小于前臂35%以内，一般与肱骨外上髁的距离不大于5cm。

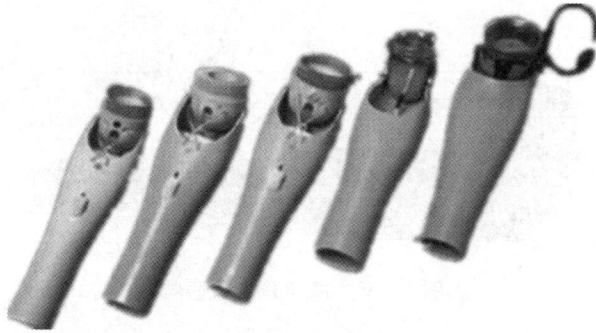

图 3-32 肘离断假肢

肘离断假肢的前臂筒和上臂接受腔多为树脂或者塑料板材制成。一般在接受腔的前方开口，以便于穿脱膨大的肘离断残肢球根部。由于肘关节离断后没有安装假肘关节的位置，通常采用侧面带锁的肘关节铰链，被动屈肘后可使肘关节在几种屈肘位固定；松锁时可利用牵引索主动松锁，或利用肘关节铰链的特性进行被动地过屈位松锁。

肘离断假肢适合装配任何形式的假手，除装饰性、肌电式和索控式外，为了保证上肢足够的功能，也开始装配混合型的上肢假肢。关于装饰性肘离断假肢、肌电式肘离断假肢和索控式肘离断假肢的特点同前臂假肢是比较类似的。索控式肘离断假肢分为一根牵引索控制和双重牵引索控制两种方式。一根牵引索控制的是假手的开闭，而肘关节的屈伸是被动式的。双重牵引索控制的即一根牵引索控制手的开闭，另一根牵引索控制肘关节的开锁。混合型肘离断假肢假手的开闭是采用肌电控制的，而肘关节的松锁采用牵引索控制。

肘离断假肢的优点：①完整的上臂保证了足够的杠杆力，可利用上臂屈曲的惯性力来带动前臂的屈曲，再利用肘铰链锁定在一定的位置，操纵比较省力；②肘关节离断后，残肢末端肱骨髁形成的膨大球根部，足以稳固地悬吊假肢，所以现代肘离断假肢采用合成树脂抽真空成形制作的全接触接受腔，不必另加上臂束紧带进行固定，穿戴更加舒适。

目前来说，不管何种形式的肘离断假肢，肘关节所采用的带锁肘关节铰链均只能主动开锁，而不能主动屈肘（用上臂屈曲的惯性力来带动），这是肘离断假肢的一大缺点。

（五）上臂假肢

上臂假肢适用于上臂残肢长度保留30%~85%的截肢者。

现代上臂假肢的接受腔采用合成树脂抽真空成形的全接触接受腔。若上臂残肢较短，可设计成双重结构的接受腔，即内层的全接触接受腔和外层的上臂筒，这样可以保证假肢更稳定地悬吊，更准确地控制假手。

上臂假肢同肘离断假肢一样，类型有装饰性假肢、肌电式假肢、索控式假肢和混合式假肢等多种类型。装配何种假肢，取决于残肢的长度、肌肉的功能、双侧肩关节功能、肌电信号的强弱，向患者说明具体情况，最终遵从患者的意愿来决定。

装饰性假肢注重轻便、外形美观，但功能性较差；肌电式假肢要求有较好的肌电信号，通常用肱二头肌和肱三头肌产生的肌电信号在控制系统中转换为四种脉冲信号来进行控制（图3-33）；索控式假肢的前臂筒多用塑料制成，增设了带锁的机械肘关节，使患者能够主动屈肘。其牵引装置比较复杂，一般为三重牵引索控制，即开手、屈肘、锁肘通过肩部的不同运动分别用三根牵引索控制。

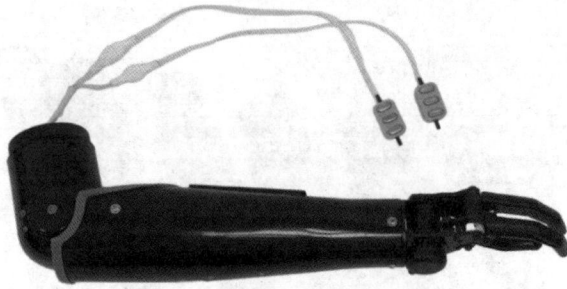

图 3 - 33　肌电式上臂假肢

（六）肩离断假肢

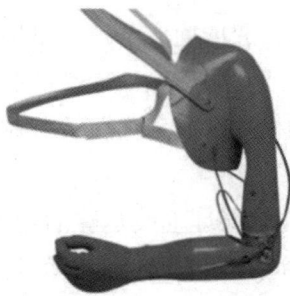

图 3 - 34　肩离断假肢

肩离断假肢适用于肩关节离断、肩胛带截肢及上臂高位截肢（残肢长度小于30%）的截肢患者（图 3 - 34）。

肩离断假肢较上臂假肢多增加了一个肩关节，主要代偿肩部的屈曲和外展功能。肩离断假肢的接受腔和上臂假肢接受腔类似。

由于患者整个上肢功能均丧失，因此装配功能性假肢的难度比较大，一般装配装饰性假肢居多。尽管也可为肩关节离断的截肢者装配索控式肩离断假肢和搭配肌电手的混合性肩离断假肢，但技术难度都相对较大，成本较高，使用训练难度大，对截肢患者和康复工作者要求都比较高。

四、上肢假肢的功能评估

上肢假肢根据截肢患者意愿制作出来以后，还需要经过适合性的检查、调整，对功能进行评估，之后还要经过充分的训练、适应。

（一）适合性检查

为使患者了解假肢的功能代偿，初步掌握使用假肢的方法，发现和解决假肢装配中的问题，检验假肢的性能指标、舒适程度和外观质量，需要开展上肢假肢的适合性检查。主要从适配、舒适和外观等方面，对患者穿戴假肢的接触界面适配程度、稳定性、受压程度、悬吊、承重情况、外观形态、长度等方面进行检查，判断假肢是否满足设计要求，是否符合截肢者的使用要求。

假肢装配是一个复杂的"人 - 机 - 环境"相结合的过程。只有在截肢者身上进行系统的适合性检查，才能确保得到理想的装配效果。上肢假肢装配完成之后，要在康复医师或治疗师、假肢师、患者的共同协作下，进行适合性检查。在检查中，要认真听取患者对假肢的评价和改进意见。

检查的主要内容如下。

1. 对照处方　检查假肢是否符合处方的要求，上肢处方参照表 3 - 6。

2. 假肢穿戴情况检查　通过截肢者反馈和检查假肢在残肢上的状态，检查假肢是否容易穿戴，是否能传导正确位置。穿戴不到位时，需要重穿。

3. 接受腔检查　残肢应与接受腔较好地接触。接受腔边缘与残肢表面贴合无卡压，无间隙。残肢操控假肢时应无疼痛。检查时，模拟假肢的提、拿、推、拉等动作对假肢施加一定力量，残肢应当无疼痛。取下假肢后，残肢皮肤应无异常变色现象。

4. 假肢移动长度检查　截肢者戴上假肢，前臂伸直下垂，在假肢末端加上20kg的垂直牵引力，接受腔下移的位移量应小于2cm。取下假肢后，残肢皮肤应无异常变色现象，背带系统不应有损伤。

表3-6 上肢假肢处方

姓名		性别	男 女	档案编号	
年龄		截肢侧	左 右	截肢平面	
地址				电话	
支付方式		工伤 社保 战伤 商业保险 自费 其他（ ）			

患者残肢尺寸表：

假肢安装目的：
装饰性假肢□ 一般日常生活辅助□ 大量日常生活辅助□ 满足工作需要□ 特殊需要□

接受腔描述：
胸廓肩胛带离断接受腔：□肩离断接受腔：双层□ 单层□ 上臂接受腔：双层□ 单层□
肘离断接受腔：□ 前臂接受腔：明斯特式□ 诺斯韦斯顿式□ 腕离断接受腔：双层□ 单层□ 部分手指套：□

假肢控制方式：被动控制：肩关节□ 肘关节□ 手头□ 自身力源控制：单重控制索□ 双重控制索□
三重控制索□ 上臂箍□ 体外力源控制：肌电控制□ 电动控制□ 混合控制：肩关节□ 控制索□ 肌电□
肘关节□ 控制索□ 肌电□ 手头□ 控制索□ 肌电□

假肢悬吊方式：
骨性结构□ 上臂箍□ 8字形背带□ 9字形背带□ 控制索□ 胸廓背带□

假肢接受腔材料：树脂□ PP/PE □ 皮革□ 硅胶□软内衬套□ 碳纤□ 其他：

假肢结构设计：壳式□ 骨骼式□

假肢零部件
1. 假手：装饰假手□ 索控手□ 电动手□ 肌电手□ 工具手□
2. 腕关节：摩擦式□ 快换式□ 可屈曲式□ 万向式□
3. 肘关节：柔性式□ 铰链式□ 索控式□ 肌电控制式□ 电动控制式□
4. 肩关节：隔板式□ 万向式□ 双轴式□

附加假肢组件：

医嘱：

医师：	假肢师：
日期：	制作日期：

5. 对线检查 依据人体上肢解剖学的构造和各部分的配合关系，检查假手、腕关节、肘关节、肩

关节和接受腔之间的位置和角度关系。上肢假肢对线既要符合人体的自然肢位，又要便于在日常生活和工作中发挥假肢的代偿功能。

检查时，两手放松垂直于身体两侧，肘关节轻度屈曲，前臂无旋前旋后，腕关节略伸，手掌平行于躯干，掌心向内，指关节轻度屈曲。

对前臂假肢对线主要检查腕关节、假手的安装位置和角度。对上臂假肢对线主要检查肘关节、腕关节、假手的安装位置和角度。对肩离断假肢对线主要检查肩关节、肘关节、腕关节、假手的安装位置和角度。

6. 长度检查 患者穿戴假肢，保持两肩水平，检查者观察和检查假手拇指末端和健侧拇指末端是否平齐。对于前臂假肢，自肘关节到假手拇指末端长度可比健侧短1cm。对于上臂假肢，肘关节轴与肱骨外上髁的位置一致，而假肢前臂长度可比健侧短1cm。

（二）功能检查

1. 检查假肢肘关节屈曲功能 前臂截肢者戴上假肢后假肢肘关节屈曲活动范围应与健侧相同。检查上臂假肢肘关节的屈曲活动度范围时，应将前臂处于90°位置上进行检查。假肢的被动屈肘和主动屈肘均应达到135°。假肢肘关节完全屈曲时，同侧肩关节的屈曲角不应超过45°。

2. 检查背带系统的操控效率

（1）手指开闭时牵引索的传递效率应在70%以上。

（2）将假手放在嘴边时，主动将手张开的开手距离应达到被动开手距离的50%以上。

（3）患者戴上假肢屈肘至90°时，手指应能完全张开。

（4）上臂假肢的牵引索能有效地控制假手开闭、屈肘、肘关节锁的锁定和开启。在上臂外展至60°时，锁定机构仍可保持稳定。患者在穿戴假肢后正常步行时，肘关节锁定机构不应自动锁定肘关节。

（5）截肢者操控假肢应无勒痛感。

3. 检查肌电假肢的控制功能

（1）电极位置应准确，采集的肌电信号强度好，稳定性高。

（2）肌电信号控制假手开合、腕关节旋转、肘关节屈伸，应灵敏且不受干扰。

（3）在肘关节屈或伸的状态下，肌电信号控制假手的活动应灵敏且不受干扰。

（4）能控制假手抓握和放开物体。

（5）控制假肢的动作配合、功能切换连贯。

目标检测

答案解析

1. 假肢由接合部件、功能部件、对线部件、结构部件和装饰部件五部分构成，其中接受腔属于（   ）。

    A. 接合部件   B. 功能部件   C. 对线部件   D. 结构部件

2. 现代假肢技术对接受腔的基本要求是（   ）。

    A. 双层接受腔   B. 一体成型   C. 全接触和全负重   D. 储能好

3. 截肢最常见的原因是（   ）

    A. 恶性肿瘤   B. 周围血液循环障碍   C. 外伤及后遗症   D. 神经性疾病

4. 按截肢平面，上肢假肢可分为（   ）。

    A. 手部假肢、腕部假肢、前臂假肢、上臂假肢

B. 部分手假肢、腕离断假肢、前臂假肢、肘离断假肢、上臂假肢、肩离断假肢和肩胛胸廓假肢

C. 手腕部假肢、前臂假肢、肘离断假肢、上臂假肢、肩离断假肢

D. 部分手假肢、腕离断假肢、前臂假肢、上臂假肢

5. 假肢装配应按照（　　）程序依次进行。

　　A. 评估患者、制订假肢处方、设计制造假肢、使用训练、交付假肢

　　B. 测量取型、修整模型、制造接受腔、组装调整、使用训练、交付假肢

　　C. 制订假肢处方、设计制造假肢、使用训练、评定假肢功能、交付假肢

　　D. 评估患者、制订假肢处方、设计制造假肢、使用训练、评定假肢功能、交付假肢

6. 腕关节离断假肢适用于腕离断及前臂截肢，残肢长度保留（　　）以上的患者。

　　A. 60%　　　　　　　　B. 70%　　　　　　　　C. 80%　　　　　　　　D. 90%

7. 经胫骨中部截肢的患者通常装配（　　）。

　　A. 小腿假肢　　　　　B. 赛姆假肢　　　　　C. 大腿假肢　　　　　D. 膝离断假肢

8. 经过肱骨髁部截肢的患者通常装配（　　）。

　　A. 前臂假肢　　　　　B. 肘离断假肢　　　　　C. 上臂假肢　　　　　D. 肩离断假肢

9. （　　）类型小腿假肢的特点是接受腔口型外侧上缘既能夹住股骨内外髁起到悬吊作用，又不影响膝关节的正常功能运动。

　　A. PTB　　　　　　　B. PTS　　　　　　　C. KBM　　　　　　　D. PTK

10. 小腿假肢检查石膏阳型时，按照下列项目检查阳型整体形状。①髌韧带形状：与模型对线呈垂直，且与腘窝平行；②腘窝与肌腱通道形状符合要求；③髌上髁吊处翻边圆滑；④内外侧髁上悬吊等高。正确的有（　　）。

　　A. ①②④　　　　　　B. ①②③　　　　　　C. ②③④　　　　　　D. ①②③④

11. 肌电式前臂假肢利用（　　）。

　　A. 脑电信号控制假手活动　　　　　　　　B. 前臂表面肌电信号控制假手活动

　　C. 前臂肌力驱动假手　　　　　　　　　　D. 上臂肌力信号驱动假手

12. （　　）对装配肌电假肢尤为重要。

　　A. 假手的重量　　　　　　　　　　　　　B. 残肢表面肌电信号源强度

　　C. 假手的功能　　　　　　　　　　　　　D. 背带拉索的拉动力

13. 混合型肘离断假肢的屈肘动作是通过（　　）实现的。

　　A. 上臂的肌电信号　　　　　　　　　　　B. 上臂屈曲的惯性力

　　C. 背带系统的牵引索　　　　　　　　　　D. 脑电信号控制

14. 具有直观、有效，既可进行定性分析，又可进行定量分析的步态分析方法是（　　）。

　　A. 目测法　　　　　　　　　　　　　　　B. 二维步态分析系统

　　C. 三维步态分析系统　　　　　　　　　　D. 四维步态分析系统

（王维标）

书网融合……

本章小结　　　　　题库

第四章 轮椅与助行器

学习目标

1. **掌握** 轮椅与助行器的选配方法、基本结构、使用技术。
2. **熟悉** 轮椅与助行器的分类、附属配件。
3. **了解** 轮椅与助行器的定义、保养与维修技术。
4. 能够根据患者的具体情况，提出轮椅、助行器的功能要求和处方建议。
5. 具备团队意识和责任意识，能围绕患者康复与康复医师、医师进行有效沟通。

第一节 轮 椅

PPT

轮椅（wheelchair）通常是指带有轮子的座椅，是康复的重要工具，它不仅是移动设备，也是座位支撑设备，可以帮助人们改善行动、姿势和功能，帮助残疾人重新融入社会。正确安装的轮椅有助于预防与不良姿势相关的问题，包括压疮、呼吸困难、不适感等。在确定最合适的轮椅系统时，需要考虑外观、耐用性、重量和预期用途。轮椅选择得当，能合理避免使用者消耗过多体能，提高活动功能，增强生活信心，有利于再就业和整体康复。

一、轮椅的分类

轮椅的分类方式有很多种，目前尚且没有统一的分类标准。一般按以下几个具有代表性的方式分类。

（一）按类型分类

按轮椅的类型可分为标准轮椅（standard wheelchair）和特殊轮椅（special wheel – chair）两大类。

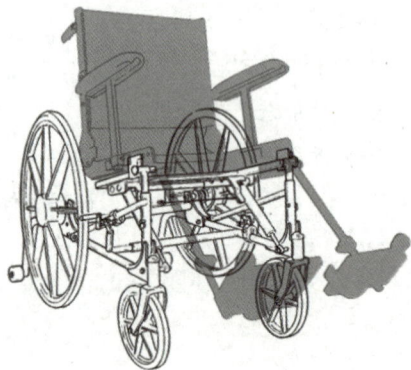

图 4 – 1 标准轮椅

1. 标准轮椅 又称一般轮椅或普通轮椅。大致是椅子形状，一般比较轻巧便携，较其他轮椅更容易折叠收起，有四个轮子，后轮较大，后轮上一般配有刹车和手推轮，便于手功能健全的患者或短期行动不便的使用者操作轮椅前行、后退或转向；前轮较小，可自由转动，用来转向（图 4 – 1）。现在用于制作轮椅的材料一般是铝合金。

标准轮椅基本以手动式居多，手动轮椅按使用者的需求还可分为自推式和助推式。一般适用于手部功能键全的患者，或短期行动不便、不适合久坐者。

2. 特殊轮椅 这是根据轮椅使用者的需求情况而在轮椅上附加不同的辅助配件制作而成的，属于特制轮椅。例如，特别制作的驱动方式及操控装置，配置特殊形态的支撑系统、特殊坐垫或靠背等。此类特殊轮椅一般价格偏高，配件繁多，初次操作复杂，因此比较麻烦。使用对象通常肢体功能较差，或存在严重的肢体变形。常用的有站立式轮椅（图4-2）、躺式轮椅（图4-3）、单侧驱动轮椅（图4-4）、电动轮椅、代步车、运动轮椅（图4-5）等。

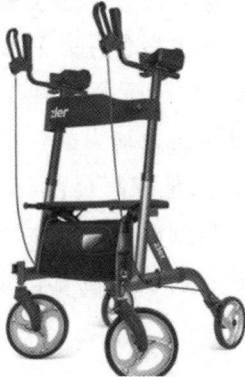

图4-2 站立式轮椅

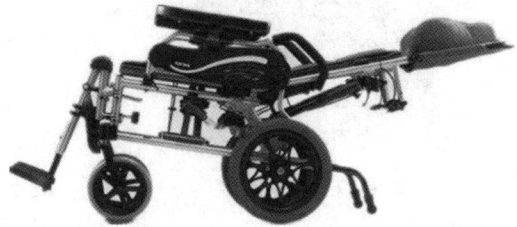

图4-3 躺式轮椅

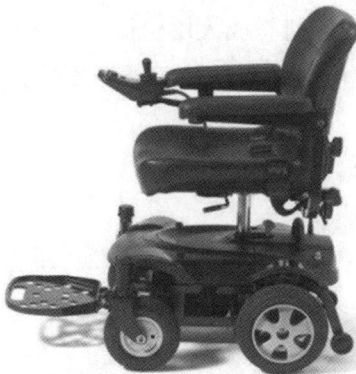

图4-4 单侧驱动轮椅

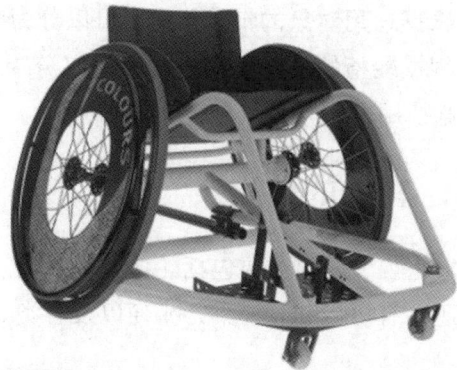

图4-5 运动轮椅

（二）按驱动方式分类

1. 手动轮椅 分为标准型和小型（图4-6）。手动轮椅按使用者的需求还可分为自推式和助推式，顾名思义，自推式轮椅是后车轮比较大的具有驱动手推轮的轮椅，由患者自己操作推行，分为手驱动和脚踏驱动。助推式轮椅是后轮比较小的具有驱动手推把的轮椅，由照顾者操作推行。为了方便患者完成转移动作，轮椅的脚踏板、靠背、扶手等一般都可以拆卸，以增加患者的活动空间。无驱动手推轮椅按驱动方式的不同，可分为前轮驱动轮椅、后轮驱动轮椅、单侧驱动轮椅和摆杆驱动轮椅，其中后轮驱动轮椅使用普遍。常用的后轮驱动轮椅包括普通型轮椅、功能型轮椅、高靠背轮椅和运动型轮椅等。

在具备良好的上肢关节活动度及抓握条件时，推荐患者尽量选择使用手动自推式轮椅，适当的活动可以合理避免因长期制动或使用电动轮椅导致的心肺功能下降、肌肉萎缩、骨质疏松等并发症。

2. 动力轮椅 包括以蓄电池为能源、直流电动机驱动的电动轮椅

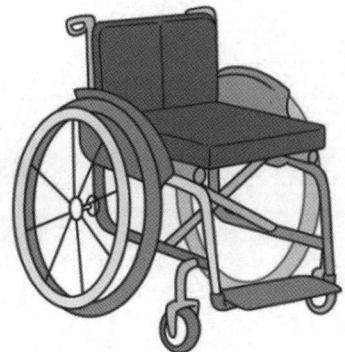

图4-6 手动轮椅

和以燃油发动机驱动的机动轮椅。轮椅配备有刹车制动及喇叭，使用者可通过简单的控制装置自行操作，因此要求使用者拥有正常的认知功能及较大的活动空间。

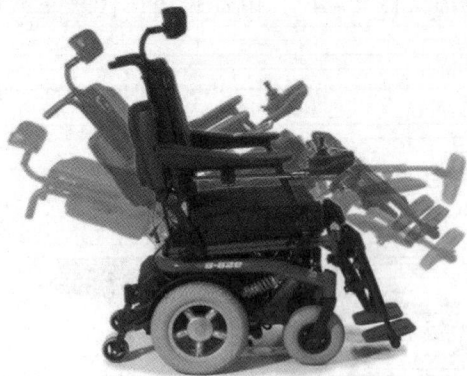

图 4 - 7　电动轮椅

（1）电动轮椅　这是一种以蓄电池为能源、电子装置控制驱动的动力轮椅车（图 4 - 7），使用者可通过控制装置自行驱动轮椅车行进，适用于协调性差、重度瘫痪、下肢功能障碍者及需要较大移动距离的患者使用。新型电动轮椅多使用锂电池，重量轻，寿命长，便于折叠携带。

（2）机动轮椅　这是以燃油为动力的机动轮椅车（残疾人摩托车）。其启动、制动及其他控制装置全部由驾驶员的上肢操纵，座位有靠背和能限制颈部左右移动的装置。机动轮椅安装有下肢防护装置和放置拐杖的位置，要求驾驶者上肢健全、视觉和精神状况良好。

（三）其他分类方式

除以上几种常见分类方式以外，还可以如下分类。

1. 根据轮椅的结构分类　可以分为固定式轮椅和折叠轮椅。

2. 根据适用对象的年龄分类　可以分为婴幼儿用轮椅、儿童用轮椅、成人用轮椅。

3. 根据轮椅的主要用途分类　可以分为一般轮椅、站立用轮椅、站起轮椅、截瘫用轮椅、偏瘫用轮椅、竞技用轮椅等。

二、轮椅的结构

一般来说，轮椅主要包括轮椅架、车轮、椅座与靠背、扶手、脚托和腿托、刹车等（图 4 - 8）。部分轮椅还含有可拆卸轮椅桌、坐便以及各类坐垫等附件。

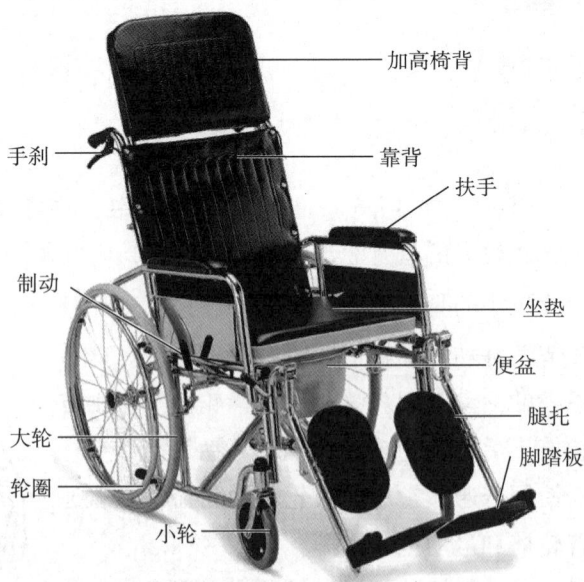

图 4 - 8　普通轮椅结构

（一）普通轮椅

1. 轮椅架 这是轮椅的主体部分，分为固定式和折叠式两种。

固定式有较好的强度和刚度，结构相对简单、牢固，价格便宜，适于自制；折叠式在折起之后体积较小，便于携带和运输，目前临床使用多以折叠式轮椅为主。轮椅架的材料选择很多，可用如不锈钢、铝合金或轻金属等金属制造，也可采用玻璃纤维或碳纤维等新材料。

2. 车轮 轮椅上装有一对大轮、一对小轮和一对手轮圈。

（1）大轮 又称后轮或者驱动轮，为轮椅的主要承重部分，大多位于轮椅架下方靠后的位置，只有极少数特殊情况下才需要大轮在前，如肩关节后伸障碍的患者需将大轮安装在前侧进行操作。直径一般为 8～24 寸。轮胎分为实心轮胎和充气轮胎，实心轮胎便于在平地及地毯上推动，但其减震功能较差，当遇到不平整路面时，充气轮胎的减震效果更好，乘坐更舒适。

（2）小轮 又称脚轮或转向轮，用于转向。其直径有 12cm、15cm、18cm、20cm 数种，小轮的直径越大越容易通过障碍物或不平整的路面，但小轮过大会造成轮椅所占空间变大，行动反而不便。

（3）手轮圈 在大轮外侧通常会增加一对比大轮直径小一些的手轮圈，方便上肢健全的患者自主操作轮椅。手轮圈是可以更换的，选取的材料也是多种多样的，如不锈钢、轻金属、橡胶等，如需增大摩擦力，可将手轮圈设计成波浪形来增加摩擦力或在轮圈表面增加防滑涂层，或者沿手轮圈四周增加推动把手（简称推把）。

推把的选择如下。

1）水平推把：适用于 C_5 水平脊髓损伤患者，患者肱二头肌未受累及，可将手放在推把上，靠屈肘运动推动轮椅车前进。

2）垂直推把：适用于类风湿关节炎、肩手综合征等活动受限的患者，该类患者无法使用水平推把。

3）加粗推把：适用于手指运动严重受限而无法握拳的患者，也适用于患有骨性关节炎、心脏疾病或老年病的患者。

3. 靠背 承托患者背部，有高矮、可倾斜和不可倾斜之分，选取时主要依据患者躯干受控程度和活动能力。选取合适的靠背关系到患者的安全与舒适。

（1）低靠背（低腰承托） 上缘一般在使用者肩胛骨下 2～3cm 处，乘坐时躯干活动度大，可进行躯干的前屈、后伸及旋转运动，但需要患者有一定的躯干稳定和控制能力，适用于截瘫患者或经常参加体育运动的患者。低靠背轮椅多为不可倾斜的靠背轮椅。

（2）高靠背（高背承托） 上缘一般高于肩部，适用于躯干控制能力较差、不能独立驱动轮椅的患者。若患者的躯干和头颈控制能力均较差，可在高靠背上附加头托，高靠背轮椅多为可倾斜靠背，通过调节靠背的倾斜度可以改变臀部受压部位，以达到预防压疮的目的；当患者出现体位性低血压时也可通过放低轮椅靠背解决。

4. 刹车装置 刹车是用于刹住大车轮以停止或将轮椅保持在固定位置的装置，以维持患者的安全转移。普通轮椅的刹车装置较简单，分为凹口式、肘节式两种类型。

（1）凹口式刹车 安全可靠，但操作较费力。

（2）肘节式刹车 利用杠杆原理，通过几个关节而后制动，其力学优点是比凹口式刹车强，但失效较快。

此外，在后推柄处可加装线刹，方便进行护理刹车。若只能使用一只手时，如偏瘫患者，可采用单手刹车，或安装延长杆操纵两侧刹车。

5. 倾斜杆 主要作用是跨越障碍物时防止轮椅后倾跌倒。当轮椅越过障碍时需将脚轮抬起，可踏下倾斜杆，轮椅后倾以翘起脚轮，再用力前推，便可越过障碍；当后轮后倾过度时，倾斜杆先触及地面，可防止轮椅发生向后倾倒。

6. 扶手 一般高于椅座面22.5～25cm，对预防脑卒中患者的肩关节半脱位有一定作用。有固定扶手、活动扶手两种。活动扶手可将扶手完全移除或翻折至后方，以便乘坐者自行或护理人员协助完成转移。有些扶手可调节高度，以适应使用者的身长和臂长。

7. 脚托与腿托

（1）脚托 位于搁脚管的底部，主要作用是支撑双脚。材质有塑料和金属两种，塑料为目前的趋势。比如采用高强度工程尼龙，强度高、韧性好、无气孔、不易损坏。脚踏板分为固定式、开合式、开合可卸式、膝部角度可调式。脚托可同时搭配脚跟环、脚踝带、脚缓冲器等附属结构使用。

（2）腿托 用来支托小腿部，分为横跨两侧式、骨科腿式或两侧分开式。这三种腿托均能摇摆到一边且可以拆卸。必须注意脚托的高度。脚托过高，则屈髋角度过大，体重就更多地加在坐骨结节上，易引起该处压疮。骨科腿式腿托加装搁腿板，且腿托高度可以调节。

（二）电动轮椅

电动轮椅是在普通轮椅基础上增加了电子操控系统（包括电机、电池、控制器等）（图4－9）。适用于手部功能不全、重度瘫痪、心肺功能较差以及需要较大移动距离的患者。电动轮椅的使用需要有一定的单手控制能力、基本正常的认知功能，以及较大的活动空间。电动轮椅因采用外加电力能源驱动，其结构主要分为底座传动系统、电动控制系统、人机界面和座椅、姿势变换机构。

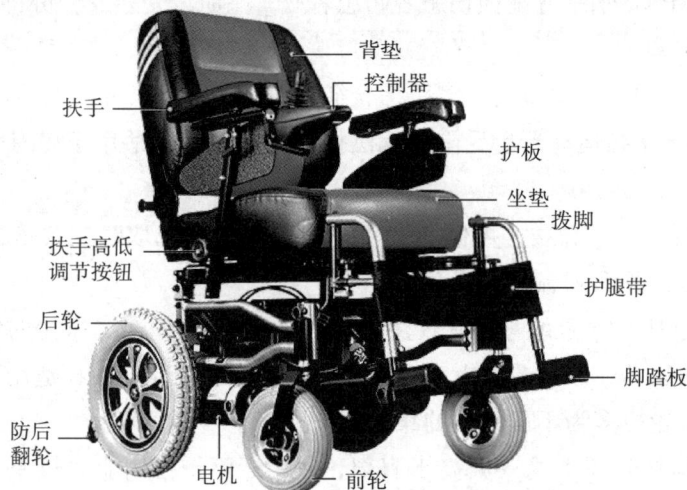

图4－9 电动轮椅

1. 底座传动系统 包括三个部分，分别是主动轮位置、驱动电机、传动方式。

（1）主动轮位置 分为前轮驱动、中轮驱动和后轮驱动，其驱动轮位置对轮椅的转弯半径及运动轨迹有较大影响。

1）前轮驱动轮椅：驾驶时四轮着地，并由位于前侧的驱动轮带动轮椅运动，该种轮椅转弯半径较小，适合室内等狭小空间移动。

2）中轮驱动轮椅：通常中轮驱动轮椅具有前、中、后共5～6个轮子，其中驱动轮位于中间排，其转弯半径是三类轮椅中最小的。

3）后轮驱动轮椅：驱动轮位于后侧，其转弯半径较大，适合户外行驶。

（2）驱动电机 应考虑电动轮椅的用途选用，并根据不同途径选取不同功率的驱动电机。

（3）传动方式　目前使用的有皮带传动、链传动、齿轮传动、电传动（表4-1）。

表4-1　电动轮椅传动方式比较

	皮带传动	链传动	齿轮传动	电传动
优点	结构简单，运转平稳，过载可打滑（保护设备中重要零件）	能在中心相距较远的情况下传递动力，环境适应性好、传动功率大、传递效率高	可保证瞬时传动比的恒定，传递平稳度高且精准，传动效率高，使用寿命长	电动机直接安装在轮上，因此电机效率高，动力强，运转经济
缺点	运转中易打滑、传动效率低，不能保证精确传动比	链条易磨损使得节距变大，造成链条脱落现象（掉链子），安装和维修要求较高	对齿轮的制造、安装、维修要求高，不能远距离传动	安装、维修要求高，不能远距离传动

2. 电动控制系统　其组成包括输入装置、电流分配器以及显示器。输入装置将用户的动作转换为电子信号，并传送至电流分配器，作为其分配电量的依据。电流分配器接收到输入装置传来的信号后直接进行不同电机、电动液压缸或灯泡等用电器间的电流分配。

3. 人机界面　指的是控制电动轮椅的操作方式，需尽可能利用本人最有效的身体部位控制轮椅。传统电动轮椅一般采用操纵杆式，使用手或前臂操作。在特殊情况下可以进行改装，如眼睛控制、舌控开关等。

4. 座椅及姿势变换机构　分平面固定型、可整体倾倒型、可斜躺型、可站立型、座面升降型。

（三）轮椅的附件

轮椅除基本结构之外，还具有一些根据乘坐者需要而设置的附属结构（图4-10）。

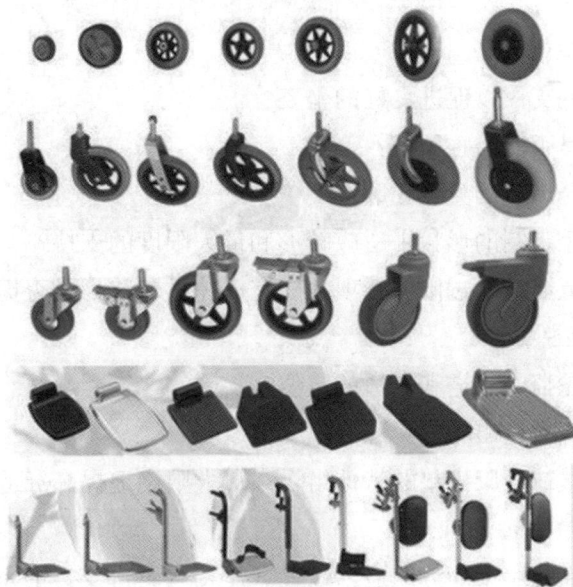

图4-10　轮椅的配件

1. 坐垫　指放置在椅座上的垫子，可增加承重面积，降低局部压强，防止出现压疮和皮肤擦伤，使乘坐者更舒适、更安全。垫的选择应软硬适中，具有良好的匀压性、透气性、散热性等。其材质常见的有泡沫橡胶坐垫、凝胶坐垫、纤维坐垫、充气坐垫、充水坐垫、羊皮坐垫等。针对坐位情况下坐骨结节处压力最大的情况，可考虑将坐垫对应位置镂空处理，将坐骨结节架空，避免受压。

2. 头颈托　是额外安装在轮椅靠背上方提供头颈部支撑的装置，多与高靠背轮椅搭配使用。可根据患者的实际情况选用不同形状和不同大小的头托或颈托，然后将其安装在轮椅靠背上方。这种轮椅和附件的组合非常适合头控较差的患者，如患有脑卒中患者、脑外伤患者以及脑瘫儿童。

3. 固定带　为患者躯干或肢体提供固定，保护和防止患者从轮椅车中滑落的软质安全带。固定带多由尼龙或软质皮革制成，可根据需要调整合适的长度，加工制作简单，使用方便，用于对躯干、肢体各部位的固定保护，是常用的轮椅附件。适用于平衡能力较差、肢体多动症、肌痉挛患者。

4. 轮椅桌　这是临时安装在轮椅上为患者提供日常生活帮助的特制小桌。轮椅桌通常用硬塑料板或木板制作，大小与轮椅的尺寸相匹配。桌面可以为长方形或半圆形，边缘部位稍微隆起，边角圆滑安全。可供患者在轮椅中完成吃饭、阅读等日常生活及一些简单的康复训练。

三、轮椅的处方

患者在配备轮椅前，应由专业团队对其进行测试、评估。制订轮椅处方需要的信息包括从病史、初步检查、仰卧位和坐位检查获得的数据，轮椅使用者的功能需求，例如饮食、手动和（或）辅助移动或转移，以及确定要保留和要达到的功能能力。考虑到设备的不同表面和特征。表面的形状和灵活性、尺寸、位置和附件特征均应包括在处方中。测试和评估虽然耗时，但评估的完整性和准确性绝对是至关重要的，因为以后可能很难做出改变。准确记录下为什么做出某些决定和装置安排。在轮椅制造或购买过程中，可能有关部分需要修改。如果有准确的测量记录，通常可以在不把患者召回医院的情况下做出决定。应分配时间在临床环境中测试试验设备。这为患者提供了一个机会，来确定个人对建议改变的耐受性。如有可能，应在患者的家庭环境和社区中对试验设备进行测试，使患者能够练习使用设备，并确保设备达到预期效果。

1. 确定座椅支撑时要考虑的问题

（1）座椅是否提供足够的支撑以促进良好的坐姿？

（2）座椅上的压力分布是否能防止压疮？

（3）坐垫的形状是否适合患者的身体轮廓？

（4）这个人是否需要一个定制的形状来适应畸形和最大限度的支持？

（5）如果患者无法使用上肢或通过倾斜选项独立完成体重转移，是否提供减压措施？

（6）座椅深度是否合适？

（7）座椅宽度是否适合轮椅的推进和舒适的定位？

（8）座椅表面是否适合安全进出轮椅？

（9）是否需要泡沫、空气或凝胶坐垫的特殊组合来最大限度地提高舒适性和缓解压力？

2. 确定背部支撑时要考虑的问题

（1）背部支撑是否处于直立躯干姿势的适当位置（座椅与背部支撑的角度、空间方向）？

（2）背部支撑的形状是否适合患者的身体轮廓（如果使用市售具有轮廓的背部支撑，则应检查，以确保支撑适合人体。有时患者的臀部可能太宽，无法适应商业背部的固定外侧支撑）？

（3）患者是否需要定制的形状来提供充分的接触和支撑？

（4）背部支撑是否能充分控制肌肉无力和躯干不对称？

（5）倾斜使用时，背部是否舒适？

（6）背部支撑是否允许进行功能性活动（推进、伸展、转移）？

（7）对于骨性脊柱、骶骨突出或防止压疮的患者，压力分布/缓解是否足够？

（8）是否需要特殊的泡沫、空气或凝胶组合来最大限度地提高舒适度和减压？

四、轮椅的选配

一辆合适的轮椅可以帮助残疾人重新融入社会，而一辆不合适的轮椅实际上会加剧与活动限制和残疾有关的问题。确定一个合适的座位系统和轮式移动基础，创造一个最合适的坐位环境，可以帮助患者实现最大的功能。

轮椅的选配需要多学科参与，所有关心这个人现在和未来功能的人都是这个团队的一部分。该团队可能包括轮椅使用者、辅具治疗师、物理治疗师、作业治疗师、家庭成员、护理人员、护士、医生、教育工作者等。为了确保获得最合适的设备，团队必须清楚地知道谁将使用它，期望的功能级别是什么，以及椅子将在哪里使用。因此，患者的意愿和意见是最重要的。康复医生、康复治疗师对患者的运动、感觉、认知功能，以及对使用轮椅的态度、身材、转移能力、生活方式、环境要求等多方面进行综合评估，为其选配合适的轮椅。辅具治疗师负责调整和安装最终轮椅，以及教会患者和护理人员如何使用和维护设备，以确保最佳的长期性能。

（一）轮椅的选配原则

1. 稳定近端以促进远端活动和功能的改善 这一原则是基本的潜在策略，通常用于治疗神经肌肉受累的个体。近端稳定为远端活动提供基础。吃饭时，把肘部固定在桌子上，然后再固定手腕，这样可以促进吃饭时的独立性。为了改善躯干姿势，稳定骨盆很重要。在坐着的时候，骨盆的稳定性应该首先得到解决，因为它是身体其他部分的基础。当评估哪个部位需要多少稳定性时，从骨盆开始，向下移动，然后向上移动，并重新评估每个水平，以确定哪里需要主动控制，以及保持良好姿势所需的支持量。

2. 实现并保持骨盆对齐 骨盆应该处于中立位到轻微前倾的位置，最好是水平的（不要倾斜或旋转）。这个体位可以维持正常的腰椎曲线，为坐骨结节提供负重，促进躯干活动和躯干肌肉的共同收缩。坐骨结节的负重也能促进对称，提供更稳定的直立姿势（而不是坐在骶骨或尾骨上）。促进髋部的屈曲和下背部的伸展可以有效地减少异常模式。一个水平的骨盆允许相等的重量和均匀的压力分布，并改善骨盆上下身体区域的对齐。为了达到良好的骨盆对齐，必须设定活动度限制，以及参考所有线性尺寸（例如，大腿和小腿长度、躯干和臀部宽度）。为了保持这种对齐，可能需要考虑骨盆定位装置。骨盆定位装置是一种柔性带或刚性棒，有助于控制骨盆运动。弹性带应位于髂前上棘（ASISs）下方，非常舒适，与座椅表面呈45°～90°角。拉的角度取决于人如何移动骨盆。骨盆柔性带定位装置的关键考虑因素包括放置角度、大小、扣紧方法、拉的方向和扣环的位置。一个刚性装置应该位于髂前上棘的正下方，该棒连接到安装在座椅或椅子框架上的金属支架上。该装置可防止盆腔运动，对盆腔过度移位的患者可能有益，另一种保持骨盆位置的方法是使用膝关节块。膝关节块为膝关节提供前部支撑，防止患者在轮椅上向前滑动。

3. 促进所有身体部位的最佳姿势对齐，适应范围内的活动 一旦骨盆稳定，注意力就会转向其他身体部位的对齐。良好的对齐有助于改善平衡、稳定、舒适和功能；有助于防止习惯性不对称姿势造成的畸形；防止皮肤因压力不均而破裂。如果可以实现良好的对齐，则必须确定该人是否可以使用肌肉力量或是否需要外部支撑来保持对齐。必须在改善体位的情况下练习运动动作，特别是在体位发生剧烈变化的情况下。对于不适合被动对准的关节和（或）身体部位，需要进行调节（例如固定挛缩）。例如，对于因长时间以下肢（LE）偏身坐姿（一侧髋关节外展和外旋，另一侧髋关节内收和内旋）而出现长期髋关节活动度限制的患者，需要进行调节。试图对齐LEs会导致骨盆旋转和躯干旋转。LEs必须放置在中立的姿势。骨盆的调整优先于身体其他部位的调整。提供最佳的骨盆和躯干对齐是最重要的。

4. 限制异常运动和改善功能　座椅设备可以设计成抑制异常的姿势和运动，从而改善健康、舒适度和功能。应根据预期目标和预期结果劝阻或阻止（控制）异常动作。对异常运动的观察和分析将提供触发反应的线索。确定启动触发因素将有助于制定轮椅座椅策略，从而有助于抑制不必要的运动。这需要良好的解决问题的能力。确定问题的根源可以减少对支撑块的使用。

5. 为实现预期目标和预期结果提供最低限度的必要支持　为患者提供最少的限制性支持，以促进新技能的获得和培养独立性，而不是造成对设备的不必要依赖。这对于正在成长的年轻人，以及由于位置不佳和过度使用设备而没有机会改善功能的人尤其重要。轮椅的支持系统可以在一天中间歇性地使用，随着时间的推移提供学习机会（获得新技能）。使用最少的支撑可以改善外表。其他设备可能需要用于特定的活动或有机会提高力量和技能。

6. 使用过程舒适　座椅设备应该是舒适的。不适会导致异常的姿势和运动增加、姿势不对称、疲劳、耐力下降、注意力不集中，最后结果是设备的废弃。提供设备的关键是使用者的参与，他们应该参与这个过程，并有机会表达对系统的喜欢和不喜欢。一个不合适的系统只会带来更多的问题。

（二）轮椅的选配方法

1. 一般状况的评定　由康复医师评估使用者，了解其年龄、疾病诊断、运动、感觉、认知功能、康复需求，对使用轮椅的态度、能力，以及使用者所处的环境、家庭条件等。根据评估情况选择适合使用者的轮椅。

（1）偏瘫患者可选配单侧手驱动的轮椅。

（2）脑瘫患者可选配靠背可倾斜，并加装头枕、分腿板、安全带等支撑装置的轮椅。

（3）四肢瘫患者可选配具有较大摩擦力的手轮圈，能拆卸扶手以及减压坐垫的轮椅。

（4）截瘫有压疮者可选配俯卧式轮椅。

（5）下肢截肢者可选配重心调整过的轮椅。

（6）不宜久坐或久站者可选配坐立两用轮椅。

（7）一般患者可选配标准型轮椅。

（8）残疾人或年老体弱者可选配电动轮椅。

（9）特别需求者可选配特殊轮椅。

2. 轮椅的尺寸　特别是座位宽窄、深浅与靠背的高度，以及脚踏板到坐垫的距离，都会影响乘坐者的舒适度。此外，还要考虑患者的安全性、操作能力、外观等。

轮椅的测量设备与用具：测量用座椅、皮尺等。

测量要求：受检者穿着普通衣服，坐在测量用座椅上，髋关节和膝关节屈曲90°，足底着地，有矫形器者需佩戴矫形器。

轮椅尺寸与大小主要需下列参数测量与记录。

（1）座位高度（seat height）　是测量腘窝至地面的高度，一般为45～50cm；座位太高，轮椅不能靠近桌子；座位太低，坐骨承受重量过大。

（2）座位宽度（seat width）　是测量坐位时两侧臀部最宽处的距离再加5cm，一般为40～46cm；座位太窄，进出轮椅比较困难，臀部及大腿组织受到压迫；座位太宽，则不易坐稳，操纵轮椅不方便，双上肢易疲劳，进出大门也有困难。

（3）座位深度（seat deep）　是测量臀部向后最突出处至小腿腓肠肌间的水平距离再减5cm，一般为41～43cm；若座位太浅，体重将主要落在坐骨上，易造成局部受压过多；若座位太深，则会压迫腘窝影响局部的血液循环，并易刺激局部皮肤产生压疮。对大腿较短或有髋、膝屈曲挛缩的患者，则使用浅座位较好。

（4）座椅角度（seat angle） 是指座位与轮椅之间的夹角，也称为坐姿角。坐姿角的范围一般为0°～20°。一定的坐姿角可使骨盆稍微倾斜，给躯干提供更多的稳定性，患者乘坐时更有安全感。

（5）扶手高度（armrest height） 是测量在上臂自然下垂肘关节屈曲90°时肘下缘至椅面的距离再加2.5cm，一般为22.5～25.0cm。有坐垫者还应加上坐垫高度；适当的扶手高度有助于保持正确的身体姿势和平衡，并使上肢放置在舒适的位置；扶手太高，上臂被迫上抬，易感疲劳；扶手太低，需要上半身前倾才能维持平衡，不仅容易疲劳，还会影响呼吸。

（6）靠背高度（backrest height） 分低靠背与高靠背的高度。低靠背的高度是测量从座椅面到腋窝的实际距离再减去10cm；高靠背的高度是测量从座椅面到肩部或后枕部的实际高度。靠背越高，越稳定；靠背越低，躯干上部及上肢的活动范围越大。

（7）轮轴高度 是指地面与轮轴之间的距离。理想的轮轴高度是患者在轮椅中坐直且将手放松至车轮顶部时，肘关节的屈曲角度在100°～120°之间。轮轴过低，患者可能无法完全触到手轮圈，导致每次推动的距离较短；轮轴过高，推动过程中被动外展患者肩关节，有导致肩峰撞击综合征的危险。

（8）脚踏板高度（pedal height） 一般应与地面至少保持5cm距离。

（9）轮椅全高（wheelchair height） 是指手推把上缘至地面的高度，一般为93cm。

（10）坐垫与脚踏板的距离 最佳距离为乘坐者坐好后，双脚放在脚踏板上，腘窝处大腿前端底部与坐垫之间约有4cm间隔，这样可使大腿底部与臀部同时承受重量，而又不压迫腘窝处的血管和神经，同时还要使脚踏板与地面之间保持一定的间隔。

坐垫与脚踏板之间的距离过小，可使大腿前端底部与坐垫之间离开过多，造成坐骨结节承重过大，长时间如此乘坐就会产生压疮。坐垫与脚踏板距离过大，乘坐者的脚不能够踏在脚踏板上，双脚失去依托而晃动，容易导致碰伤。如果大腿底部完全承受小腿和脚的重量，长时间如此乘坐就会压迫腘窝处的血管和神经，同时小腿自由晃动，也容易造成皮肤擦伤或压迫神经与血管。

3. 轮椅的附件选配

（1）双侧上肢无力，但手指可搬动小手把或按动电开关者，选配电动轮椅。

（2）肩肘部有力，而手的握力不够者，可将手轮加粗，或选配带推把的手轮。

（3）力弱者，可安装车闸延长杆。

（4）不能独立进出轮椅者，选配可向两侧分开的脚踏板。

（5）髋关节屈曲受限者，选配可倾斜式靠背轮椅。

（6）膝关节屈曲受限者，选配可抬起的脚踏板支架。

（7）双下肢完全瘫痪者，选配带腿托和脚跟环的轮椅。

（8）不能维持稳定坐位者，可加用安全带。

（9）下肢截肢，特别是双侧大腿截肢者，要把轮椅的车轴后移，安装倾斜杆，防止重心后移，导致轮椅后翻。

（10）在室内、城市街道使用，选配实心轮胎，直径较小的脚轮；在农村及路面差的环境中使用，选配充气轮胎，直径稍大的脚轮。

4. 轮椅选配的注意事项

（1）选择轮椅时需注意使用的安全性、患者的操作能力、轮椅的重量、使用的地点、舒适性、价格、外观等。应特别注意选用合适的轮椅坐垫，以防压疮。对躯干平衡和头颈部控制不良的患者可用头托或颈托。要特别注意安全因素，如车轴的位置、脚轮的位置和直径、座位的位置和高度、载物的放置位置以及大车轮和地面接触点的间距宽度等。

（2）独自驾驶轮椅者，选配轮椅时应把轻便放在第一位。

（3）轮椅定制时，既要考虑外观，也要考虑使用者的功能、使用地点、经济能力以及更换零件的费用等。

（三）轮椅的评估

1. 轮椅质量的评估　①轮椅折叠是否顺利；②四轮是否同时着地；③两手握住轮椅手把手均匀向前推动轮椅，是否呈直线行走；④将轮椅横放，用手推动大轮，检查转动是否灵活，有无摆动现象，前脚轮转动是否灵活；⑤电镀和喷漆质量如何；⑥制动器是否牢固，其装置是否与轮胎靠得太近；⑦脚踏的开合是否灵活，调节是否灵活；⑧各部件的安装、开合、调节是否灵活可靠。

2. 轮椅的动态评估

（1）车轮着地性　评估使用者驱动轮椅经过障碍物时，是否出现其他车轮悬空，造成方向失控，而使轮椅突然转向，出现安全隐患的情况。

（2）动态稳定性　评估使用者驱动轮椅上下坡道时，在一定坡度内，是否出现轮椅向各个方向翻倒的情况。

（3）驻坡性能　使用者坐于轮椅上，将轮椅推至斜坡上刹好车闸，是否出现轮椅沿坡道下滑或者翻倒的情况。

（4）滑行偏移量　使用者让轮椅短距离自行滑行时，是否出现侧方滑移现象；若出现侧方滑移，可能为轮椅装配不平衡，导致使用者双侧用力不均衡，进而影响躯干及双上肢的发育及发展。

（5）最小回转半径的测试　使用者在水平测试面上驱动轮椅做360°双向转向，其测试值小于0.85m。

（6）最小换向宽度的测试　使用者在水平测试面上驱动轮椅仅做一次倒退，将轮椅回转180°的最小通道宽度，其测试值小于1.5m。

（7）椅座及靠背垂直静载荷测试要求　在轮椅椅座和靠背上分别单独放置20kg的预置载荷，再单独在椅座上加130kg和单独在靠背上加55kg的静载荷，10分钟后撤去静载荷，椅座及靠背变形挠曲度小于100mm，左右靠背管与扶手管交点的左右间距变形量不应超过20mm，轮圈内面与扶手管外面的距离变形量小于5mm（靠背静载荷不考虑该变形量），除去载荷后的永久变形量不超过3mm。

（8）整车耐冲击测试　将展开的空载轮椅水平抬高400mm，使其自然落地3次，观察有无变形、断裂、脱焊和损坏等异常现象。

（9）小脚轮耐冲击测试　装有假人的轮椅车从测试斜面平台由上向下行驶，使之与台阶碰撞3次，观察有无变形、断裂、脱焊和损坏等异常现象。

（10）椅座耐冲击测试　检测猛然坐下时，椅座是否存在变形及损坏，要求达到一定强度。

五、轮椅的使用

轮椅使用是指根据乘坐者的能力，正确地使用和操作轮椅的方法。

1. 适应证与禁忌证

（1）适应证

1）步行功能减退或丧失者，如截肢、下肢骨折未愈合、截瘫、其他神经肌肉疾病引起的双下肢麻痹、严重的下肢关节炎症或疾病等。

2）非运动系统本身疾病，但步行对全身状态不利者，如严重的心脏病或其他疾病引起的全身性衰竭等。

3）中枢神经系统疾病，使独立步行有危险者，如有认知、感知障碍的脑血管意外、脑外伤患者，严重帕金森病、脑性瘫痪难以步行的患者等。

4）高龄老人、步履困难易出意外者、长期卧床者。

（2）禁忌证

1）严重的臀部压疮或骨盆骨折未愈合者，不宜使用坐式轮椅。

2）缺乏足够视力、判断力和运动控制能力者，不宜选用电动轮椅。

2. 轮椅使用操作前的检查与调试技术 ①规格、尺寸与处方是否相符；②各紧固部件是否拧紧无松动；③各操作部件是否灵活可靠，轮椅打开、折叠是否顺利；④刹车装置是否灵活、有效、可靠；⑤脚踏板的开合是否灵活，打开后固定是否牢固；⑥四个车轮是否均匀着地，脚轮转动是否灵活，大车轮转动是否平稳灵活，两侧用同样的肌力向前推动轮椅时能否直线前进；⑦座椅及靠背是否紧绷、无污染、无破损。

3. 轮椅中的坐姿与维持 一般要求乘坐者在轮椅中保持躯干直立，两侧对称、安全舒适、功能最好的姿势。某些姿势异常者需定制特殊的轮椅座位及座位系统来校正或维持坐姿；使用特制的座椅和各种坐垫、扶手和扶手垫、脚踏板，给乘坐者以稳定的支撑，防止局部过度受压，保持舒适和良好的姿势。

4. 轮椅的使用方法

（1）前进 ①身体向后坐下，眼看前方，双手向后伸，稍屈肘，双手紧握手推圈的后半部分；②推动时，上身前倾，双上肢同时向前推并伸直肘关节，当肘完全伸直后，放开手推圈，如此重复进行（一侧肢体功能正常，另一侧功能障碍者，可以利用健侧上、下肢同时操纵轮椅：先将健侧脚踏板翻起，健足放在地上，健手握住手轮，推动时，健足在地上向前踏步，并与健手配合，将轮椅向前移动）。

（2）后退 双臂在轮把之间绕过椅背，伸肘置双手于手推圈上；倾身向后，压低双肩，使手臂能用足够力气将车轮向后推动，不能将轮椅推上斜坡者，可运用这一方法使轮椅倒上斜坡；偏瘫患者可利用患肢与健侧协调运动推动轮椅行进。

（3）转向 以向左转向为例：右边的手推圈朝前推，左边的手推圈朝后推；反之亦然。

（4）后轮平衡 轮椅一般依靠后轮进行上下台阶，后轮的平衡技术应使患者掌握三个基本动作：①轮椅翘起时小轮离地，患者在大轮约10点处握住驱动环向后方转动后轮，在轮椅快速向前时，惯性会使前轮离地翘起；②注意保持轮椅后轮的平衡，通过前后转动后轮及患者自身头部和肩部的位置调节平衡；③后轮平衡时行进、转弯。

（5）上下台阶

1）上台阶：前轮离台阶两三分米，面对台阶，前轮抬起置于台阶上，前轮退到台阶边缘，患者的双手置于驱动手轮恰当位置，用力驱动轮椅完成上台阶。

2）下台阶：轮椅后退到台阶边缘，患者双手控制轮椅下降，同时转动轮椅，把前轮从台阶上放下。

（6）上下坡

1）上斜坡：身体前倾，双手分别置于手推圈顶部之后，腕关节背伸、肩关节屈曲并内收向前推动车轮，通过转换车轮方向，使之与斜坡相交还能使轮椅在斜坡上立足（注意：如果上坡时轮椅后倾，很容易发生轮椅后翻）。

2）下斜坡：伸展头部和肩部，并用手制动，可将双手置于车轮前方或在维持腕关节背伸时将一掌骨顶在手推圈下方进行制动。

5. 护理人员的使用

（1）打开轮椅　①先把轮椅向外稍微打开；②手掌向下，双手平放在座位两侧；③上半身微微用力向下压，轮椅会向外打开（注意：切勿把手指伸到坐垫下，或抓住坐垫两侧，否则会弄伤手指）。

（2）折合轮椅　①折合前先把脚踏板收好；②站在轮椅旁边，将坐垫向上拉起；③把坐垫向上拉，直至轮椅完全折合。

（3）前进或后退

1）四轮着地法：轮椅保持水平推或四轮着地推。

2）二轮着地法：前车轮（方向轮）离地，后轮（大车轮）着地，轮椅后倾30°推或拉。

（4）上台阶　①在台阶前稍微用力把轮椅向下压，使前车轮离地（注意：切勿把轮椅过度后倾，否则有可能造成后翻）；②把前轮放在台阶上后，将轮椅向前推。

（5）下台阶　①背向前方；②把轮椅后轮稍微提起后向后拉；③将后轮轻放着地后，再慢慢向后拉。

（6）过小坑　①在小坑前稍用力把轮椅向下压，使前车轮离地后再向前推；②待小轮越过小坑后，将前车轮轻放着地；③把后车轮稍稍提起后向前推，待越过小坑后再轻放着地。

（7）上下楼梯

1）一人式：二轮着地法，向后拖，逐级而上，下楼梯反之。

2）二人式：同一人式，另一人置轮椅前方协助。

6. 轮椅的转移　使用轮椅的患者，常需在轮椅、床、便桶、浴池和汽车等之间进行转移，这些都需要用科学方法进行训练。残疾者只有熟练地掌握了转移技术，才有可能做到生活自理并从事适当的工作。

转移的方式有立式转移和坐式转移。立式转移适用于偏瘫以及本位转移时能保持稳定站立的任何患者。坐式转移主要应用于截瘫以及其他有下肢运动障碍的患者，有三种形式：①用滑板的侧方滑动转移；②不用滑板的侧方转移；③前后滑动转移。下面以几类患者进行床与轮椅之间的转移为例进行介绍。

（1）偏瘫患者从床向轮椅转移　床铺高度要与轮椅座接近，床头宜装一短扶手，轮椅带有制动器和拆卸式脚踏板。轮椅放在患者的健侧。轮椅与床尾稍成一定角度（30°～45°）。①患者坐在床旁，首先锁上轮椅的刹车；②躯干向前倾斜，同时用健侧位的脚和手向下撑，进而移向床边；③将健侧膝屈至90°以上，并把健侧脚移到患侧脚的稍后方，便于两足自由转动；④抓住床扶手（假如平衡不稳则抓住较远的轮椅扶手的中部），患者的躯干向前移动，用自己的健侧臂向前撑，使大部分体重转移到健侧小腿，达到站立体位；⑤患者将手移到轮椅远侧扶手的中部，并移动两足，使自己呈准备坐下的体位；⑥当患者坐上轮椅以后，调整自己的位置，松开刹车，后退轮椅离开床；⑦患者将脚踏板摆到原来位置，用健侧手将患腿提起，并把足放在脚踏板上。

（2）截瘫患者从轮椅向床转移　患者侧坐于滑板的轮椅侧，然后扭转臀部并扭离轮椅坐垫，向床方向转移，然后身体重量压在双上肢上，完成转移。

（3）截肢者从轮椅向床转移　①由患侧至床的转移：将轮椅与床调整成约45°的角，在患侧的轮椅扶手和床之间放置一个滑板，滑板插入患侧的臀下，患者双手扶住轮椅扶手，撑起身体坐在滑板上，移动身体将重心转移到床上。②由健侧至床的转移：将轮椅与床调整成约45°的角，患侧的手扶住靠床一侧的轮椅扶手，健肢一侧的手扶住床，转动身体至床上。

7. 轮椅的保养 为了使轮椅处于最佳状态以确保使用者的安全，轮椅使用一段时间后，需定期进行检查和保养。

（1）一般1个月左右检查一次，轮椅使用频次最高的部位是大轮、小轮、手闸、脚踏板等。

（2）维护保养轮胎要注意尽量在平滑的路面上使用，减少坑洼道路造成的磨损。

（3）充气轮要保证八九成气量，充气量太足或亏气，轮胎都易磨损。

（4）轴承使用半年左右，上一点机油，使其磨合更润滑，寿命更长。

（5）手刹车频繁使用后，注意螺丝是否紧固，螺丝松动，手刹车失灵不起作用，容易造成摔伤。

（6）注意脚踏板的高低、角度调节到适合使用者的位置，避免冲撞、磕碰脚踏板，保持清洁，防止湿滑。

（7）椅面和靠背的维护，可以根据需要，使用减压效果好、透气性强、易清洁的坐垫，如防压疮坐垫、毛巾座、靠垫、席垫等。注意坐垫高度要适当，保持使用者整体稳定性、安全性很重要。

（8）轮椅车在使用过程中如遇雨淋后应及时擦干，正常使用的轮椅也应经常用细软干布擦拭，并涂上防锈蜡，使轮椅持久保持光亮、美观。另外，轮椅长期不用时要放在阴凉干燥处，不要在上面长期放重物。

第二节 助行器

PPT

所有辅助人体行走的设备统称为助行器具（assistive ambulatory devices，AAD），简称助行器。它们可以提升行走过程中身体的稳定性，并同时减轻人体对下肢的负荷，降低对关节的负重要求或弥补下肢的肌力不足等。通过使用这些助行器，使用者可以提高日常生活活动能力，减少对家庭和社会的依赖。此外，使用助行器还有助于改善使用者的心肺功能，促进外周血液循环并预防骨质疏松。助行器的主要功能包括保持平衡、支持体重、增强肌力以及辅助行走等。

一、助行器的分类

1. 按形式分类

（1）手杖式助行器 这类助行器小巧、轻便，但支撑面积小、稳定性差，如手杖、前臂杖、腋杖、盲用手杖（有一定的支撑功能）、附带座椅的手杖等。

（2）步行架式助行器 又称助行架，这类助行器比较笨重，但支撑面积大、稳定性好，如步行器、步行椅等。

2. 按结构分类

（1）固定式助行器 其结构尺寸不能改变。

（2）可调式助行器 其结构尺寸可以调节但不能折叠。

（3）折叠式助行器 其整体结构可以折叠。

（4）折叠可调式助行器 其整体结构可折叠，尺寸可以调节。

二、助行器的结构

（一）助行杖

用于辅助人体行走的杖类器具统称为助行杖（walking stick）。助行杖可分为手杖和拐杖两大类。

1. 手杖（cane） 是指利用腕关节及以下部位用力以助行走的器具（图4-11）。它可以由铝合金等轻型材料制造，也可以由木质、硬质塑料制作。虽然设计不同，但都装有2~5cm长的橡胶底部以保证安全防滑。根据高度是否可调，分为固定式与可调式；根据着地点数，分为单足手杖和多足手杖。

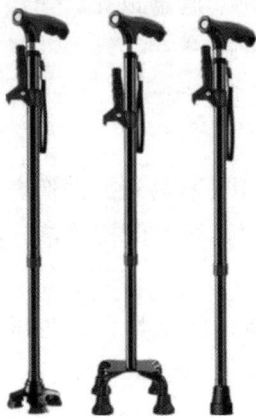

（1）单足手杖 与地面仅有一个接触点，通常采用木材或铝合金材料制作，主要由把手、支撑杆、套头三部分组成。单足手杖又可分为直立手杖和减力手杖。

1）直立手杖（single - tip cane）：其把手在矢状面上位于其着地点后方，加上本身的直立结构，使得手杖触地时的上传震动可以直达把手，故对使用者的手（尤其是腕关节）有一定的力量要求。长期使用直立手杖，使用者会感觉手腕不适，甚至出现腕管综合征等。

2）减力手杖（offset single - tip cane）：其把手位于其着地点正上方，可以避免使用者手腕过度尺侧屈曲。减力手杖上部的"7"字形结构，可以大大减轻着地点触地时的上传力量，从而减少对上肢的慢性损伤，包括减少腕管综合征的发生等。

图4-11 手杖

（2）多足手杖 主要由把手、基座、支撑杆三部分组成，多足手杖又可分为四足手杖、三足手杖。

1）四足手杖（quad cane）：基座有四个着地点，支撑面广且稳定。每个点通常采用硬质橡胶套头紧紧套住，起到缓震作用。四足手杖有小号和大号两种。小号四足手杖（small quad cane）成矩形，占地面积约为12cm×22cm；大号四足手杖（large quad cane）的占地面积约为16cm×29cm。使用时，把手的开口侧应向后，把四足在地面构成的矩形的平侧（而不是斜的两侧）靠近患者身旁。四足手杖在走路时不要太靠近患者，以免行进过程中手杖与身体发生碰撞；也不要离得太远，以免手杖着地负重时向内倾倒。四足手杖的支撑面大，稳定性好，但占地面积大，不太适用于上下楼梯或高低不平处。由于四足同时着地，才能保证其稳定性，故在行走过程中，使用者常会放慢脚步，从而降低了行走速度。

2）三足手杖（tripod cane）：基座被三角形的硬质橡胶板块所替代，兼顾单足拐杖的良好移动性和四足拐杖的良好稳定性。

2. 拐杖（crutch） 是指利用腕关节以上部位用力以助行走的器具。拐杖简称拐，可分为腋拐、矫形拐、前臂拐、腋下拐、四足拐、平台拐、H形拐等类型。

（1）腋拐（axillary crutch） 又称标准拐，主要由上端的腋托、中间的把手、支撑杆、套头组成，分固定式和可调式两种（图4-12）。腋拐可以单侧使用，也可以双侧使用。单侧使用腋拐时，使用侧上肢及腋拐可共同承担近80%的体重；双侧使用腋拐时，双上肢及腋拐可共同承担100%的体重。腋拐采用单足着地，移动性良好；腋拐的稳定性与单足手杖相似，但比四足手杖稍差。腋拐的负重点是位于中间的把手，而不是腋托。腋托上一般装有海绵套，腋托抵住胸部或者被夹于腋窝，可提供较好的侧向（左倾或右倾）平衡力，帮助稳定肩部。腋拐对使用者的体能、手腕部力量有较高的要求。当整个身体重量完全依靠腋拐时，有可能导致过于前倾造成的腋神经损伤，或相对侧造成的桡神经损伤。使用腋拐行进时，所需空间较大，故腋拐不适合于空间狭小处使用。其优点是稳定可靠，适合上下楼梯，而缺点是笨重、外观不佳、易产生腋下压迫。

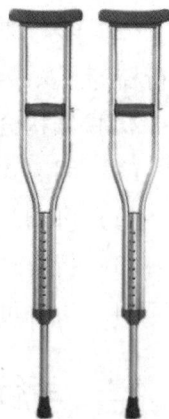

图4-12 腋拐

（2）矫形拐（orthopedic crutch） 比腋拐少了一边，有点像是减力手杖的向上延伸；功能上，矫形拐与腋拐相同，但比腋拐轻便、美观。

（3）前臂拐（forearm crutch）　又称肘拐（elbow crutch）。其显著特点是在把手的上方配有一个轻金属或塑料制成的弧形前臂套，有前开口和侧开口两种（图4-13）。此套环扣于使用者前臂，可以让使用者腾出手来做其他事情，同时减轻了对手腕部的力量要求。使用时，前臂套不宜太紧，以免使拐难以移动；也不要太松，以免失去支撑力。前臂套环扣在肘关节和腕关节之间中点的稍上方，太低会导致支撑力不足；太高会妨碍肘的活动，甚至碰撞尺神经，引起尺神经损伤。前臂拐可单侧使用，也可以双侧使用，一般可减少下肢40%～50%的负重，可提供较好的腕部稳定性。把手的位置和支撑杆的长度可以调节。与手杖相比，前臂拐可较好地保护腕关节；与腋拐相比，前臂拐轻便、美观，但防止身体左右侧倾斜的能力不如腋拐。前臂拐对使用者的躯干力量有较高要求。有时前臂套不宜解脱，妨碍其使用。

（4）腋下拐（underarm crutches）　其结构类似于前臂拐，不同之处在于腋下拐的上臂套代替了前臂拐的前臂套。

（5）四足拐（quad crutch）　主要由前臂套、把手、支撑杆和四足基座组成，类似于前臂拐与四足手杖的联合体（图4-14）。四足拐的稳定性较好，但重量相对较大。

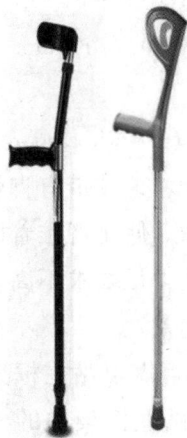

图4-13　前臂拐

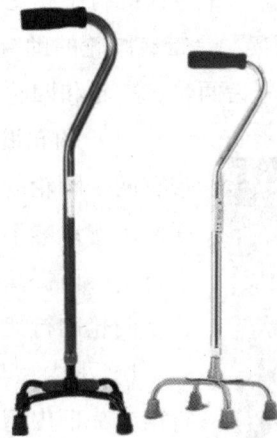

图4-14　四足拐

（6）平台拐（platform crutch）　又称类风湿拐。主要由把手、前臂托、支撑杆和套头组成。使用时，将使用者的前臂固定于平台拐的前臂托，用手握住前臂托前方的把手，掌控行走方向。由于使用者的前臂被固定，遇到危险时会妨碍其手的防护性伸出，故使用者要具备一定的平衡与协调能力之后，才能在无监护下使用平台拐行走。

（7）H形拐（H-frame crutches）　由2个前臂拐与1个曲线形金属杠组成。金属杠使2个前臂拐之间保持一定距离，增加了稳定性。随着使用者行走能力的增强，可将金属杠撤除，H形拐就变成了2个前臂拐。H形拐填补了常规拐与助行架之间的空白，兼顾了两者的优点。

（二）助行架

用于辅助人体行走的框架类器具统称为助行架（walking frame or walker），也称步行架。其主要功能：①有助于行走，缓解疼痛；②有助于保持平衡；③肌无力时有助于支撑身体；④有助于减少患腿负重；⑤有助于恢复正常行走步态。在

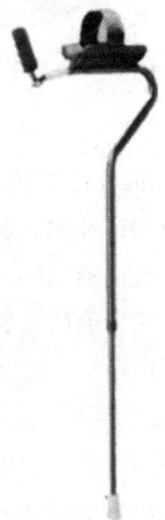

图4-15　平台拐

所有步行辅助器具中，助行架所能提供的支持力及稳定性最大，但行走速度最慢。根据是否带轮，可将助行架分为无轮助行架和有轮助行架两大类。

1. 无轮助行架 属于标准型助行架（standard walker），临床常见类型有固定式、交互式、平行式和前推式。

（1）固定式助行架 又称为讲坛架（pulpit frame），它是一种三边形（前面、左侧、右侧）的金属框架式结构，具有较高的稳定性。使用时，需要将助行架提起前行，故对使用者的上肢力量有较高要求。

（2）交互式助行架（reciprocal walking frame） 是一种三边形的框架式结构，两边装有铰链，无脚轮。使用时，先向前移动一侧，然后再移动另一侧向前，如此来回交替移动前进。分固定式与可调式两种类型。

（3）平行式助行架（parallel walker） 相当于一个微型的、可携带的平行杠，支撑面大，稳定性高，对上肢力量有较高要求。

（4）前推式助行架（forward pusher） 是一种金属结构的助行架，主要由防滑的基座和高度可调的杆状扶手组成。与平行式助行架相比，前推式助行架在地毯上的移动性较好。

2. 有轮助行架 是带有脚轮的助行架，称为有轮助行架（rolling walker or rollator）（图4-16）。根据轮的数量，可分为两轮、三轮和四轮助行架。

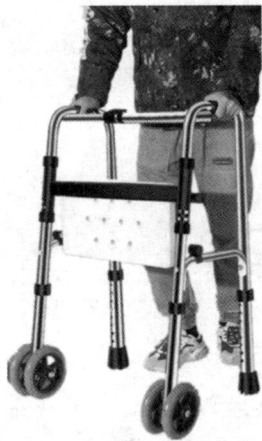

图4-16 有轮助行架

（1）两轮助行架 顾名思义，两轮助行架（2-wheeled rolling walker）是指带有两个脚轮的助行架。通常情况下，前面两个着地端带有脚轮，为助行轮；后面两个着地端不带脚轮，为滑行件或网球状滚球。使用者推着助行架在平整地面上行走，可提高其步行速度，且对使用者的上肢力量要求不高。与无轮助行架相比，两轮助行架的移动性较好，但前后稳定性稍差。

1）框内型与框外型：根据使用者起步时是否需要站在框架内，可将两轮助行架分为框内型和框外型。需要使用者起步时站在框架内的，称为框内型助行架；反之则为框外型助行架。

2）前置式与后置式：根据使用者与助行架之间的前后位置关系，可将两轮助行架分为前置式和后置式。助行架在前，使用者在后推动的，称为前置式助行架（ftontwalker）；助行架在后，使用者在前拉动的，称为后置式助行架（back walker）。

（2）三轮助行架 带有三个脚轮的助行架称为三轮助行架（3-wheeled rolling walker），前面装有万向的导向轮，后面装有两个驱动轮，由于均有三点稳定性，可作为外出用途的助行器，并附有刹车及储物筐。

1）长柄式：主要由2个前轮、1个后轮、马鞍座、胸板、控制杆及把手组成。马鞍座的高度可根据使用者的腿长调节，马鞍座的前后位置，以及前、后轮之间的距离都可以调节，控制杆及把手掌控行进方向。

2）手闸式：带有手闸的三轮助行架又称为三轮助行车。它由1个前轮、2个后轮、支撑杆、把手及手闸组成。手闸控制2个后轮，移动性与稳定性均较好。不足之处是手闸用久后易被磨损、松弛。

（3）四轮助行架（4-wheeled rolling walker） 是带有四个脚轮的助行架（图4-17）。

1）平台式：又称为前臂支撑式助行架（forearm support walker），主要由前臂支撑平台及把手、2个前轮、2个后轮、马鞍座、支撑杆组成。使用时，将使用者前臂置于助行架的前臂支撑平台，双手握住支撑平台前方的把手，利用助行器带动身体向前行进。特点是支撑面积大，移动性、稳定性好。

2）折叠式：主要由可折叠框架、2 个前轮、2 个后轮组成。使用时，使用者将前臂平放于垫圈上前进，不用手握操作。特点是移动性较好，可以折叠，携带方便。

3）腋窝支撑式：由两侧腋窝支持体重而步行，有 4 个脚轮，体积较大。

4）单侧式：稳定性较好，但重量相对较大。

5）手闸式：带有手闸的四轮助行架称为四轮助行车。它由 2 个前轮、2 个后轮、椅座、把手及手闸组成。手闸控制 2 个后轮，对使用者的上肢力量要求不高，移动性、稳定性均较好。不足之处在于体积大，转向不便，手闸用久后易被磨损、松弛。

三、助行器的适配与应用

（一）助行器的选配原则

助行器的选配要根据助行器的结构特点、使用者状况，以及使用环境等因素来综合考虑。

1. 助行器的结构特点

（1）稳定性　就助行器的稳定性而言，顺序依次为助行架—腋拐—前臂拐—手杖。

（2）移动性　就助行器的移动性和保持左右上下肢的正常交替运动而言，顺序依次为手杖—前臂拐—腋拐—助行架。

2. 使用者状况

图 4-17　四轮助行架

（1）全身与局部状况　对身体虚弱、平衡能力差的使用者，适合选用助行架；对单侧负重能力差、手腕部力量弱的使用者，适合选用单侧腋拐或前臂拐。

（2）伤病时期　疾病初期或术后早期，适合选用助行架，用于早期站立与行走训练；随着病情好转、稳定性增强，逐渐过渡到腋拐或前臂拐。

3. 使用环境

（1）多足手杖、H 形拐、助行架适用于平地。

（2）单足手杖、腋拐、前臂拐适用于平地，也适用于高低不平地面。

（3）助行架适用于较大空间。

（4）单足手杖适用于狭窄空间、上下车或楼梯等。

（5）手杖椅、助行车适用于远距离行走或郊外活动。

（6）助行椅适用于身体虚弱者室内活动。

（二）助行器的选配与临床应用

选择合适长度或高度的助行器，是保证使用者安全，最大限度发挥助行器功能的关键。因此，助行器长度或高度的确定十分重要，是选配助行器的前提与基础。

1. 单足手杖

（1）长度

1）站立位测量：让使用者穿上鞋或矫形器站立。肘关节屈曲 25°~30°，腕关节背伸，测量小趾前外侧 15cm 处至背伸手掌面的距离。

2）站立位测量：让使用者穿上鞋或矫形器站立。测量股骨大转子至地面的距离，即为手杖的长度

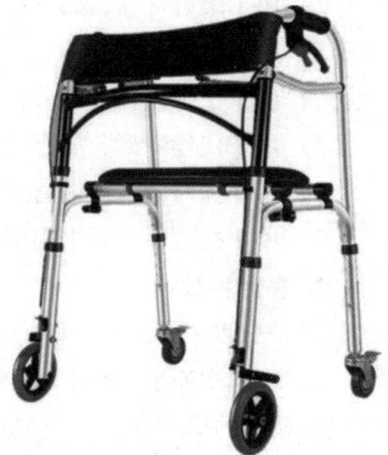

及把手位置。

3）卧位测量：让使用者仰卧或者俯卧，双手放身旁，测量尺骨茎突至足后跟的距离，再加2.5cm鞋跟高度。

若手杖太长会增加承重时肘关节的弯曲及上臂三角肌的负担，也易使手腕往外滑，减少无力，使肩上提，造成脊柱侧弯；如手杖太短，肘关节需完全伸直，行走时躯干前倾，易加重腰部肌肉负担，增加上下楼梯的困难。

（2）临床应用　适用于握力好、上肢支撑力强的患者，如偏瘫患者健侧、老年人等。

1）用于弥补肌无力，如脊髓灰质炎或下肢神经损伤后。

2）用于缓解疼痛，如骨性关节炎或下肢骨折后。

3）用于加宽步行的基底，提高平衡能力，如脑外伤或多发性硬化时。

4）用于保护损伤骨关节，如骨质疏松或半月板切除后。

5）用于代偿畸形，如脊柱侧凸或肢体短缩时。

6）用作探路器，如偏盲或全盲时。

7）用于提醒，如用来提醒他人注意自己是走路慢或不稳者，以免受到伤害。

2. 多足手杖

（1）长度　同单足手杖。

（2）临床应用　适用于平衡能力较差、用单足手杖不够安全的患者。可用于脑卒中康复训练早期，可提供较好的稳定性。

3. 腋拐

（1）长度　腋拐有5种测量方法。

1）身长减去41cm。

2）站立位身高乘以77%。

3）仰卧位腋下量至脚跟的长度再加5cm。

4）站立位，从腋下5cm处量至第五脚趾外15cm。

5）如使用者有下肢短缩畸形，让使用者穿鞋或矫形器仰卧时，将腋拐轻轻贴近腋窝，测量至第五脚趾外15cm与足底平齐处的距离。

（2）把手高度　同手杖长度，站立时大转子的高度即为把手位置。

（3）临床应用　任何原因导致步行不稳定、下肢无力和下肢不能承重，且手杖、多足杖或前臂拐无法提供足够稳定的患者。

1）单侧下肢不能负重时，如单侧胫腓骨骨折、骨不连植骨后。

2）双侧下肢功能不全、不能交替迈步时，如双大腿骨折术后。

4. 前臂拐

（1）前臂套与把手之间的距离　小于使用者前臂的长度，即小于腕关节与肘关节之间的距离。前臂套上缘一般位于肘关节下方2.5cm处。

（2）把手高度　同手杖长度，两边的把手高度要使肘关节弯曲20°~30°。

（3）临床应用　适用于手握力差、前臂力量弱而又不必使用腋拐者。

1）双下肢无力或不协调，如脊髓损伤后或某些脊柱裂患者。

2）单下肢无力且不允许该侧肢体负重时，如踝部骨折或半月板切除早期。

3）全身性伤病导致双上肢无使用手杖的足够力量时，如进行性肌营养不良或脑外伤后。

5. 矫形拐

（1）长度 同腋拐。

（2）把手高度 同手杖长度。

（3）临床应用 同腋拐。

6. 腋下拐

（1）上臂套与把手之间的距离 小于使用者上臂的长度，即小于肘关节与肩关节之间的距离。上臂套一般位于上臂的中部。

（2）把手高度 同手杖长度。

（3）临床应用 主要适用于肱三头肌无力者。

7. 四足拐

（1）前臂套与把手之间的距离 同前臂拐。

（2）把手高度 同手杖长度。

（3）临床应用 主要适用于截瘫患者学习迈至步、迈越步。

8. 平台拐

（1）长度

1）站立位测量：让患者穿上鞋或下肢矫形器站立，肩臂松弛，目视正前方，体重平均分配到两足，测量尺骨鹰嘴至地面的距离。

2）卧位测量：患者仰卧或者俯卧，双手放身旁，测量尺骨鹰嘴至脚后跟的距离，再加 2.5cm 的鞋跟高度。

（2）临床应用 适用于下肢单侧或双侧无力而上肢的腕、手又不能负重者。如脑血管疾病引起的步行障碍，慢性关节炎以及长期卧床者的步行训练等。

9. H 形拐

（1）前臂套与把手之间距离 同前臂拐。

（2）把手高度 同手杖长度。

（3）临床应用 主要适用于脑瘫、脊柱裂痉挛患者。

10. 无轮助行架

（1）高度 同手杖长度。

（2）临床应用 单侧下肢无力或截肢，如老年性骨关节炎或股骨骨折；双下肢无力，如多发性硬化或帕金森病；身体虚弱者，如长期卧床者、老年人。

1）固定式助行架：适用于上肢功能健全，而下肢损伤或骨折不宜负重者。

2）交互式助行架：适用于立位平衡差，或上肢肌力弱不能抬起助行架者。

3）平行式助行架：适用于立位平衡差，或者脑瘫、脊柱裂患者。

4）前推式助行架：适用于脑瘫患者学习交互式步行。

11. 两轮助行架

（1）高度 同手杖长度。

（2）临床应用 适用于上肢肌力差，提起步行器有困难的行走障碍者；可用于上肢肌力正常，平衡功能差的截瘫患者；也可用于长期卧床者的步行训练。

1）前置式助行架：主要适用于躯干肌屈曲痉挛，或者臀大肌、腹肌力量较弱者。

2）后置式助行架：主要适用于躯干肌后伸痉挛，或者髂腰肌、腘绳肌痉挛者。

12. 三轮助行架

（1）高度　同手杖长度。

（2）临床应用

1）长柄式助行架：适合于脑瘫患者在站立位进行娱乐活动。

2）三轮助行车：适用于户外活动。

13. 四轮助行架

（1）高度　同手杖长度。

（2）临床应用　适用于全身肌力减退、脑卒中引起的步行障碍、慢性关节炎及长期卧床者等的步行训练。特别适用于老年人出行时使用，不适合术后患者早期使用。

1）折叠式助行架：主要用于步行不稳的老年人。

2）腋窝支持式助行架：主要用于上肢肌力减退者。

3）单侧式助行架：适用于偏瘫患者或用四足手杖仍不够稳定的患者。

4）四轮助行车：适合户外活动。

目标检测

答案解析

1. 为了保证安全，患者上下轮椅时应特别注意的事项是（　　）。

　　A. 踩住踏板　　　　　　B. 扶住轮椅　　　　　　C. 扶住车轮　　　　　　D. 刹住车闸

2. 高位脊髓损伤致四肢瘫痪的患者适合选用（　　）。

　　A. 运动型轮椅　　　　　　　　　　　　B. 低靠背轮椅

　　C. 高靠背、防压疮坐垫轮椅　　　　　　D. 单轮驱动轮椅

3. 四肢瘫痪的患者选用轮椅时，最合适的选择（　　）。

　　A. 普通轮椅　　　　　B. 站立式轮椅　　　　　C. 单侧驱动式轮椅　　　　　D. 电动式轮椅

4. 患者坐上轮椅后，双大腿与扶手之间应有的间隙为（　　）。

　　A. 0.5cm　　　　　　B. 1.0cm　　　　　　C. 2.5cm　　　　　　D. 6cm

5. 轮椅处方中不包括（　　）。

　　A. 存在的主要问题　　B. 轮椅的主要参数　　C. 对轮椅的结构要求　　D. 轮椅的价格

6. 关于轮椅选用应遵循的原则，错误的是（　　）。

　　A. 低靠背要求患者自身对躯干的平衡和控制有一定的能力

　　B. 坐垫的前缘紧靠腘窝

　　C. 凡是对躯干平衡和控制不好者均应用高靠背

　　D. 座位过低会使臀部坐骨承受全部体重，造成患者不适

7. 下列不属于腋拐的特点的是（　　）。

　　A. 腋拐的稳定性与单足手杖相似，但比四足手杖稍差

　　B. 当整个身体重量完全依靠腋拐时，有可能导致过于前倾造成腋神经损伤，或相对侧造成的桡神经损伤

　　C. 腋拐适合在空间狭小处使用

　　D. 腋拐稳定可靠，适合上下楼梯

8. 患者，女性，25 岁，外伤后截瘫，为患者配置腋杖。把手的位置在站立时位于患者（　　）。

    A. 小转子的高度   B. 大转子的高度

    C. 髂前上棘的高度   D. 髂后上棘的高度

9. 关于确定手杖长度的方法，错误的是（　　）。

    A. 测定时患者应身体直立

    B. 测定时患者应赤足站立

    C. 肘关节屈曲 25°~30°

    D. 手杖支脚垫位于脚尖前方、外侧方各 15cm

10. 确定腋拐长度的最简单方法是腋拐的长度等于（　　）。

    A. 身长 -31cm   B. 身长 -36cm   C. 身长 -41cm   D. 身长 -46cm

11. 下肢单侧或双侧无力，而上肢的腕、手又不能负重者，可选用（　　）。

    A. 腋拐   B. 前臂拐   C. 平台拐   D. H 形拐

12. 具有三边形的框架结构，两边装有铰链，使用时先向前移动一侧，然后再移动另一侧向前，如此交替移动前进的助行架是（　　）。

    A. 前推式助行器   B. 交互式助行器

    C. 普通框内助行器   D. 前臂支撑式助行器

（贾萍萍　朱栩栋）

书网融合……

本章小结

题库

第五章　自助具与姿势辅具

学习目标

1. **掌握**　自助具与姿势辅具的分类、基本结构、附属配件。
2. **熟悉**　自助具与姿势辅具的使用技术、适配方法。
3. **了解**　自助具与姿势辅具的定义。
4. 能完成简单自助具的制作；能根据患者的具体情况，提出自助具与姿势辅具的功能要求和处方建议。
5. 具备团队意识和责任意识，能围绕患者康复与康复医师、医师进行有效沟通。

第一节　自助具

PPT

功能障碍患者部分功能已丧失，不能独立地进行各种日常生活活动，为了帮助他们解决困难，需设计一些专门的器具或器械来加强其减弱的或代偿其已丧失的功能，这些器械统称为功能辅助性器具（functional aids）。根据其复杂程度又可分为技术性辅助装置（technical aids）和自助具（self - help devices or self - help aids）。自助具是为了帮助身体功能障碍患者，利用患者残存功能完成日常生活活动而设计的简单器具。它结构简单，无须能源，是一种积极的治疗手段，有助于患者重返社会的信心。

一、自助具的作用与分类

（一）自助具的作用

自助具能够帮助提高患者的生活自理能力，使其省时、省力地完成一些原来无法完成的日常生活活动。同时达到以下目的。

1. 代偿作用

（1）代偿肢体已丧失的功能，以完成功能活动。

（2）代偿关节活动范围，使活动简便、省时、省力。

（3）代偿视、听功能，增强视觉和听觉能力。

2. 支撑作用

（1）对肢体和关节给予支撑，以维持其功能。

（2）便于单手活动，以克服需要双手操作的困难。

（二）自助具的分类

1. 进食类

（1）杯具　如图5-1所示。

1）大手柄杯子：适用于手握力不足、抓握障碍而不能正常持杯者。

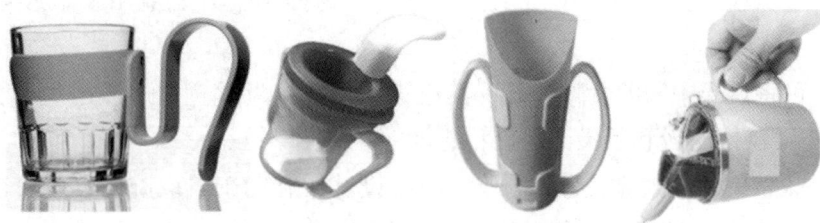

图 5 - 1　自助杯具

2）斜口水杯：适用于喝水时仰头有困难、颈部后伸活动受限者，有吞咽功能障碍者，肩、肘、腕关节疼痛造成上肢运动障碍者，以减少臂、肘或头部活动。

3）双手柄杯：提供多角度抓握，可握住任意一个或两个手柄，手指穿过手柄开口，也可以直接握住杯身。适用于上肢颤动、持物不稳、手灵巧性差、抓握障碍者。

4）带杯托的杯子：适用于脊髓损伤、上肢功能障碍患者，轮椅使用者。

5）带吸管的杯子：适用于持杯能力丧失，不能自己喝水及吞咽困难的患者。若患者的手根本无法持杯时，可用长或长而弯的吸管插入杯中吸饮料。

（2）带辅助夹的筷子　在两根筷子中间安装一根弹簧片，松手后借弹簧的张力而自动分离（图 5 - 2）。适用于手指伸肌无力、手指变形、握力不足或颤抖等原因不能正常使用筷子者。

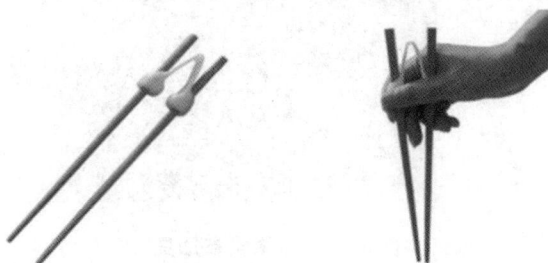

图 5 - 2　带辅助夹的筷子

（3）叉、勺　如图 5 - 3 所示。

1）加粗手柄的叉、勺：易于抓握。适用于手活动受限、握力不足者。

2）加长手柄的叉、勺：适用于上肢活动受限、够不到碟或碗的患者，长柄与叉、勺的角度可因人而异。

3）可弯曲的叉、勺：手柄前侧柔性材料可以弯曲成任意角度，方便将食物送入口中。适用于前臂和腕手关节活动受限、取食或进食困难者。

4）带手掌套的叉、勺：适用于手屈曲痉挛、手指变形、握力丧失者。

5）叉勺：结合了餐叉和餐勺的功能，可以解决频繁更换叉、勺的问题。

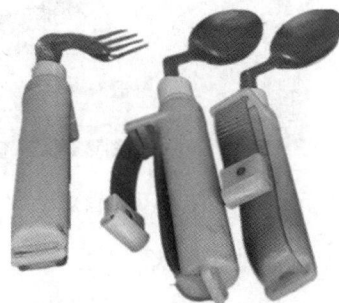

图 5 - 3　自助叉、勺

（4）碟盘、碗　如图 5 - 4 所示。

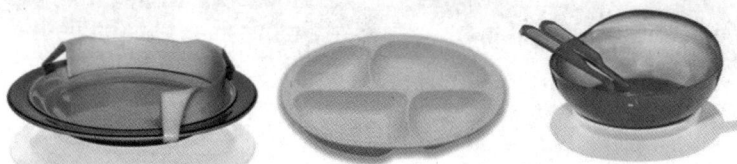

图 5 - 4　自助碗、碟

1）高沿碟盘：边缘较高，以防止用勺取食物时将食物推出盘外。适用于上肢震颤及控制功能障碍者。

2）分格碟盘：可将盘子中间的食物分开，其边缘深陷而接近垂直，这样用勺取食物时，食物不易被洒到碟外。适用于单手操勺者和手灵活性、稳定性差者。

3）舀取碗：半球形状，一侧碗沿为高的回转曲线设计，有助于舀取碗内食物，多配以防滑垫或防滑吸盘使用。适用于上肢运动障碍、只能单手进餐或身体控制能力较差者。

2. 洗浴类 如图5-5所示。

（1）洗浴刷 适用于上肢运动障碍者、移动障碍者、躯干弯曲困难者等。包括吸附式洗浴刷、长弯柄浴刷、成角旋转后背清洗器和带套环洗澡巾等（图5-5）。

（2）淋浴椅 适用于平衡功能障碍、下肢运动障碍患者，进出浴盆困难者，对站立在浴缸或浴室有认知障碍者等。

（3）皂液器 适用于上肢、手功能障碍不能握持肥皂者，包括按压式和自动感应式两类。

（4）洗澡手套 适用于手精细运动差、抓握障碍者。

（5）淋浴垫 适用于运动、平衡障碍及其他有摔倒风险者。

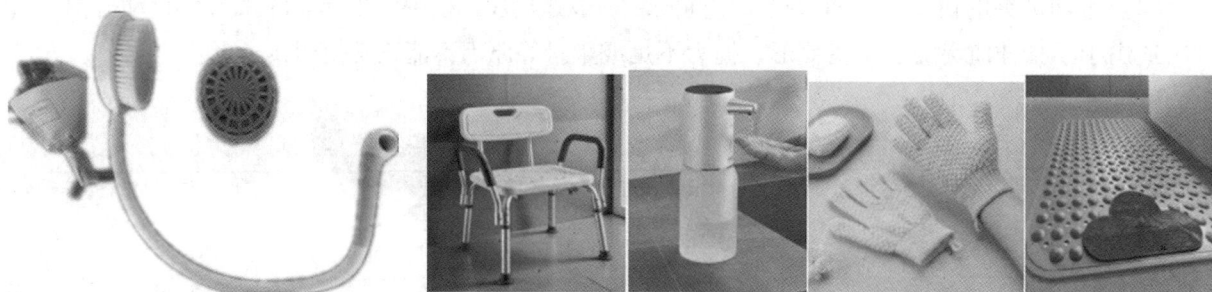

图5-5　洗浴类自助具

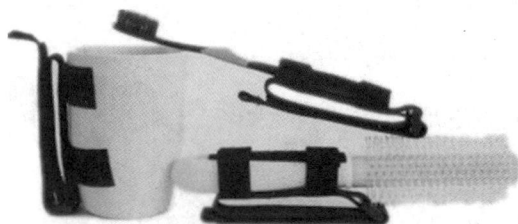

图5-6　自助牙刷、梳子

3. 个人卫生类 如图5-6所示。

（1）牙刷 粗柄牙刷适用于抓握能力较差者；手掌套式牙刷适用于无抓握能力的患者；带负压吸盘的牙刷适用于只能使用单手的患者；电动牙刷适用于手灵巧度受限的患者；长柄牙刷适用于上肢活动受限者。

（2）梳子 粗柄梳子适用于抓握能力较差者；手掌套式梳子适用于无抓握能力的患者；长柄、弯形梳子适用于上肢活动受限者。

（3）指甲刀 易握指甲刀适用于关节炎、抓握障碍者；台式指甲刀适用于手功能差、只能单手使用者，尤其适合偏瘫患者（图5-7）。

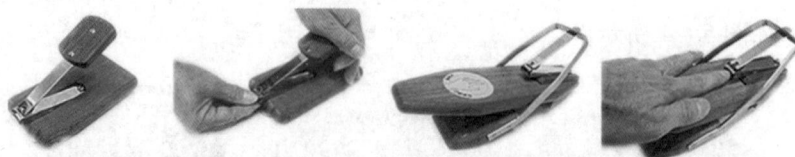

图5-7　自助指甲刀

（4）剃须刀 带有手掌持握带的电动剃须刀适用于手功能障碍、抓握力量弱者。手指捏握功能丧失者，可以利用2~4指的伸展，固定剃须刀，完成剃须动作。

（5）电吹风固定器 适用于一侧上肢或手功能差者以及单手使用者。

4. 穿着类

（1）系扣器 患者因手指屈曲受限、灵巧性和精细功能障碍系纽扣有困难，可以采用系扣器（图5-8）。手指屈曲受限或握力不足者可将手柄加粗，加长手柄适用于上肢活动受限者。

（2）魔术贴 可以代替T恤衫外衣的纽扣，便于手指不灵活者穿衣。

（3）穿衣棍 长柄一端为S形圆滑、橡胶覆层钩子，协助穿脱衣服，另一端可设计成鞋拔或C形勾，便于穿脱鞋或取物（图5-9）。

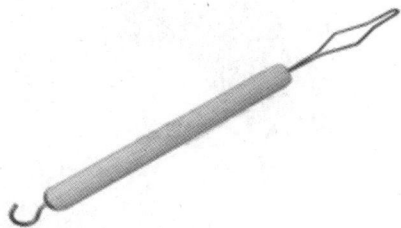
图5-8 系扣器

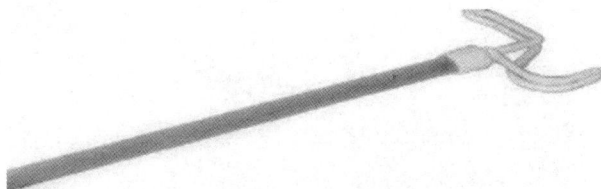
图5-9 穿衣棍

（4）拉链托 环形拉链托为穿入拉链拉舌孔内的大环，带有一个弹簧挂钩，以便手指功能差时将手伸入和拉动拉锁。手指屈曲受限或握力不足者可制作加粗手柄的拉锁托或带T形抓握手柄的拉链托。

（5）穿袜器 适用于髋、膝关节活动受限、不能弯腰或肩关节不能前屈者使用，尤其适用于穿戴踝足矫形器或足部矫形器者。

（6）穿鞋器和脱鞋器 适用于上下肢运动障碍、关节炎、平衡功能较差、弯腰活动受限的功能障碍者或老年人。

（7）系带器和弹性鞋带 适用于上下肢运动障碍者或只能单手操作不能系鞋带者及儿童。

5. 如厕类 如图5-10所示。

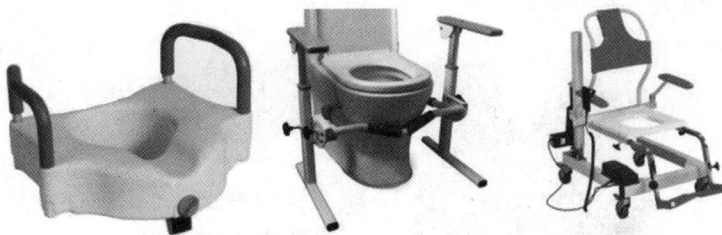
图5-10 如厕类自助具

（1）排尿自助具 适用于脊髓损伤、偏瘫等肢体功能障碍的患者及排尿障碍者。包括集尿器、导尿用品等。

（2）失禁自助具 适用于二便障碍患者（大小便失禁者）。包括尿垫、尿裤、尿塞、大便塞等。

（3）坐便椅 适用于肢体功能障碍者或行动不便的老年人。包括带脚轮和不带脚轮的坐便椅。

（4）坐便器 包括增高坐便器和内置自动冲洗、空气烘干功能的智能全自动坐便器。

（5）增高坐便器座 适用于下肢力弱或年老体弱者。可根据需要调整坐便器高度，方便起坐。

（6）电动坐便升降器 适用于肢体功能障碍、没有力量从坐便器起身的患者。可根据需要随时升降坐便器座，辅助使用者上下坐便器。

（7）坐便器扶手 用于患者如厕时支撑身体。

（8）手纸夹 用于夹持手纸并擦拭清洁肛门区域。适用于截肢、上肢关节活动受限、手功能差者。

6. 阅读书写类 如图 5 – 11 所示。

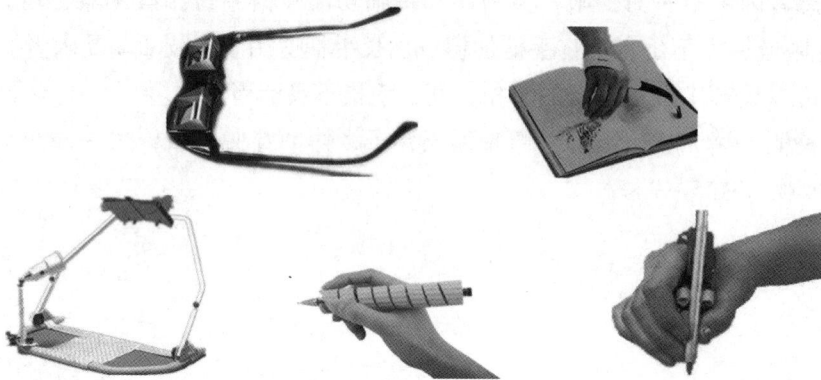

图 5 – 11 阅读类自助具

（1）棱片眼镜 利用棱镜折射原理，可看到放于床脚外边的电视或胸前书架上的书籍。适用于长期卧床者。

（2）翻页器 将橡皮固定于手柄的一端以易于翻书。适用于手功能障碍者。

（3）阅读书架 可以调节方向并且有光源照明。适用于长期卧床者。

（4）增粗笔 可用橡皮圈绑在笔杆上，或卷上泡沫胶，或在笔杆上穿上一块乳胶，或穿上练习用的高尔夫球或小弹簧，或用黏土成型固定柄。适用于握持有困难者。

（5）免握笔 将笔套在附有自动粘贴带上的小带中，绑于手掌上，或将笔固定于特制的低温热塑板材上。适用于手指无力者。

（6）书写器 包括抓握式书写器、移动式书写器、掌套式书写器和异型书写器。适用于手抓握能力差和关节变形者。

7. 通讯交流类 如图 5 – 12 所示。

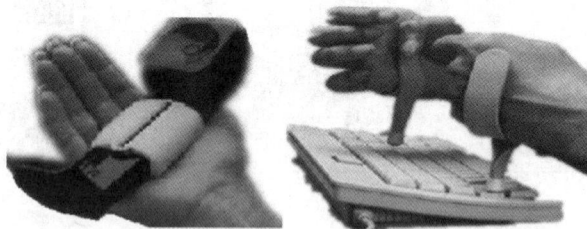

图 5 – 12 通讯交流类自助具

（1）电话自助具 为功能障碍患者设计的座机电话通常需要具备以下特征：①键盘按键较大，字体清晰；②具备免提外放功能；③屏幕较大，显示字体大且清晰。

（2）计算机操作自助具

1）键盘棒：手指无力时可用 C 形夹插入橡皮头棒，改用腕力叩键打字。适用于手指功能差而不能敲击键盘者，对于上肢功能严重障碍者可以使用头棍或口棍输入。

2）改装键盘：适用于手功能障碍者，可根据需要选用单手输入键盘、加大键盘等。

3）改装鼠标：适用于手功能障碍者，可根据功能需要选用追踪球、摇柄式鼠标、吹吸口控鼠标等。

（3）交流板 适用于存在严重言语表达、书写、手势障碍者，一个简单的交流板可以包括日常生活用品与动作的图画，也可以由一些照片或从刊物上剪裁的照片组成。这些照片或图画应能使患者指出他要做什么，如喝水、上厕所、看电视等；他要去的地方，如商店、朋友家；另外，也应包括标志一些概念的图画，如上、下、大、小、热、冷、白天、黑夜、有病、饥饿等。交流板的设计应根据患者的需求和不同的交流环境进行定制。

8. 取物类

（1）取物器 近端为控制手柄，远端为可开合的 U 形钳，用连接装置相连，通过控制手柄的扳机激活装置拾起地上或稍远处物品。适用于移动和站立困难者，不能弯腰拾物者，如脊髓损伤者或强直性脊柱炎患者。

（2）夹具 适用于抓握、取物障碍者。辅助抓取小空间中的物体，如从钱夹中取钱币，将信从信封中取出等场景。

（3）手抓握器 手肌痉挛者因手长期处于屈曲挛缩状态，导致手掌及指间皮肤溃烂、异味等症状。手抓握器内装药物，从而可起到抑菌、消除异味的作用（图 5 - 13）。

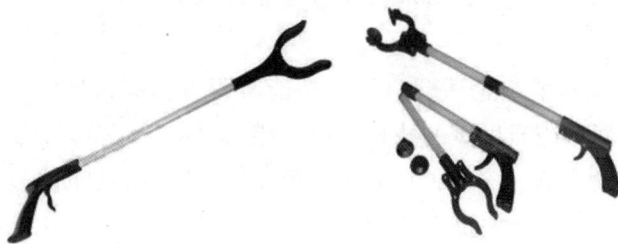

图 5 - 13 手抓握器

9. 文娱类 文娱自助工具包括改进了的相机、剪刀、游戏手柄、棋牌辅助器具和改进了手柄的园艺工具等。文娱类自助工具通常注重解决抓握能力的问题，这可以通过改变手柄类型来实现。对于操作能力障碍的人，可通过使用特殊的手链、腕链，更牢固地掌握多种休闲娱乐活动，甚至是快速竞技运动。

（1）纸牌固定器 如图 5 - 14 所示。适用于手功能障碍，不能手持扑克牌者。

（2）园艺自助具 针对有腰部伤病不便进行弯腰操作的，或由于上肢活动受限，无法到达操作地点的患者，可使用加长工具操纵柄以利于操作。在定植铲上加固 C 形夹，便于能屈腕而分指困难者

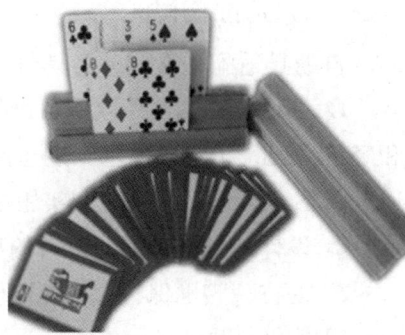

图 5 - 14 纸牌固定器

进行种植操作；对于手功能不佳的，将操作工具的把手改装成 T 形加粗，或在把手上裹一层橡胶；将不同功能的工具组合在一起，如一头是定植铲，一头是小锄，可省去参加者频繁更换工具的麻烦。

（3）游戏手柄 如图 5 - 15 所示。通过加粗或加长游戏手柄，手功能障碍者也能轻松玩电子游戏。对于只能单手操作的玩家，可以卸下零件、增加按钮或自定义选项来方便单手操作，或让坐在轮椅上的玩家能够顺畅地游戏。操控游戏手柄时，左摇杆从手柄左上角移到了手柄底部，对于只有右手能用的玩家，可以把摇杆朝下，靠在左腿上来进行方向控制。

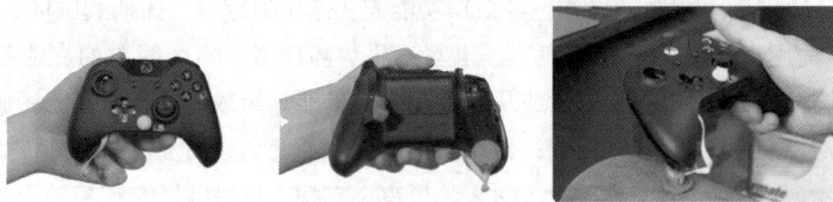

图 5 – 15　游戏手柄

二、自助具的适配与改制

自助具的设计多与上肢功能和日常生活活动有关，用以辅助患者独立或部分独立完成自理、工作或休闲娱乐等活动。自助具既可以在原有基础上改造，也可以为功能障碍者定制。

（一）选配原则

根据患者的功能障碍状况、年龄选择适合的自助具，自助具的选择应遵循以下原则。

（1）依据评估按需选配自助具。对需要使用自助具者而言，最重要的是满足自身需求，有益于使用者残余功能的利用和改善，在选配自助具前应经过专业机构服务人员对使用者进行功能评估，选配最合适的自助具。

（2）根据功能缺失情况及年龄组别适配。每个功能障碍者功能缺失的情况不同，对自助具的要求各不相同，不同年龄的患者对选用自助具的侧重点也不相同，如：儿童以认知学习、训练重建身体功能等自助具为主，中青年以日常生活、家庭康复训练、提高生存质量的自助具为主，老年人和重度功能障碍者以保护性、帮助看护及休闲类的自助具为主。

（3）选择轻便舒适、坚固耐用的自助具，使用的材料应环保、易清洁。

（4）考虑患者生活环境、经济情况、家人社会支持情况、社会保障等因素。

（二）适配流程

自助具适配是在辅助器具服务专业机构中，由医工结合的专业人员组成的团队进行个案评估适配。

1. 评估　在购买、改制自助具前，应对功能障碍者进行全面评估。这包括询问其病史、生活环境和经济情况，了解其需求和期望值，并评估其功能障碍程度和潜在可能的功能，最后进行相应自助具的适配评估，以保证其质量和实用性。

2. 设计　根据功能障碍者的功能情况，结合其生活环境和经济条件等因素，设计适合的自助具。

3. 处方　为确保符合功能障碍者的需要，应确定适用的自助具。具体内容应包括使用者的一般情况、诊断和自助具名称、型号或类型、材料、尺寸、附件等。

4. 购买、定改制　根据处方的要求购买或定改制相应的自助具。

5. 试用、训练　初步试用自助具，随之进行专门的使用训练，使用者只有在掌握正确的方法后才能得以交付使用，并且应当教会使用者如何清洁及保养。

6. 合适性检验　评估自助具对功能障碍者功能改善情况是否达到预期效果以及使用情况是否合适。

7. 配送、交付使用　将自助具配送至功能障碍者进行使用。

8. 随访　提供随访服务，以确保使用效果和新需求得到及时处理和调整。应进行必要的更换或改动。

（三）简易制作

1. 多功能 C 形夹　形状有多种，有的为宽型，其中带有 ADL 套、套口缺口，用以插入勺、叉、刀等用具的手柄；有的为封闭型，无开口；还有的为开口型，带有可以转动的 ADL 套，可根据需要改变 ADL 套的方向。C 形夹主要适用于抓握能力弱或丧失，但前臂旋前旋后和腕的功能尚好的功能障碍者。制作时用宽度为 2～3cm 的条形低温热塑板材，在恒温水槽中加热至软化后，敷贴在患者手上成型、修剪，再在掌面或侧面固定可旋转或固定的 ADL 套。

2. 万能袖带　由热塑材料、皮革或帆布制成环绕手掌的环形固定带，掌侧面为筒形插袋，两端装有魔术贴起紧固作用。可以将勺、叉、牙刷、敲击棒等用具插入固定。适用于偏瘫、颈段脊髓损伤、类风湿关节炎等造成的握力减弱或丧失者。选用皮革或帆布材料，裁成宽 20～30mm 的长带，长度大于手掌沿掌横纹处周长约 50mm，在掌侧制作一筒形袋用于插工具手柄，在背侧两端加魔术贴固定。

3. 手柄　可根据需要制作加粗手柄、加长手柄、带弯手柄、环状手柄等。可直接将工具手柄缠上海绵或硅胶树脂材料的卷绕握柄，也可选用粗木柄、橡胶柄、塑料柄套等材料进行改造，用长木柄或橡胶柄、塑料柄以加长工具手柄。

第二节　姿势辅具

PPT

正常人的神经肌肉系统会自动地调整人体相关肌肉的张力，以保持与外界适应的良好姿势，然而神经肌肉系统受损的患者无法做到这些，因此需要依靠外在的支撑力来达到或保持日常生活活动中必需的姿势。姿势辅助器就是提供这种支撑力的器具。姿势辅助器（positioning aids）又称姿势保持器或摆位辅助器具（简称摆位辅具），是帮助患者在日常生活活动中保持正确的姿势，矫正不良姿势，预防畸形，使患者发挥最大功能的康复辅助器具。

一、姿势辅具的分类

常见的姿势辅助器依姿势分为三类：卧姿辅助器、坐姿辅助器和站姿辅助器。

（一）卧姿辅助器

卧姿辅助器又称卧姿摆位辅具，是一类用于辅助患者保持卧姿的康复辅助器具。卧姿一般有三种，即仰卧位、俯卧位和侧卧位。仰卧位是患者最常用的休息姿势，也是帮患者换尿布、清洁与更衣最常采用的姿势，仰卧时最需要注意的就是避免姿势异常。矫正俯卧位姿势则有利于头部、躯干的控制，以及近端稳定度与眼手协调的发展。侧卧位可避免过度弯曲与伸直，减少产生异常姿势。常用的卧姿辅助器有滚筒、楔形垫、医用体位垫等。

1. 滚筒　主要是提供"滚动"及"摇动"的动作，通常最适合用在牵伸、协调训练、肢体和躯干张力控制训练时的摆位；此外，滚筒也是感觉统合中前庭刺激最好的工具。滚筒按其结构可分为实心和空心；按其形状可分为圆形、半圆形和 T 形等；按其材质可分为泡沫海绵型、充气型、凝胶型、木制型和复合型等（图 5-16）。滚筒的颜色要鲜艳，材质要柔软又坚固。滚筒的形状要有利于摇动与滚动，并要适合于摆位与协调能力的训练。除了 10 cm 大小的滚筒外，一般有硬轴在内，以防止塌陷。滚筒外层要无接缝、不渗水、易清洗。滚筒有预防关节挛缩、矫正身体畸形、预防压疮、控制关节强直、减轻相关部位疼痛等功能。适用于运动治疗室、康复中心、特教教室、感觉统合治疗室、家庭康复等进行摆位辅助与协调训练，以改善躯干、上肢及下肢间的肌张力与肌力。

（1）T 形滚筒　用于控制身体在仰卧摆位的卧姿辅助器。

（2）圆形滚筒　用于控制身体在仰卧摆位和侧卧摆位的卧姿辅助器。

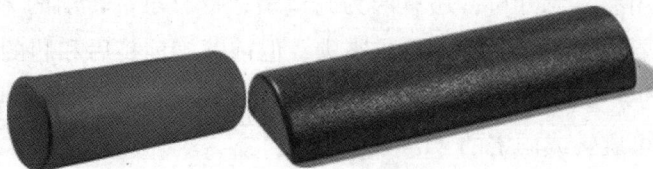

图 5-16 滚筒

（3）间隔式滚筒 用于控制仰卧摆位的卧姿辅助器。如果需要调节控制下肢外展的力量，可以调节间隔式滚筒间隔的挡块宽度。注：若控制下肢内收挛缩，最好选用 T 形滚筒；在某些情况下，间隔式滚筒比圆形滚筒控制能力更好。

（4）单面滚筒 既具有滚筒的特性，又有楔形垫的稳定度，它增加了摆位选择，如跨坐、侧卧或俯卧摆位时，它都可提供一个稳定的基面。小型的单面滚筒可用作膝或踝弯曲及颈部拉长。底部的黏结扣带可在主动或被动治疗时用来维持滚筒的适当位置。

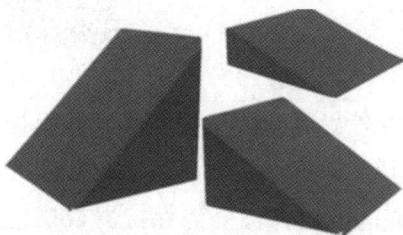

图 5-17 楔形垫

2. 楔形垫 当患者头部控制不好、坐姿平衡差及调整躯干能力差时，可利用楔形垫在半坐卧的姿势下训练（图 5-17）。楔形垫也适用于一些大动作活动及翻滚活动，楔形垫的形状都是为了提供患者被动支持，让功能障碍患者得到适当的体位和姿势。有些楔形垫上附有安全带，能起到摆位时的固定作用。楔形垫的选择是根据患者的体形来决定的，一般患者趴在上面时，垫面的长度能涵盖其胸骨至膝盖。另外，还可以根据患者的情况用楔形垫组合做适当的摆位。不过，楔形垫的使用方法及选择还是以治疗师为患者治疗时的需要而定。楔形垫适用于智力低下、脑瘫和神经肌肉功能障碍的患者。

（1）楔形垫组合 一般由两块大楔形垫和两块小楔形垫进行组合，并附带有固定带。可用来做体能活动，如翻身、翻筋斗、上下斜坡，或创造出一个舒适的阅读和工作环境，当患者缺少头控制、平衡或躯干控制能力时，也可作为其他摆位选择。楔形垫组合适用于智力低下、脑瘫和神经肌肉功能障碍的患者。

（2）侧卧板 侧卧姿势是人体发育过程中翻身、平衡和爬行的基础。侧卧板可将无法自主维持在侧卧姿势的患者摆放成侧卧位（图 5-18）。侧卧摆位可帮助脑瘫患者降低不正常的张力，使肩膀向前，双手可以摆到中线，对患者粗、细动作及知觉技巧的发展帮助很大。侧卧摆位还可以减少治疗师、家长和老师监护脑瘫患儿的时间，单一尺寸适用于学龄前至青少年的患儿。有"V"形和"L"形两种侧卧板，重力可成为摆位的助力；两条柔软的安全带可以做细微的调整，外层无缝，不渗尿且易清洗；附带两块 8cm×13cm×28cm 的板块可当成头枕板与腿靠板使用。主要功能：①降低过度伸直与弯曲的动作形态；②诱发头部向前与双上肢的中线定位；③诱发眼手协调性发展。适用于脑瘫与其他神经肌肉功能障碍的患者。

3. 医用体位垫 就是手术体位垫，也叫护理垫、看护垫，放在患者身体之下，用来缓解患者因躺卧时间过长而导致的压疮。中风患者的肌肉松弛，全身或局部失去自主能力，为照顾到患者的正常呼吸和循环功能，避免肢体、关节和神经压迫而导致并发症，需借助医用体位垫来满足这些需求。

按照使用部位和功能，可以分为俯卧位垫、侧卧位垫、手垫、脚垫、翻身垫、上肢抬高垫、下肢抬高垫、手术方形垫、防压疮圈垫等。根据人体工程学原理设计，体位垫可以有上百种规格，可满足所有患者体位的需要，从而为患者提供稳定、柔软舒适的体位固定，较大限度地分散压力，减少压疮的发生

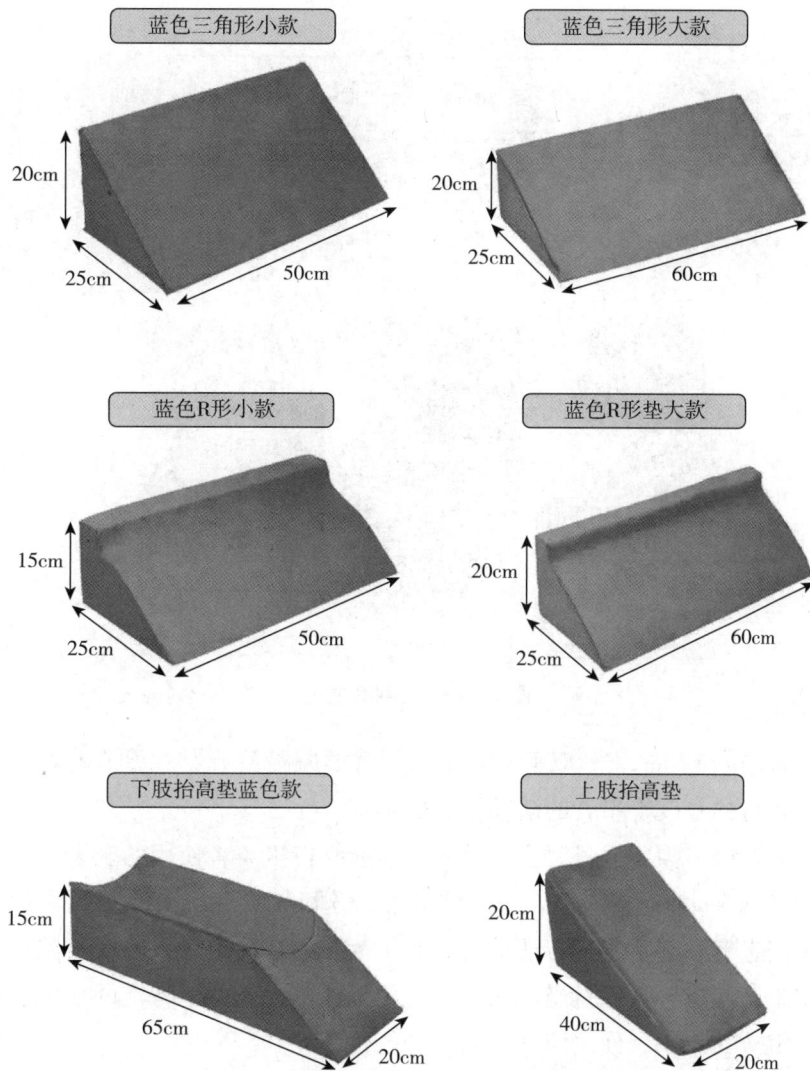

图 5 – 18 侧卧板

和神经损伤。

（二）坐姿辅助器

坐姿辅助器又称坐姿摆位辅具，是一类用于辅助患者躯干保持坐姿稳定的康复辅助器具（图 5 – 19）。坐姿是直立姿势的开始，坐姿辅助器通常是配合椅子或轮椅使用，主要适用于重症的肢体残疾人，特别适用于重症的肢残患儿，用以保持适当的坐姿，解放双侧上肢，从而有利于患者完成日常生活活动和保持身心健康。良好的坐姿是指骨盆维持在正中水平的位置，身体直立，两侧对称，腰部稍微前屈，髋、膝、踝等关节都弯曲成 90°。坐姿辅助器的基本功能如下：①提供适当的承托以获得最大的稳定性和平衡性，增进头部与上躯干的控制；②帮助矫正坐姿；③防止脊髓骨骼变形和挛缩；④减少不正常反射，促进正常发育；⑥有助于体能发展。坐姿可以让患者把双手空出来做功能性活动。

1. 姿势控制型坐姿系统（posture control seating system） 主要功能：向患者提供足够的身体支撑，帮助其完成姿势控制、预防和矫正畸形，改善患者的部分生理功能，帮助患者完成一定的功能性活动，提高日常生活自理能力（ADL）。根据患者的坐姿能力，姿势控制型坐姿系统又可分为三类。

（1）手自由式坐姿系统 不用手支撑也能维持长时间稳定坐姿者使用的坐姿系统，称为手自由式坐

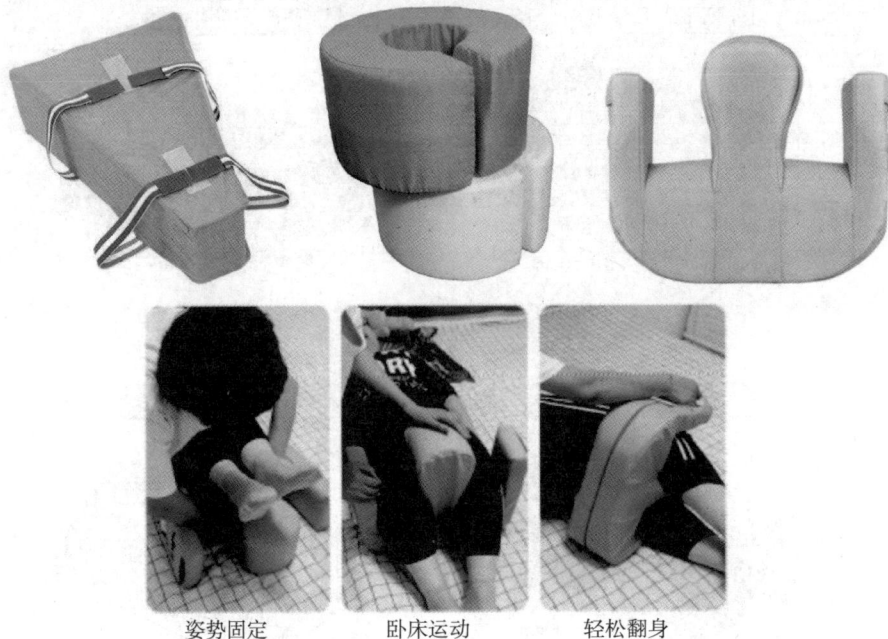

| 姿势固定 | 卧床运动 | 轻松翻身 |

图 5 – 19　各种体位垫

姿系统（hands – free seating system）。双下肢骨折、严重类风湿关节炎、关节畸形等患者通常需要使用此类坐姿系统，其主要目的是改善患者的活动性和舒适性。

（2）手依赖式坐姿系统　需要一只手或双手支撑才能维持坐姿者使用的坐姿系统，称为手依赖式坐姿系统（hand – dependent seating system）。部分脑出血、脊髓灰质炎后遗症患者常常需要使用此类坐姿系统，主要特点：①当患者举起手臂进行活动时，躯干为了维持稳定可以轻度下陷；②在坐姿系统上安装有特殊扶手或固定带，使患者在保持坐位的同时还可以让其上肢处于特定的功能位；③对患者的骨盆和躯干给予控制，以解放其双手，使之能从事其他功能性活动。

（3）手支撑式坐姿系统　缺乏独立坐姿能力者需要使用的坐姿系统，称为手支撑式坐姿系统（propped seating system）。脑瘫、高位截瘫患者通常需要使用此类坐姿系统，主要特点：①对患者头部、胸部及背部都能给予良好支撑；②靠背一般可以倾斜。

脑瘫、脊髓侧索硬化症等患者由于其神经肌肉的敏感性改变，常常会出现不自觉的、难以主观控制的肌肉痉挛，以及躯干与肢体的姿势异常、反射异常，严重者出现肌肉、肌腱的拉伤、断裂、关节脱位，甚至骨折和永久性畸形。在患者出现这些症状的早期，畸形与异常姿势尚未固定之前，姿势控制型坐姿系统可较容易地控制患者姿势并对其畸形进行矫正。在使用姿势控制型坐姿系统时，应密切观察患者的肢体形态及功能变化，并随着康复进程给予相应调节。此外，在使用坐姿系统控制姿势时，不要对患者的正常康复训练造成太大的影响。

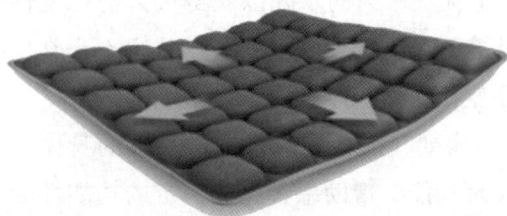

图 5 – 20　压力控制坐具

2. 压力控制型坐姿系统（pressure control seating system）　主要功能：对与坐具界面接触的臀部软组织承受的压力，进行合理的再分布，降低峰值压力，并通过改变坐姿系统界面的形状，使臀部与坐具界面的压力分布均衡，从而有效地防止压疮的产生（图 5 – 20）。压力控制型坐姿系统不仅在压疮预防中扮演着重要的作用，它还可向患者提供足够的支撑力，防止身体出现畸形或畸形加重。此类坐姿系统主要适用于长期卧床，不能行走或需借助于轮椅活动的患者。

3. 按控制的身体部位分类的坐姿系统 分为以下6种类型，如图5-21所示。

（1）躯干型 此类坐姿系统主要控制躯干及骨盆。

（2）头躯干型 此类坐姿系统主要控制头颈部、躯干及骨盆。

（3）躯干下肢型 此类坐姿系统主要控制躯干、骨盆及下肢。

（4）头躯干下肢型 此类坐姿系统主要控制头颈部、躯干、骨盆及下肢。

（5）躯干下肢足型 此类坐姿系统主要控制躯干、骨盆、下肢及足部。

（6）头躯干下肢足型 此类坐姿系统主要控制头颈部、躯干、骨盆、下肢及足部。

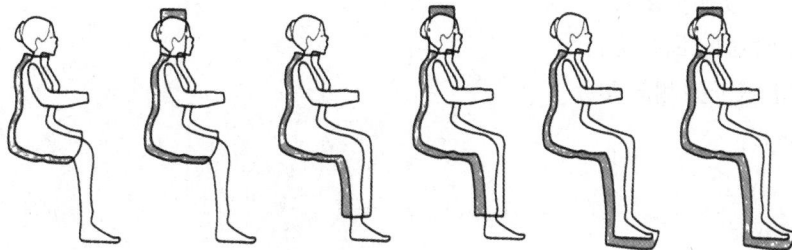

图5-21 按控制的身体部位分类的坐姿系统

4. 坐姿辅助器的基本构成 如图5-22所示。

（1）支撑壳体 是保持身体姿势的主体。要求具有足够的刚度、强度，尤其是承受人体重心的支撑底座和参与身体平衡的靠背。制作材料多用木制品、塑料制品和金属制品等。

（2）缓冲层 位于支撑壳体之上，具有分散臀部与坐具界面压力的作用，通常采用形态可恢复的材料制作，如海绵等。

（3）表面覆盖层 覆盖在缓冲层之上，主要起保护作用。一般要求防水、易清洗、抗菌、不会引起皮肤过敏。四个方向可以延伸，变形时不会出现皱褶。另外，表面覆盖层还应具有

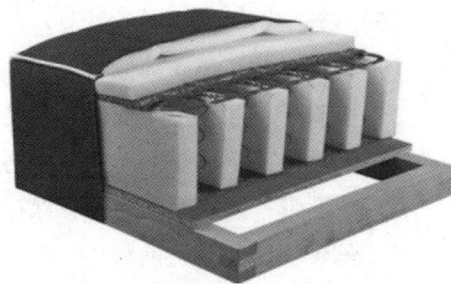

图5-22 坐姿辅助器的结构

合适的光滑程度，使人体与坐具界面之间能产生适当的摩擦力，保持人体在坐姿系统内的稳定性和移动能力。

（4）表面的吸湿散热层 多用棉、麻、丝等织物制成，选用材料时要考虑其吸湿性、散热性和光滑度等。

5. 坐姿辅助器的主要附件 坐姿系统的附件很多，大致分为轮椅桌及其附件、头颈部附件、躯干及骨盆附件、下肢及足部附件、各种带子。

（1）轮椅桌 主要用途是摆放物品及患者肢体、固定轮椅桌附件。轮椅桌附件如下。

1）胸垫：防止躯干前倾。

2）肘挡：抑制肩肘的不随意运动。

3）竖手把：抑制手的不随意运动。

4）横手把：抑制手的不随意运动。

（2）头颈部附件

1）头托：保持头部于正中位置。

2）颈托：保持头部于正中位置。

（3）躯干及骨盆附件

1）肩垫：防止肩部上抬，防止躯干前倾。

2）肩胛垫：抑制肩胛骨向中线靠拢。

3）腰垫：支持腰部。

4）骨盆挡：固定骨盆。

5）外展挡：防止髋关节外展。

6）内收挡：防止髋关节内收。

7）胸挡：防止躯干前倾。

8）侧板：防止躯干的侧向移动。

9）骶部垫：防止骨盆向后移动。

10）躯干挡：防止躯干的侧向移动。

（4）下肢及足部附件

1）小腿托板：托小腿。

2）足踏板：支撑双足。

3）膝部垫：防止膝部向前移动。

4）足隔板：防止双足交叉。

5）足套：帮助足底的全面接触，预防和矫正马蹄足。

（5）带子

1）胸带：防止躯干前倾。

2）肩胸带：防止躯干前倾，保持躯干正中位。

3）Y 形带：防止躯干前倾，保持躯干正中位。

4）V 形带：防止躯干前倾，保持躯干正中位。

5）髋带：防止骨盆前移。

6）膝带：防止膝部前移、伸展，固定骨盆。

7）踝带：防止膝部伸展，防止足部的横向移动。

（三）站姿辅助器

站姿辅助器又称站姿摆位辅具或站立架，是一类用于辅助患者保持站立稳定的康复辅助器具。站姿是很重要的直立姿势，站姿辅助器的基本功能如下：①在站姿下可以让伸肌群有抗重力，能进行主动的收缩和阻力性收缩，预防失用性萎缩；②让下肢屈肌有被牵拉的机会，维持伸展度；③符合功能性、社会性与情绪上的需求；④增加成长中骨骼的致密度；⑤给患者提供站立的机会，保持良好的站立姿势，并让患者可以在站姿位从事一些活动；⑥帮助增强头颈控制能力、下肢承重能力，并刺激体内本体感，有助于视觉运动的发展。

1. 电动直立病床　这是可将患者固定在一定角度的仰卧姿势，并可调整 0°～90°角度的病床（图 5-23）。主要功能：①可以适度地使患者部分承重，让患者的肌群有抗重力，能主动收缩，适度诱发肌肉活动；②对刚下床或卧床过久的患者，可以增加其直立的机会，以增进呼吸、循环系统的功能，治疗姿势性低血压；③对于意识不清的患者（如车祸脑伤昏迷者），倾斜床也可让患者感受到一些外来刺激；④对于骨折患者或下肢功能障碍的患者，适度的承重有助于增加骨质密度。适用于脑卒中、脑颅伤、脊髓损伤或下肢功能障碍的患者。

2. 站立架　这是可让患者保持在直立站姿位的站立架（图 5-24）。它一般有胸托、臀托、膝部挡

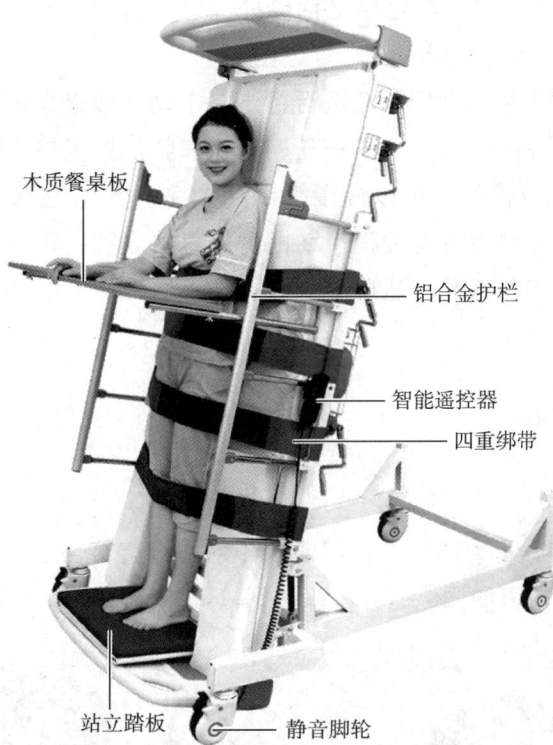

木质餐桌板

铝合金护栏

智能遥控器

四重绑带

站立踏板　静音脚轮

图 5 - 23　电动直立病床

板和站立板，臀托上带有可调式髋部垫和尼龙布制成的固定带，固定带使用钢环与尼龙搭扣固定，为臀部、胸与膝部提供支持。侧方附带有扶手或支持板，膝部挡板用合成橡胶或泡沫海绵做成，可以固定及舒适地支持双腿，并可调整腿的外展或内收，站立板上有可调式鞋板，可使踝关节背屈或跖屈。底座可固定横杆形成一个更稳定的底面。主要功能：①提供垂直站立的机会，减少各种坐卧所造成的并发症；②增进站立学习与活动的丰富性。适用于智力低下、脑瘫及其他神经肌肉功能障碍患者。

3. 站立桌　这是类似站立架功能的桌子（图 5 - 25）。目前也有电动站立桌，可辅助患者由坐姿到站姿。主要功能：①可提供垂直站立的机会，增进躯干、上肢和下肢的承重；②可控制下肢外转、内转与外展、内展的姿势；③方便患者在站立的姿势下学习与从事各种上肢的活动。适用于智力低下、脑瘫及其他神经肌肉功能障碍的患者。

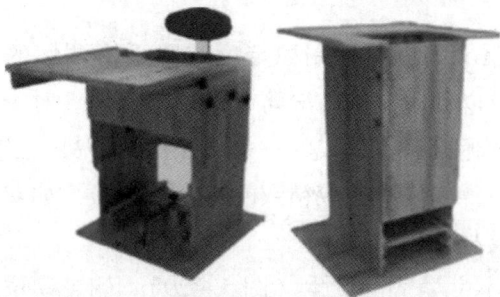

图 5 - 24　站立架

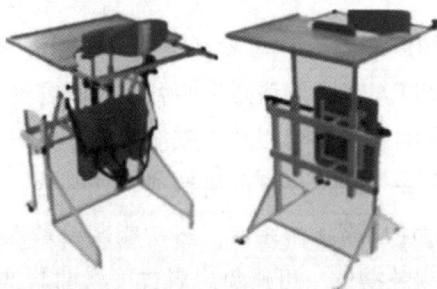

图 5 - 25　站立桌

4. 电动起立训练床　该设备与电动直立病床功能相似，其主要区别在于电动起立训练床主要用于康复训练，适用于转移功能较差或者不适宜90°站立的患者。背后的挡板内含垫子、足踏板、可调式扶手、两条腿部固定带、一条髋部固定带、一条胸部固定带及两对侧支持板。主要功能：提供各种角度平躺、站立的机会；提供下肢载重训练；丰富站立活动的经验。适用于智力低下、脑瘫、脊髓损伤与脑血管病变的患者。

5. 动态站立架　这种站立架可以利用手动进行行走，手动一般借助于类似手动轮椅的手推轮或推杆，并依靠站立架的胸托、臀托和膝部挡板将人体固定站立，双手用力推手推轮或推杆就可以慢慢行走（图 5 - 26）。主要功能：①利用自身力量，患者可以完成行走过程；②提供垂直站立和行走的机会；③增进全身直立承重和行走的经验。适用于脊髓损伤、脑瘫、下肢功能障碍与其他神经肌肉功能障碍者。

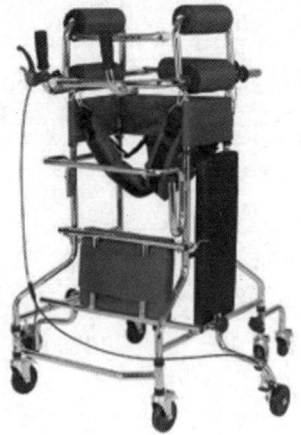

二、姿势辅具的适配

（一）卧姿辅助器的适配

图 5 - 26　动态站立架

1. 仰卧摆位　需要减少伸直张力的影响，以避免不对称姿势产生。为此必须借助于一些卧姿辅助器如楔形垫、滚筒，或采用更精密的摆位组合，以达到较好的仰卧姿势（图 5 - 27）。

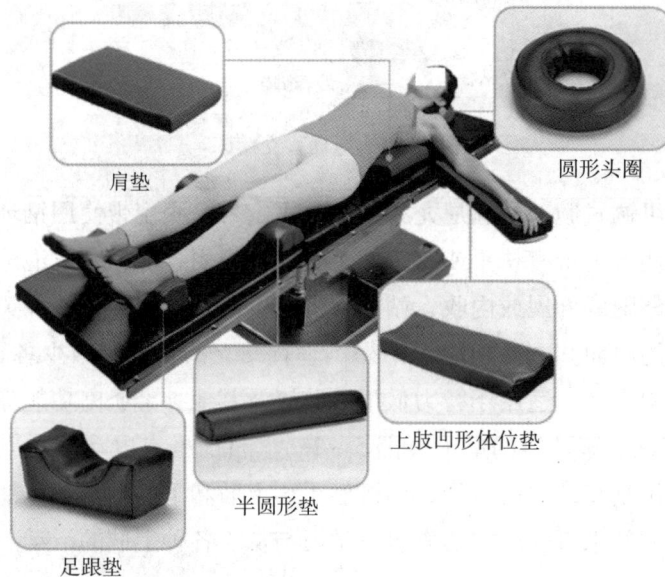

图 5 - 27　仰卧摆位

2. 俯卧摆位　让患者趴在楔形垫上，有利于头部、躯干控制、近端稳定度与眼手协调性的发展（图 5 - 28）。在胸下垫高是俯卧摆位较容易实行的方法，可以利用枕头、滚筒或楔形垫来做。对于弯曲张力太强的患者则可以加上安全带来固定骨盆、胸部。为使俯卧摆位能成为一个功能性的姿势，必须给患者提供一个适当高度的游戏或工作平台，让患者的手可以操作。一些较精致的组合摆位板，如双向楔形垫、治疗用楔形垫组合、多功能摆位系统等就可以满足这样的需求。

3. 侧卧摆位　可避免患者过度弯曲与伸直，减少很多不良姿势的产生（图 5 - 29）。侧卧摆位时头要微向前弯，转向中间；双肩与手臂要向前伸并摆向中线，以利眼手协调性的发展；在上方的腿，要用摆位板垫起来，保持髋与膝微弯的姿势，下方的腿则要伸直。这样的姿势通常要借助姿势辅助器，有一些特别设计的姿势辅助器，如侧卧板、特殊侧卧板、多功能摆位系统等可以使用。

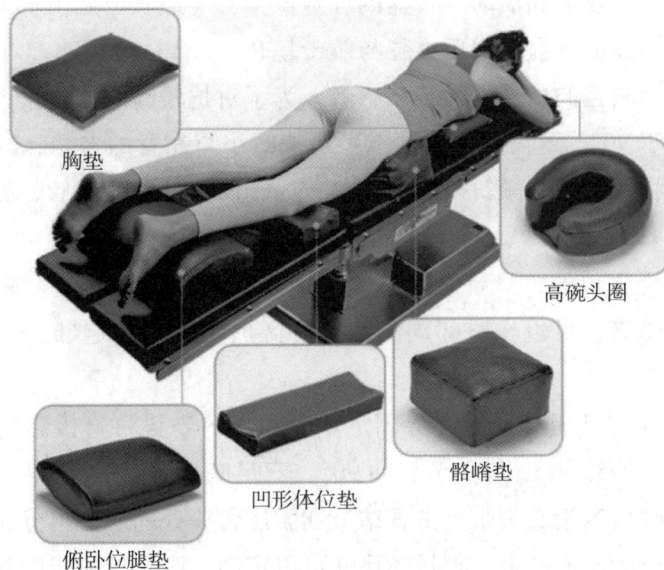

图 5-28 俯卧摆位

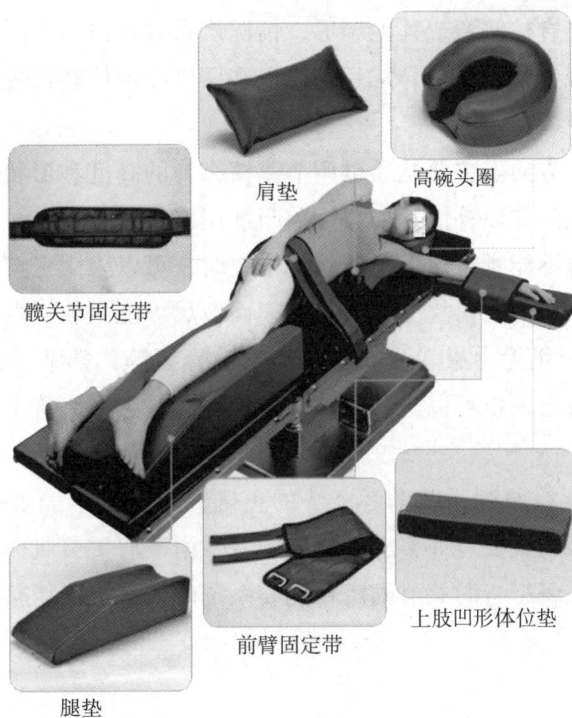

图 5-29 侧卧摆位

（二）坐姿辅助器的适配

1. 适配原则

（1）坐姿系统的外形尺寸要与坐具相匹配。

（2）坐姿系统的内表面要与患者形体相匹配。

（3）BAD 原则：购买（buy，B）；改制（adapt，A）；设计（design，D）。

2. 基本要求

（1）骨盆 承受躯干和上肢重量，在控制身体重心方面起着极为重要的作用，不仅影响机体的稳定性，同时还影响肢体的各种姿势和活动。骨盆的理想位置：①冠状位处于水平或向前稍微倾斜；②矢状位处于中线位；③最佳角度为骨盆固定后大腿与躯干呈90°。

在躯干和下肢伸肌张力较强的患者，如脑瘫患者，为了对抗较高的伸肌张力，坐姿系统可以将大腿与躯干的角度减小到略低于90°，这需要依靠倾斜坐垫来减小与靠背的夹角；当需要下肢过伸时，如某些髋关节畸形患者，可以将靠背适当倾斜来加大夹角；为了防止骨盆的前后、侧向和旋转移位，可以将坐垫制成中间凹陷形状。

骨盆的固定性支撑是全方位的，只要能起到支撑固定作用，无论前面、后面、侧面、下面均可使用。对于严重的骨盆倾斜患者，可以在臀部周围和脊柱区加用骨盆固定带。骨盆固定带的角度可以调节，从45°~90°不等。

（2）下肢　下肢的定位包括腿和足的姿势固定。腿和足的姿势将直接影响骨盆和臀部的定位。合理的下肢姿势应为双下肢外展约30°，膝关节屈曲90°，双足底与地面平行，与小腿呈90°，即踝关节功能位。双足的支撑对于大腿后侧股二头肌、坐骨结节和髋尾骨等处的压力再分布具有重要意义。适当的定位可以有效预防上述部位的压疮产生。脚托的尺寸可以定做，脚托架的长度和角度应能调节。小腿腓肠肌萎缩是下肢固定后最常见的问题，应该进行主动或被动的功能训练加以预防。

（3）躯干　完成骨盆和下肢的姿势定位之后要考虑躯干定位。躯干在矢状位和额状位处于中线是理想的位置，但很多患者存在脊柱侧弯或其他畸形，情况严重者可以引起呼吸和循环障碍。此时需要明确患者是哪一个脊柱节段出现异常，这种异常是否可以采用坐姿定位装置进行矫正和固定，以及允许矫正的最大角度。

躯干的支撑可以来自多个方向。主要是通过调节座椅靠背的高度和形状进行后方固定，同时，采用辅助支撑部件对患者的身体缺陷加以补偿，如脊柱前凸加用腰垫。

当患者存在严重脊柱侧弯不能维持躯干于矢状位中线时，可以采用三点力控制系统进行双向侧方支撑。由于身体侧方的软组织相对薄弱，故支撑材料的表面应尽可能柔软，以避免软组织损伤。

（4）头颈部　对于某些颈肌无力患者，如脑瘫、颈椎骨折等，常常需要对头颈部进行固定。其固定支架既可以固定于坐具靠背上，也可以是独立的。最重要的是必须坚持个体化设计，避免过度矫正或矫正不足。

（5）上肢　上肢的定位支撑原则，以患者姿势的正确性为基础。如果手需要执行某种操作，给前臂和手腕的稳定支撑就变得极为重要。许多上肢瘫痪患者，由于肩关节肌肉萎缩无力，在重力作用下往往出现肩关节脱位或半脱位，将患者肘关节固定在坐姿系统的扶手上，能起到有效的支撑作用。

3. 坐垫

（1）按作用原理划分

1）压力分布控制型：当作用于皮肤表面的外部压力大于局部毛细血管内压力时，因挤压血管致管腔变窄或闭塞，甚至出现血管痉挛，血流减少或消失，引起软组织局部缺血，导致皮肤坏死。另外，软组织所受压力不均时，即存在内部压力梯度，可出现压力高处组织间液移向压力低处，造成细胞水肿，细胞破裂的概率增大，也易出现软组织坏死。

压力分布控制型坐垫在设计中的基本要求：控制作用于软组织表面的压力峰值、压力分布和压力梯度。具体方法：扩大坐垫与身体的接触面积，均匀分散压力，也可采用特殊材料和特别结构等来减轻骨隆突起部位的压力。

不同体位下的受压部位不同，需要分散压力的部位也不同。

A. 仰卧位：主要受压部位是枕骨隆突、肩胛部、脊柱棘突隆起处、肘部、骶尾部、足跟部。

B. 侧卧位：主要受压部位是耳部、肩部、肘部、大转子部、膝关节内外侧髁、踝部。

C. 俯卧位：主要受压部位是耳部、面颊部、肩峰部、胸肋部（女性乳房部）、肘部、髂嵴、耻骨联合部（男性生殖器）、膝部、足趾部。

D. 坐位：主要受压部位是头枕部、肩部、骶尾部、坐骨结节、足跟部、足趾部。

2）压力 – 时间控制型：长时间的低压力压迫比短时间的高压力压迫对组织造成的损伤大；压力越大，软组织能耐受压力的时间就相对越短；压力减小，软组织耐受压力的时间就相对延长。压力 – 时间控制型坐垫是利用动态交替减压系统制作而成。可以通过周期性充气、放气的方法，改变坐垫表面的压力及分布。也可将坐垫分成几个不等的充气块，在不同的时间内分别给不同的充气块充气、放气，动态地改变局部压力，改变组织内液的流动方向，以达到保护皮肤、维持稳定的目的。

3）剪切力或摩擦力控制型：摩擦力和剪切力是患者坐于坐具表面时必然产生的力量（图 5 – 30）。如果坐垫与人体软组织表面的摩擦力或剪切力过大，就会加速软组织局部缺血和坏死；如果摩擦力或剪切力过小，将导致患者在坐垫内失去稳定。剪切力或摩擦力控制型坐垫的主要设计方法是上表面局部分割法，可降低坐垫的剪切力和摩擦力，如将整块海绵坐垫的上表面切割成小矩形阵列状。

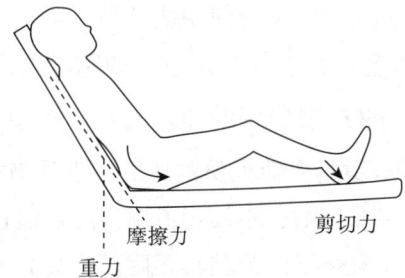

图 5 – 30　剪切力和摩擦力控制型坐垫

4）温度控制型：局部微环境温度的降低有助于抑制软组织损伤的产生。降低软组织与坐垫界面之间的温度，目前主要是使用一些凝胶类材料制成垫子的内胆，此类材料具有大的热容量，易于维持或降低皮肤接触面的温度。另外，坐垫内注入热容量大的黏性流体或水，也能有效地降低坐垫表面的温度。

5）湿度控制型：在人体软组织与坐具表面的微环境中，湿度也是引起损伤的另一主要因素。选用吸湿性强、透气性好的材料制成坐垫，是控制局部湿度，预防皮肤并发症的有效方法之一。

6）姿态控制型：此类坐垫的主要目的是维持身体在坐姿系统内的稳定，并帮助身体维持合理的坐位姿势。主要方法是应用中间凹陷型坐垫维持稳定和坐姿。这一类型坐垫需要提供一定的摩擦力和剪切力。应注意软组织的保护性设计。

（2）按制作材料的材质划分　根据制作材料的不同，坐垫可分为泡棉坐垫、凝胶坐垫、充气坐垫、蜂巢式坐垫和复合型坐垫 5 种。

1）泡棉坐垫：制作材料为泡沫和海绵等。优点是质轻价廉、易于加工改造、可防止骨突部位直接接触坐垫。其中黏弹性海绵是一种体温敏感型材料，这种材料在体温的环境下能变得柔软，可以增加身体的沉浸深度，扩大身体与坐垫的接触面积，并使骨隆突处的压力重新分布。缺点是不耐用、易变形。

2）凝胶坐垫：坐垫表面材料为固态凝胶。优点是有很好的均压作用，能随使用者的身体活动改变形状，以减少骨突部位的压力。缺点是质量较重、吸震效果较差。

3）充气坐垫：内部填充物为气体，表面材料多为较软的塑料、橡胶等。优点是可以平均臀部所受的压力，有良好的分压效果。缺点是稳定性不足、易被划破。

4）蜂巢式坐垫：多由聚酯材料制作，外观像蜜蜂的巢，中间有很多微小的孔。优点是可使空气流通、重量轻、易清洗。缺点是比较硬。

5）复合型坐垫：用两种或两种以上材料结合制作的坐垫。如将凝胶和记忆海绵结合，坐垫臀部位置使用凝胶材料，其他部位使用慢回弹的聚氨酯海绵材料，这种坐垫的上层较软而下层稍硬，既有较好的减压性，也具备一定的支撑能力。

（三）站姿辅助器的适配

1. 仰卧式站立架　可以提供下肢与躯干的载重训练，载重的程度与支持面的角度成正比，姿势固定主要在躯干、髋与膝部分。因背靠而立，不能提供上肢的载重，且对下肢的摆位较难，多用于脑血管病变、脊髓损伤、脑外伤及智力低下的患者。常用的有仰卧站立架、倾斜床等。

2. 直立式站立架　通常适用于手与躯干控制较好，但仍无法独立站立的患者。姿势支持主要靠胸与臀的宽形固定带及膝泡沫海绵板、可调式的脚踏鞋或足挡板，附加的桌面可用于增加躯干的支持。为了使用安全，较小的患儿可以使用底面积小的垂直站立架，年纪较大的患儿或成年人则必须加大支持面才能防止倾倒。常用的有直立式站立架、直立式站立桌等。

3. 俯卧式站立架　对于张力不足，头与上半躯干控制较差或近端稳定度不佳的患者，如脑瘫与智力低下儿童，适合使用此种站立架。它可以提供不同倾斜度至垂直角度的站立，姿势控制主要靠胸托（如骨盆托）及侧面挡板（如膝部挡板、外展鞍板与足挡板）。桌面的使用则有助于对上半身的支持。

（四）姿势辅助器选配的注意事项

1. 重视专业人员的评估、设计与检查　姿势辅助器的选择应根据患者的需求特别定制，而非现成的购买。否则，不仅不适用，还可能造成副作用。应在专业人员的指导下购买并使用，否则错误使用可能会让家长误以为辅具无用而将其弃置不用，浪费资源。

2. 选购时必须考量的因素　使用方便与否，价格、材质、重量及售后服务等。

3. 掌握正确的操作方法　要在治疗师的指导下正确地使用，并要求家长、患者反复操作练习。

4. 定期检查　由治疗师定期追踪检查，尤其是辅具的尺寸是否适合患儿的成长。

5. 每次使用前后的检查　包括患者身体皮肤有无压伤或辅具结构是否有损坏。

目标检测

答案解析

1. 关于自助具的描述，错误的是（　　）。

　A. 自助具的设计多与上肢功能和日常生活活动有关

　B. 自助具既可在原有基础上改造，也可以为功能障碍者定制

　C. 需根据患者的功能障碍状况、年龄选择合适的自助具

　D. 自助具可以辅助患者完全独立自理

2. 选配自助具时，不需要考虑（　　）。

　A. 社会保障因素　　　　　　　　　　　B. 专业机构服务人员

　C. 患者生活环境　　　　　　　　　　　D. 患者经济情况

3. 下列描述错误的是（　　）。

　A. 自助具是为了加强患者减弱的或代偿其已丧失的功能

　B. 自助具是为了帮助身体功能障碍患者，利用患者残存功能完成日常生活活动而设计的简单器具

　C. 如自助具佩戴合适，不需进行随访

　D. 自助具结构简单，无须能源

4. 关于自助具的选配原则，正确的是（ ）。

A. 综合考虑患者生活环境，劝说家人为患者购买最好的产品

B. 根据功能缺失情况选择，不需考虑年龄组别

C. 选择轻便舒适、坚固耐用的自助具

D. 依据评估，为患者选配功能最齐全、业内品牌最好的自助具

5. 关于自助具手柄类型，下列描述不正确的是（ ）。

A. 环状手柄　　　　　　B. 带弯手柄　　　　　　C. 加长手柄　　　　　　D. 加细手柄

6. 属于阅读书写类的自助具是（ ）。

A. 手纸夹　　　　　　B. 交流板　　　　　　C. C 形夹　　　　　　D. 棱片眼镜

7. 手肌痉挛者因手长期处于屈曲挛缩状态，导致手掌及指间皮肤溃烂、异味等症状患者，适宜配备的取物自助具是（ ）。

A. U 形钳　　　　　　B. C 形夹　　　　　　C. 手抓握器　　　　　　D. 夹具

8. 长期卧床或在坐姿系统中生活的患者，其常见并发症为（ ）。

A. 肌肉萎缩　　　　　　　　　　　　　B. 压疮

C. 肩关节脱位　　　　　　　　　　　　D. 泌尿系统感染

9. 坐姿辅助器结构中，可四个方向可以延伸，变形时不会出现皱褶，是对（ ）结构的要求。

A. 支撑壳体　　　　　　　　　　　　　B. 缓冲层

C. 表面覆盖层　　　　　　　　　　　　D. 表面吸湿散热层

10. 下列对组织造成的伤害最大的是（ ）。

A. 长时间低压力压迫　　　　　　　　　B. 短时间高压力压迫

C. 短时间低压力压迫　　　　　　　　　D. 交替发生高压力与低压力压迫

11. 脑出血后恢复期患者，应选用的坐姿系统是（ ）。

A. 手自由式　　　　　　　　　　　　　B. 手依赖式

C. 手支撑式　　　　　　　　　　　　　D. 压力控制式

12. 制作剪切力和摩擦力控制型坐垫，常用方法为（ ）。

A. 扩大身体与坐垫接触面积　　　　　　B. 通过周期性充气、放气减小压力

C. 上表面局部分割法　　　　　　　　　D. 选用热容量大的特殊材料法

13. 关于姿势辅具的说法，正确的是（ ）。

A. 姿势辅助器具有一定康复疗效，但无法提供支撑力

B. 姿势辅助器没有康复疗效，但能提供一定支撑力

C. 姿势辅助器是帮助患者在日常生活活动中保持正确姿势的器具

D. 姿势辅具在康复治疗过程中，具有评定、评估肢体损伤的功能

（葛飞飞）

书网融合……

本章小结

题库

第六章　信息沟通辅助器具

第一节　听觉障碍辅助器

PPT

听力辅助器是指一类旨在帮助听力障碍患者改善听力，并提高其与他人交流能力的工具、设备、装置和仪器等。尽管它不能完全恢复患者的听力能力，但是它可以将声音放大到患者可听到、可接受的水平。目前主要有两种听力辅助器：助听器和人工耳蜗。它们的功能主要包括：①改善患者的听力，提高生活质量，增强生活乐趣；②有效保护患者残留的听觉功能，防止语言理解力的降低。

一、助听器

从广义上讲，凡能有效将声音传入耳朵的各种装置都可视作助听器；狭义上讲，助听器就是一个电声放大器装置，将听障者原本听不清楚、听不到的声音放大。

（一）助听器的结构

1. 基本结构　如图 6-1 所示。所有助听器都包括以下 6 个基本结构。

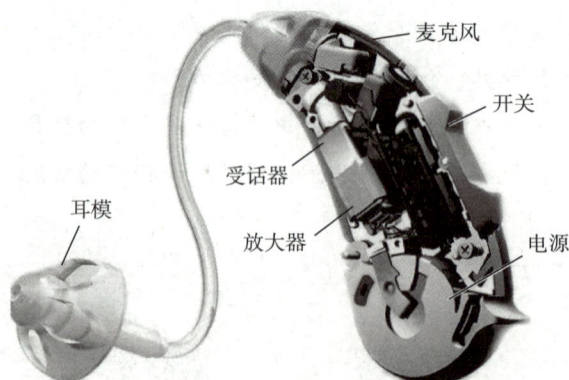

图 6-1　助听器的结构

（1）麦克风　又称传声器或话筒，接收声音后转化为电波形式，即把声能转化为电能。

（2）放大器 放大电信号（晶体管放大线路）。

（3）受话器 又称话筒，把电信号转化为声信号，即把电能转化为声能。

（4）耳模 又称耳塞，置入外耳道。

（5）音量控制开关。

（6）电源 供放大器用的干电池。

2. 附件 助听器除有上述 6 个部件外，大多数型号的助听器还有 3 个附件，或称 3 个附加电路：①音调控制；②感应线圈；③输出限制控制。

（二）助听器的工作原理

助听器是一种放大器，它的功能是增加声音的强度并尽可能地不使其变形，然后将其传入耳道。由于无法直接放大声音的声能，因此需要将其转换为电信号，在放大后再转换为声能。输入转换器由传声器、磁感线圈等组成。它的作用是将输入的声音转换为电能并传输到放大器。放大器再将输入的电信号放大，然后传送到输出转换器（图 6 - 2）。输出转换器包括耳机或骨传导耳机，它们的作用是将放大的信号转换为声能或动能输送出来。电源是助听器工作不可或缺的部分。此外，还配备了削峰或自动增益控制装置，以适应不同程度耳聋患者的需求。

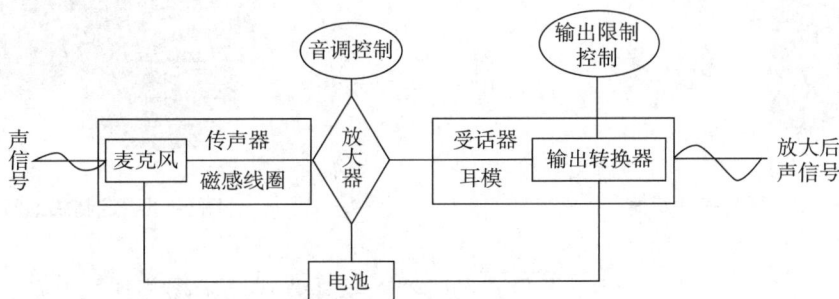

图 6 - 2 助听器的原理

（三）助听器的分类

1. 根据放置部位分类

（1）盒式助听器 又称口袋式、体佩式、袖珍式助听器（图 6 - 3）。一般香烟盒大小的体积，内装有助听器的麦克风、放大器及电池，主机经一根长导线连接耳机插入外耳道内使用。可放置在胸前小袋内或衣袋内。优点：体积较大，可装置多种功能的调节开关，提供较好的声学性能，并易制成满足严重听障者需求的大功率型，适用于老年人、儿童和手指活动不方便患者；使用普通 5 号或 7 号电池，也可使用充电电池，价格便宜，维修方便。不足：主机与耳机之间的连接导线较长，易造成拉扯或损坏，且不美观。

（2）眼镜式助听器 眼镜腿内安装有传声器、放大器、耳机、电池盒及各种功能开关，或是将眼镜腿末端与耳背式助听器相连接，便于维修和更换（图 6 - 4）。优点：除用于气导方式外，也适合于制成骨导助听器；可同时满足屈光不正和耳聋患者的需要。不足：眼镜与助听器相互牵制，售价贵。

（3）耳背式助听器 又称耳后式、耳挂式助听器。形似香蕉曲度，伏于耳后，一般长 4 ~ 5cm（图 6 - 5）。受话器开口与一硬质塑料管制成的导声钩连接，可悬挂于耳郭上缘根部，由此钩经软塑料管和耳模耳塞放进耳甲腔及耳道口助听。优点：性能优良，机壳可制成各种肤色；小巧轻便，佩戴于耳朵背后；有多种档次和不同功能。不足：助听器挂在耳后，耳郭的集音作用和定位功能未获充分利用；对于经常出汗的患者，会因受潮而加速助听器元器件的老化。

（4）定制式助听器　有"耳内式助听器""耳道式助听器"及"深耳道式助听器"助听装置（图6-6）。将机械声信号转换为电信号，通过电极传入患者耳蜗，刺激耳蜗残存听神经，使患者产生听觉，是双耳重度或极重度感音神经性聋患者重返有声世界的唯一手段。

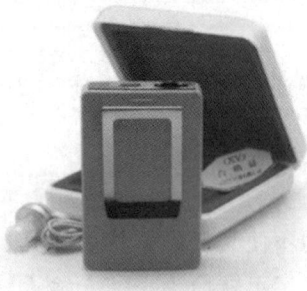

图6-3　盒式助听器

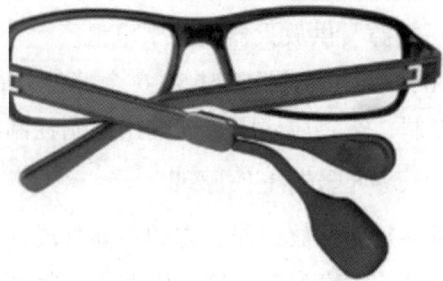

图6-4　眼镜式助听器

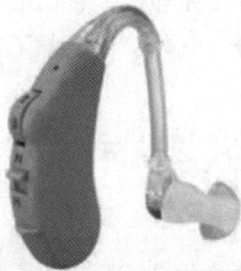

图6-5　耳背式助听器

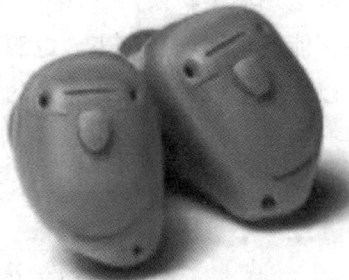

图6-6　定制式助听器

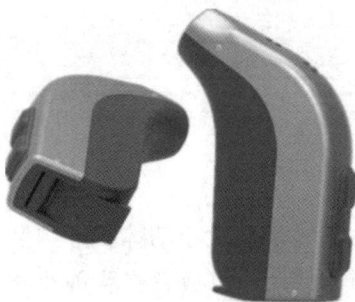

图6-7　开放式助听器

（5）开放式助听器　与耳背式助听器相比，开放式助听器采用轻巧纤细的导声管制成，富有一定的弹性（图6-7）。优点：佩戴体验感更佳；较传统耳背式助听器而言功率更低，验配范围一般在80dB以下；适合轻度、中度损失用户。不足：价格较贵。

2. 根据使用距离分类

（1）有线式助听器　为教育训练聋童发展口语教学专用的集体助听器，经放大器并联多副耳机，放置在课桌上供每个学生使用，称为有线式（图6-8）。也可连接组合音箱，聋童可坐在教室内以开放声场形式接受扩声教学。但这种助听器的使用距离十分有限。

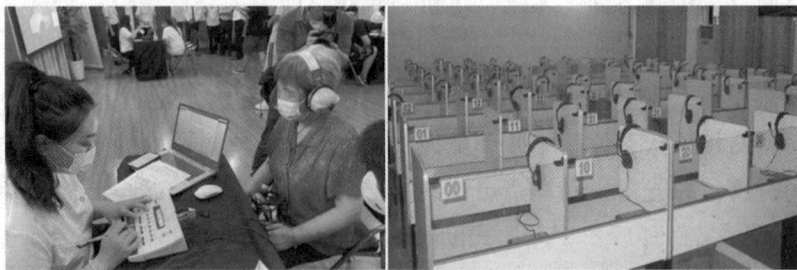

图6-8　有线助听器

（2）无线式助听器　分为调频助听器和红外助听器两种。使用时学生将其挂在胸前，而老师或父母身佩发射装置（如无线话筒）进行教学或对话，在一定的距离范围内可以自由活动。除在室内教学外，还可走出户外进行讲解。这种助听器的使用距离相对较远。

3. 根据助听途径分类

（1）气导助听器 是通过空气声波振动鼓膜—听骨链—内耳的途径进行助听的装置。

（2）骨导助听器 是通过声波转换为机械振动形式，经颅骨传至内耳进行助听的装置（图6-9）。又分接触式和骨锚式骨导助听器。

1）接触式骨导助听器：将声频振荡器压迫接触颅骨使振动传至内耳，由于重压会引起不适感，又有皮肤、皮下组织阻隔致能量有较大衰减，影响效果。

图6-9 骨传导助听器

2）骨锚式助听器（bone anchored hearing aid，BAHA）：是用钛钉将声频振荡器直接固定在颅骨上的一种部分植入式骨导助听器。适用于骨导平均40dB以内，气导平均60dB以上单侧聋。是介于助听器与人工耳蜗之间的一种新型助听装置。

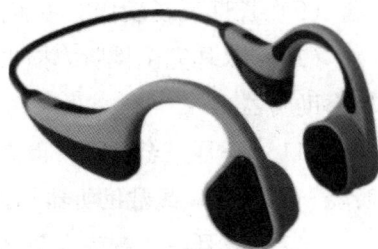

（四）助听器的适配

1. 选配原则

（1）失聪患者经过正规治疗（含手术）无效，且病变完全稳定后才考虑佩戴助听器。对于新近发生的耳聋或处于活动期患者，可于静止后1年再决定；对遗传性缓慢加重的听力障碍，应慎用助听器，最好在专业人员指导下佩戴。

（2）双耳严重的外耳道炎、中耳炎流脓不止，双外耳道完全闭锁，不宜选用气导助听器，可考虑选用骨导助听器。其他各类耳聋患者，均以气导助听器为宜。

（3）选配前应做纯音听力测试，依听力图选配适宜的助听器。对感音神经性聋患者，应尽可能测试阈上功能或语言测听，对判定效果有利。

（4）为助听器佩戴者提供2~3周试用期，使听障者在专门人员指导下反复调整各项控制旋钮，选用最适宜的助听器，从而获得满意效果。

（5）在条件许可的情况下，为听力损失90dB以下患者，优先选用耳背式或耳内式助听器；而对90dB以上患者，可考虑选配耳背式助听器；极重度听力损失可以考虑采用手术植入电子耳蜗。

（6）通常单耳佩戴助听器，就可克服听力障碍；但若条件许可，最好采用双耳助听；儿童听力障碍患者的语言康复，普遍采用双耳助听。

2. 选配要点

（1）据纯音听力图语言频率平均损失计算，阈值在0~30dB者，无须佩戴助听器；30~45dB者，可用可不用助听器；45dB或40~90dB者，建议佩戴助听器，多数能获得满意结果；90~110dB者，佩戴效果欠佳。对婴幼儿童，建议在2~3岁前使用大功率助听器，对利用残余听力发展口语能力有重要意义。

（2）自幼听力语言障碍者，即使听力55~70dB，若8~12岁后才开始佩戴助听器，多数患者也不会取得满意效果，故最迟应在5~6岁前佩戴助听器。

（3）若双耳损失一致，动态范围相近，双耳助听的效果更好。

（4）双耳听力损失差异大于30dB，应用一耳助听器，佩戴语言辨别率高和动态范围大的一侧。

（5）一耳听力损失小于40dB，而另一耳为60~70dB，应为后者配用。

（6）一耳听力损失60~70dB，而另一耳听力损失远大于此值，应为前者配用。

（7）双耳听力曲线起伏不一致，应为较平坦一侧配用。

（8）对老年性听力障碍、噪声性听力障碍、药物中毒性听力障碍等重振现象阳性者，以内耳毛细胞病变损害为主，响度变化的忍耐度减低，适合选配带有自动增益控制及电脑装置的助听器。

（9）长期反复发作的功能性听力障碍（癔症或神经官能性听力障碍），佩戴助听器的效果较好。

（10）双耳完全性听力损失，一般不用佩戴助听器。儿童完全性听力损失，最好在 2 – 3 岁前佩戴大功率助听器。

（11）一耳完全性听力损失，另一耳正常，一般不用佩戴助听器，也可佩戴"对侧信号交联式"助听器，即全聋耳佩戴助听器的传声器，受话器将声音导入健耳。

（12）双耳听力损失在 70dB 以上，应当佩戴双耳助听器。为避免引起反馈啸叫，可佩戴双耳对侧信号交联式助听器。

3. 性能指标   一个合格的助听器至少应考虑下述 6 项性能指标。

（1）频率范围   低档助听器的频率范围至少在 300 ~ 3000Hz，普通助听器高频应达到 4000Hz，高级助听器的频率范围可在 80 ~ 8000Hz 之间。

（2）最大声输出或饱和声压级   实际上代表了助听器的最大功率输出。使用助听器时的最大声输出应低于患耳的不舒适阈，尤其对重振阳性的患耳，必须控制最大声输出以保护患耳。

（3）最大声增益   是指放大助听器主要的放大能力。各国生产的助听器增益一般在 30 ~ 80dB 之间。通常情况下，听力损失程度轻的患者宜佩戴增益小的助听器，程度重的则应该佩戴增益中等或大的助听器。在具体使用时，可以通过音量调节开关在一定范围内变动声音的增益。选配适合的助听器可以通过一些公式预先计算，最简单的方法是按照纯音听力图，对 500Hz、1000Hz 和 2000Hz 三个频率的增益补偿进行调节，以其阈值的一半或稍多为宜，这样可以获得满意的效果。

（4）频率响应和音调调节   为满足听力障碍者的听力要求，助听器应提供各种不同的频率响应，频率不同反映在听觉上就是音调不同。为使助听器的频响符合听力障碍者的听力损失特点，音调调节钮上会设置一些不同的音调，通常 L 代表低音，N 为正常，H 为高音。

（5）信号噪声比   助听器耳机放大后的输出往往是语言信号和恼人的噪声同时存在，信号噪声比值越大，语言信息输出的质量也越好。优质助听器的信噪比可达 40dB 左右，至少应保证在 30dB 以上。

（6）谐波失真   为了能高效地传输放大后的声信号，助听器的失真度应越小越好，按规定失真应小于 10%，而要达到语言的逼真性则必须小于 5%。

二、人工耳蜗

人工耳蜗（cochlear implant）又称电子耳蜗或生物耳（bionic ear），是一种特殊的助听装置，利用机械声信号转换为电信号，并通过电极传入耳蜗，刺激残存的听神经，使重度或极重度感音神经性聋患者重返有声世界。虽然人工耳蜗不是严格意义上的辅助器具，但它属于一种重要的康复工程产品。

（一）耳蜗的结构

如图 6 – 10 所示，人工耳蜗主要由 4 个部分组成。

1. 拾音器   接收环境声波，并转换为电信号，传至言语处理器。

2. 言语处理器   将电信号加工、呈递，刺激耳蜗内残存听神经，引起听觉的特殊电信号。

3. 传递 – 接收/刺激器   将由言语刺激器送来的信号经颅部头皮传输至耳蜗内电极。

4. 电极   传导电信号刺激残存听神经。

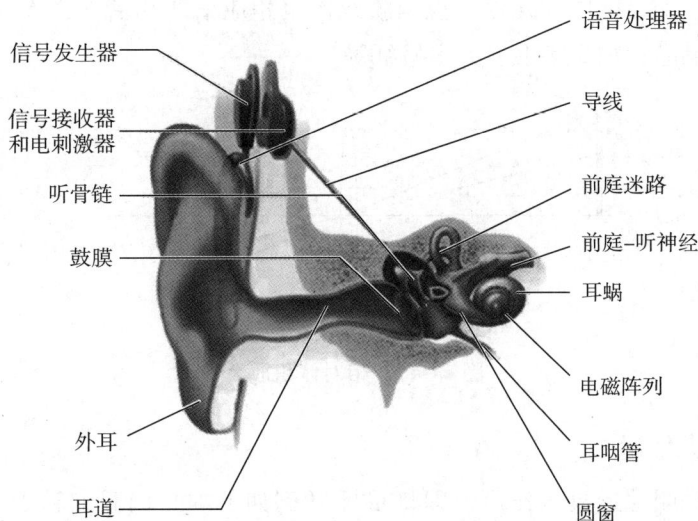

图 6 - 10　人工耳蜗结构

（二）耳蜗的适应证及禁忌证

1. 适应证

（1）语前聋患者　①双耳重度或极重度感音神经性聋；②患儿最佳年龄应为 12 个月至 5 岁，在语言形成的早期阶段，人工耳蜗植入有利于深度聋或全聋儿童言语能力的发育；③佩戴助听器后，听觉能力无明显改善（双耳听力损失 \ 90dB）；④对人工耳蜗有正确认识和适当的期望值。

（2）语后聋患者　①双耳重度或极重度感音神经性聋；②各年龄段的语后聋患者；③助听器选配后言语识别能力无明显改善；④对人工耳蜗有正确的认识和适当的期望值。

2. 禁忌证

（1）绝对禁忌证　①内耳严重畸形病例，如 Michel 畸形或耳蜗缺如；②听神经缺失；③严重的精神疾病；④中耳乳突化脓性炎症尚未控制者。

（2）相对禁忌证　①全身一般情况差；②不能控制的癫痫。

第二节　视觉障碍辅助器

PPT

助视器是为改善或提高视力功能障碍患者（如低视力患者）的视觉能力，增强其活动能力和扩大其活动范围而设计的工具、装置和设备。可帮助低视力患者看清楚原本看不到或看不清的工具。需要注意的是，助视器是一种帮助视力障碍患者的工具，但并不能使其视力本身得到改善。另外，与视力有关的工具装置和设备，例如导盲犬、盲杖等也可列入助视器范畴。没有一种助视器能够取代正常眼球的全部功能。视力功能障碍患者因工作、生活以及学习上的不同需求，往往需要一种以上的助视器。在视力功能障碍患者的保健及其康复中，助视器只是一部分，而不是全部。

一、助视器的原理

助视器的原理即放大作用，增大目标在视网膜上的成像，主要有 4 种方法能增大视网膜成像。

（一）相对体积放大作用

在相对体积放大作用中，是目标实际的体积或大小增大了。当外界目标增大时，视网膜成像亦随之增大。两者成正比关系，即目标增大几倍，视网膜成像也相应增加几倍（图6-11）。这种相对体积放大作用的例子有大字印刷品，如大字书、大字报纸等。

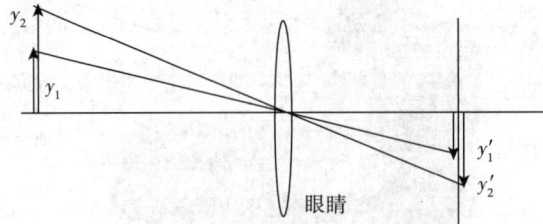

图6-11 相对体积放大

（二）相对距离放大作用

相对距离放大作用也叫移近放大作用，即将目标（例如书本）向眼前移近而产生放大作用。当目标向眼前移近时，视网膜成像亦随之增大（图6-12）。当目标离眼40cm时，视网膜成像为1倍，当目标离眼距离20cm即原距离的1/2时，视网膜像放大2倍，当目标距眼为10cm即原距离的1/4时，视网膜像放大4倍，依此类推。

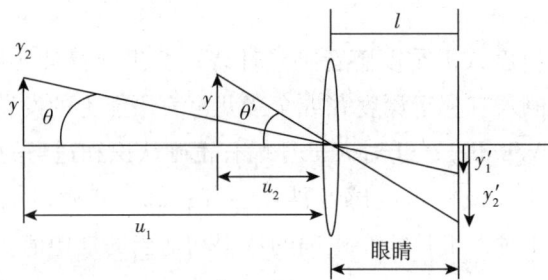

图6-12 相对距离放大

（三）角放大作用

角放大作用是指物体通过光学系统后视网膜成像大小，与不通过光学系统视网膜成像大小之比（图6-13）。入射角$-\omega$，出射角ω'，$\omega'/-\omega$便是角性放大作用。角放大作用最常见的光学设备是望远镜。当目标离眼太远或目标无法向眼前移近时，都可以利用角放大作用。

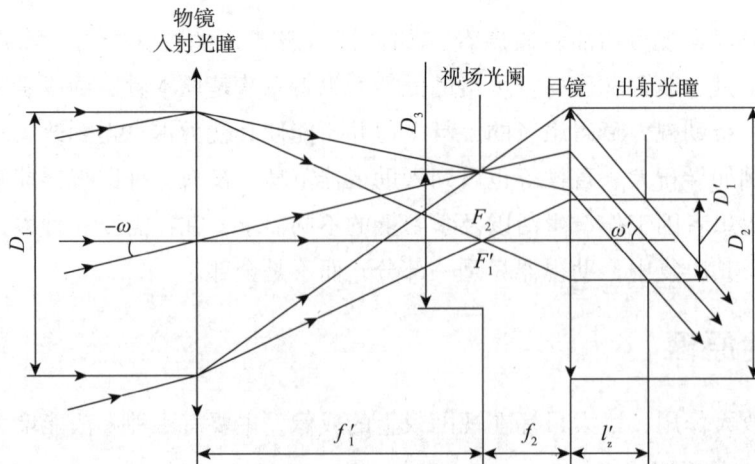

图6-13 角度放大

（四）投影放大作用

把目标放大投射到屏幕上，如电影、幻灯以及闭路电视等，都称为投影放大。这实际上也是一种线性放大作用，投影放大作用=投影像大小（cm）/目标大小（cm）。

二、助视器的分类

按工作原理，助视器可分为光学助视器和非光学助视器。

（一）光学助视器

光学助视器是一种利用助视器的凸透镜或光学系统的放大作用，使物体成像变大，可以使视力残疾患者原来看不清楚的小物体变大的设备或装置。光学助视器按功能可分为近用助视器和远用助视器两类。

1. 近用光学助视器　主要是指眼镜助视器、近用望远镜助视器、立式放大镜、手持放大镜等。

（1）眼镜助视器　与普通眼镜相似，但它是屈光度数较大的正透镜（图6-14）。该类镜片的缺点是常常有周边畸变。

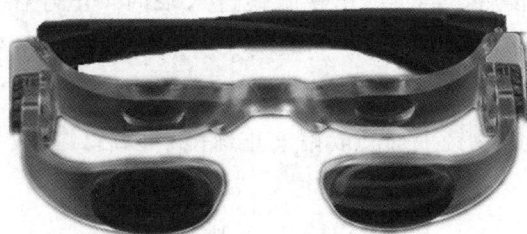

图6-14　眼镜助视器

1）放大原理：普通眼镜助视器与一般眼镜相比无较大区别，只是屈光度数较大，例如一般老视眼镜常为+1.00－+4.00D（D是指屈光度数），而在眼镜助视器常常从+4.00D开始。只有患者将读物移到离眼镜很近处，才能让其产生放大作用。这是由于目标与眼睛之间的距离缩短，因而使视网膜像增大，这便是一种相对距离的放大作用。眼镜式助视器的放大率计算公式如下：

$$M = \frac{F}{4}$$

式中，F 为正透镜镜度；M 为眼镜式助视器的放大率。

2）临床应用：佩戴眼镜助视器时应注意以下问题。

A. 当用正透镜帮助低视力患者看近物时，由于正透镜代偿了患者部分或全部的调节，患者实际付出的调节小于未戴镜时的调节，从而相应产生的辐辏小于实际所需的辐辏，而底朝内的棱镜能使像外移，从而弥补了不足的辐辏。

B. 如果眼镜助视器的屈光度数≥+10.00D时，低于2.00D的散光可以忽略，因为低视力患者看到的是一个大而较模糊的像，而散光矫正与否常不为患者觉察，因此对视力影响不大。

C. 单眼戴普通眼镜助视器的患者在阅读时，如果视力差的眼干扰视力较好的眼，则将视力差的镜片贴上不透明纸，可以避免视觉干扰。

D. 许多使用眼镜助视器的患者在书写时，可用原阅读用眼镜屈光度数的1/2。使书写距离比阅读距离延长，书写会方便一些。

E. 在使用较大屈光度数阅读时，由于阅读距离较近，常感疲劳。可以给患者提供阅读架以及照明等。

3）优缺点

A. 优点：①它是最容易接受的助视器；②可空出双手拿材料或书写；③在凸透镜助视器中，眼镜式助视器的视野最宽；④可以长时间的阅读；⑤适用于手臂震颤的患者；⑥可单眼或双眼使用。

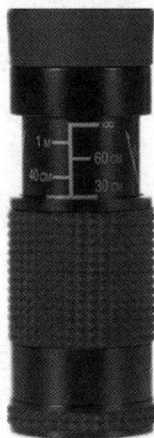

图6-15 近用望远镜助视器

B. 缺点：①凸透镜度数越高，阅读距离越近，最高度数眼镜式助视器的阅读距离可在2.5cm以内；②透镜超过+10.00D时造成书写困难；③透镜度数增加时，视野逐渐缩小；④较近的阅读距离会妨碍照明；⑤透镜度数较高时，阅读速度会减慢；⑥光学中心固定，偏中心注视的患者有一定困难，他们必须转动眼睛或歪头视物。

（2）近用望远镜助视器 是最简单的一种近距望远镜，可由一个非调焦望远镜加上一个正透镜（也称阅读帽）在物镜上制成（图6-15）。这样即可将望远镜变成近距或中距用途。当25cm的光源经过+4.00D的阅读帽后，光线变为平行光线，相当于来自无限远处。光线经过望远镜的物镜和目镜后，再通过正视眼镜进入眼内，正好在视网膜上形成一幅清晰的像。近距望远镜的近距离取决于所加阅读帽的屈光度数，而与望远镜放大倍数无关。换句话说，阅读距离等于阅读帽的焦距。

1）放大原理：运用望远镜在物镜上加阅读帽（正球镜）以后，其放大倍数亦发生改变，可以用下列公式求出：

$$M = M_a \times M_d$$

式中，M为加阅读帽后望远镜放大倍数；M_d为望远镜原放大倍数；M_a为阅读帽的放大倍数。

设阅读帽的屈光度数为+8.00D，望远镜的放大倍数为2.5×，则$M = 8.00/4 = 2.0×$，所以近用望远镜的放大倍数：$M = M_a \times M_d = 2.5 \times 2$，$M = 5×$，该近用望远镜的放大倍数5×。

2）临床应用：近用望远镜是一种复杂的低视力助视器。患者可以将阅读帽放在望远镜上，因为它可以看远又可以看近，所以需要向患者介绍调节钮的位置和旋转方向。在训练时，从远距离开始，让患者调节焦距并保持眼睛与望远镜在一直线上。通过旋转目镜来获得最佳近视力。

3）优缺点

A. 优点：比同样放大倍数的眼镜助视器阅读或工作距离远。适合一些中距离的工作，如打字、读乐谱、画图及一些修理工作。双手可自由活动，易获得较好照明。

B. 缺点：视野小，景深较短。

（3）立式放大镜 是固定于一个支架上的凸透镜，目标或读物与透镜间的距离是恒定的（固定焦距）或可变的（可调焦或非固定焦距）（图6-16）。

1）光学原理：在使用固定焦距的立式放大镜时，需将凸透镜固定在架子上，并将其与支架底部贴近阅读物或目标，使其距离小于凸透镜的焦距。这样便可在凸透镜的后方形成一个放大的正立虚像。射出的光线经过凸透镜后，不再是平行光线，而是发散的光线，因此使用这种立式放大镜时需要进行调节或使用阅读镜。

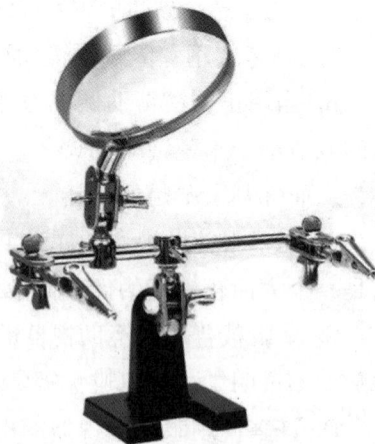

图6-16 立式放大镜

2）常用的立式放大镜

A. 固定焦距立式放大镜：带有光源的立式放大镜，有些还加上了刻度尺，可用于测量放大后的图像，对于查看地图等有很大帮助。且放大镜自带光源，因而不需外界照明，使用比较方便。

B. 可调焦距立式放大镜：一般可调焦式立式放大镜，应用于正视及轻度近视、远视患者。这种放大镜体积较小，携带方便。

可调焦立式放大镜的优点是不需使用调节。适合使用眼镜或其他助视器难以维持固定焦距的患者。主要缺点是视野小，使用时姿势差，易于疲劳等。

3）临床应用：在使用立式固定焦距放大镜时，必须戴上阅读眼镜或进行适当的调节。阅读时应沿水平方向逐步移动镜头以保持工作距离不变，不要使放大镜离开阅读材料。其放大率取决于阅读材料与透镜的距离、放大镜的屈光度以及观察者与透镜的距离。如果必要，根据调整力度可以戴上阅读近附加眼镜。

固定焦距立式放大镜多适用于视野损害较严重但视力相对较好的患者，如视网膜色素变性和青光眼等。儿童也相对容易接受这种放大镜。对于视力下降较轻的周边视野受损者，圆柱形放大镜是另一个选择，放大镜的支架面可以加上一条直线标志作为参考，以避免字行错位。

4）优缺点

A. 优点：①透镜安装在支架上，可预测焦距；②阅读距离较正常；③适用于短时间精细工作；④适用于儿童或不能用手持放大镜的成人；⑤适用于视野受限的患者；⑥放大镜本身可自带光源，加强照明；⑦可与标准阅读眼镜联合使用。

B. 缺点：①视野小，通常靠近放大镜以获取较大视野；②如果成像有角度时，会产生像差，要指导患者从透镜面的垂直方向视物；③无自带光源或非透明框架的透镜限制了照明；④放大镜屈光度一般不超过 +20.00D。

（4）手持放大镜（hand magnifiers） 是一种手持的可在离眼不同距离使用的正透镜，即眼与透镜距离可任意改变的近用助视器（图6-17）。

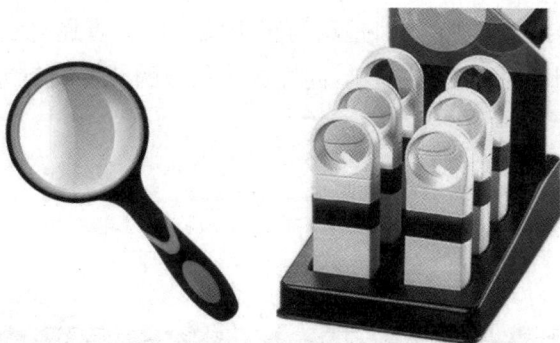

图6-17 手持放大镜

1）类型：手持放大镜可有不同形状，可为圆形、长方形等。其外壳及手柄可为塑料、金属，或两者兼有。有的放大镜为折叠式，可改变其大小，携带方便，不使用时其外套也可起到保护镜片的作用。有的手持放大镜本身带有光源，且多见于放大倍数较高者。一般而言，放大倍数高，透镜直径小；反之，放大倍数低，透镜的直径较大。

2）临床应用：手持放大镜是低视力患者（包括正常人）比较常用的一种助视器。适合于短时间读细小目标，例如读温度计的刻度、标签、电话本、节目表、药品说明书等。在光线不佳处，可以使用带有光源或照明的手持放大镜。

使用手持放大镜时，应注意调整放大镜与目标之间的距离，使放大倍数适合于患者视力和视野情况。眼睛应稍微靠近放大镜，以扩大视野。具体使用手持放大镜的方法：患者应戴上远视矫正眼镜，将手持放大镜放在读物上，然后缓慢地将放大镜离开读物，直到图像变形最少为止。这样读物就能够在放大镜的焦距内，并且非常接近焦点。患者可以自行决定眼睛与放大镜之间的距离。

3）优缺点

A. 优点：①工作或阅读距离可以改变，且距离比一般眼镜助视器远一些，可用于视野小的患者；②放大倍数可以改变；③适合于非中心注视患者使用；④一般不需用阅读眼镜；⑤适合于短时间使用及阅读细小的材料；⑥价格便宜，易于买到及使用方便；⑦放在眼前可以做眼镜助视器使用；⑧对照明要求不高。

B. 缺点：①需占用一只手；②视野较小，尤其在高倍放大时；③阅读速度慢，不易有双眼单视；④当患者有手颤时，很难使用这种放大镜。

2. 远用光学助视器　主要是指望远镜。

（1）望远镜的基本设计类型　所有望远镜都基本包括两个光学系统，即物镜与目镜。物镜通常是正透镜，离所观察的目标近。目镜离观察者的眼睛很近，是屈光度数较物镜大得多的负或正透镜。目镜的正负与望远镜的类型有关。例如，伽利略望远镜的目镜是负透镜，而开普勒望远镜的目镜是正透镜。

1）伽利略望远镜：包括一个物镜（正透镜）及一个目镜（负透镜）。望远镜系统的放大作用可由下列公式求出：

$$M = \frac{-F_2}{F_1}$$

式中，M 为望远镜的放大率；F_2 为目镜的屈光度数；F_1 为物镜的屈光度数。

如上述目镜 F_2 的屈光度数为 $-10.00D$，物镜 F_1 屈光度数为 $+5.00D$，所以该望远镜的放大率为：

$$M = \frac{-(-10)}{5} = 2 \times$$

2）开普勒望远镜：该类望远镜物镜与目镜均为正透镜，但后者屈光度数较前者大许多。该类望远镜产生的是倒像，需要有变倒像为直立的装置。同样放大倍数的开普勒望远镜，比伽利略望远镜的镜筒要长一些。

两种望远镜的镜片如图 6-18 所示。

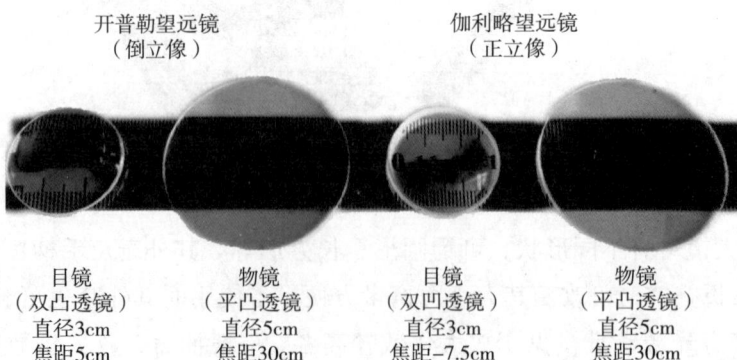

开普勒望远镜　　　　　　　　伽利略望远镜
（倒立像）　　　　　　　　　　（正立像）

目镜　　　　物镜　　　　目镜　　　　物镜
（双凸透镜）（平凸透镜）（双凹透镜）（平凸透镜）
直径3cm　　直径5cm　　直径3cm　　直径5cm
焦距5cm　　焦距30cm　　焦距-7.5cm　焦距30cm

图 6-18　望远镜镜片

（2）低视力门诊常用的远用望远镜

1）眼镜式望远镜：低视力门诊常用的助视器，重量较轻（图6-19）。

2）单筒手持望远镜：常见的有4×12，放大倍数为4倍；6×16，放大倍数为6倍；8×21，放大倍数为8倍等（图6-20）。这些望远镜均可调焦，能看清楚的范围约为眼前30cm到无限远。镜筒调短时可以看远处，镜筒调长时可以看近处，调到中间位置看中距离目标。而且携带、使用都比较方便。

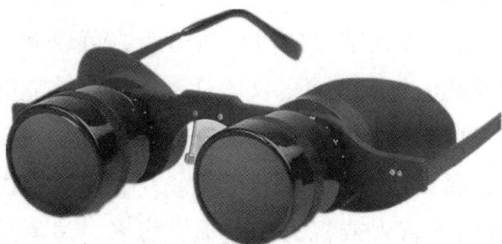

图6-19 眼镜式望远镜

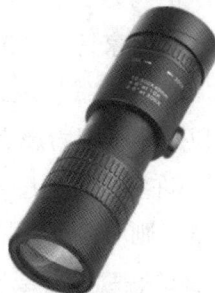

图6-20 单筒手持望远镜

3）优缺点

A. 优点：是使远处物体放大的唯一光学系统；适用于看电视、看比赛、戏剧、广告牌及远处景物等。

B. 缺点：视野范围小；很难寻找快速运动的物体；需要特殊训练；手持望远镜占用单或双手；视野缩小的患者使用时有一定困难。

（二）非光学助视器

非光学助视器是通过改变周围环境来提高患者的视力，它的种类很多，如大字印刷品、改善照明的护眼台灯等。另外，像阅读架、防止外界光线直接射入眼内引起视力下降的太阳帽及可滤过短波光线的太阳镜等都属于非光学助视器的范围。

1. 控制光线传送 太阳帽或称大檐帽、眼镜遮光板，均可阻挡或滤过周边部的光线，避免其直接射入眼内。还有各种滤光片，可以滤过各种短波光，降低这些光线射入眼内，使成像对比度增加，进而改善视功能。滤光片对光线的滤过作用，是消除光谱中紫外线及短波长光线的有效方法。光线的滤过作用可以有效地降低人眼的眩光。但是滤光镜在降低眩光的同时也会使目标的亮度下降而影响视觉活动。滤光镜的另一个缺点是对色觉的影响，它会影响人们对色觉的感知。

2. 照明 对低视力患者十分重要。低视力患者常常需要较强的照明，有时也需要中度或低度的照明，他们常常对眩光及对比度很敏感，有时明或暗适应的时间也较长。控制照明对某些低视力患者帮助很大，甚至可以不必再用其他光学助视器。当然，在一般情况下需用助视器加照明的控制。

为获得较强的照明，除增加光源的强度以外，还可将光源移到目标附近，这是一种既节约能源，又增加照明强度的有效方法。照明灯的臂应能调整，但最好是有关节的灯臂。这种灯臂较长，因有关节，所以可以自由地在各方向运动，以符合不同患者的需要。另外，灯光要求可调，既可以将光线调亮，也可将光线调暗。光源应该有半透明的光罩，射出的光线要在眼水平以下，以免光线直射或反射进入眼内，引起眩光或眼部不适，甚至引起视力下降。

不同眼病对照明的要求不同：一般黄斑部损害、视神经萎缩、病理性近视等，常需较强的照明。某些眼病，如白化病、先天性无虹膜、角膜中央部浑浊或核性白内障等，常需较暗照明。白内障术后无晶体眼在强光下易出现眩光，因而常需较暗照明。年龄与照明关系密切：正常老年人比年轻人需更强的照明；老年低视力患者往往比正常老年人需要更强些的照明。

3. 控制反光　患者在阅读时，可以用"裂口阅读器"，通过裂口看到字句，不仅对比明显，而且避免了反光。

4. 加强对比度　书刊应有强烈的黑白对比。在白纸上写黑字，能够加强对比。低视力门诊要接待各种眼病造成严重视力损害的患者，所以门诊内的设备、地板与墙壁等的对比度要强一些。低视力患者的周围环境，如室内家具、桌椅及其上物品，均要求有强的对比度。

5. 相对体积大小或线性放大作用的利用　如大字印刷品、大字号的电话拨号盘，可以套在普通电话盘的外面，以利于低视力患者使用。用于低视力儿童或其他年龄患者的文娱活动，有大扑克牌等。

6. 阅读架　许多低视力患者需要在很近距离阅读，这样身体很易疲劳，例如头颈部、背部、腰部等。如有阅读架，则不但可以采取舒适体位，减轻疲劳，而且把书放在阅读架上，手也可以自由活动。

7. 非视觉性的辅助设备或装置　超声波导向仪，常用于盲人或视力严重损害患者，患者可以靠听觉，根据导向仪发出信号的高低来决定障碍物的有无、方向及距离等；会讲话的书、计算器、体重计等，均以听觉代偿视觉的不足；靠触觉的阅读器，可以靠机器的振动，通过手指来阅读。此外，还有靠触觉的盲人手表、钟等。

（1）长手杖　手杖作为视力残疾者的行走工具，需要通过训练，才能使它真正起到延伸触觉或起到"触角"的功能。训练患者使用长手杖走路的关键问题是手杖与身体的活动协调一致，使手杖成为患者身体的一部分。长手杖不但可供盲人，也可供低视力患者使用。夜盲症患者，白天行动尚可，但在夜晚行动就有困难，此时可以用长手杖帮助走路。

（2）导盲犬　训练导盲犬的目的是用狗为盲人带路。导盲犬完全听从主人的命令，一般讲它不"认路"，主人要上下班或到朋友处访问，要自己认路，比如在何处拐弯，在何处过马路，都由主人自己决定。如果主人决定拐弯时突然有汽车迎面开来，导盲犬便不执行主人的命令，自动停下来，等车过或危险过去以后再前进。总之，导盲犬的作用是向盲人及低视力患者提供保护，使患者行动安全而迅速。

三、助视器的适配

（一）助视器适配的影响因素

应根据低视力患者的视觉能力，尤其是视力的需要，遵循实用的原则来选配助视器。影响助视器适配的因素如下。

1. 患者的剩余视觉能力和需要

（1）必须在检查患者的视力和其他视觉能力后，再根据患者的需要决定为其选配什么类型和什么倍数的助视器，如写字时用眼镜式放大镜，阅读时用立式放大镜，查字典时用高倍数的手持式放大镜。

（2）把助视器借给患者试用，根据试用后的效果再决定选配哪种助视器。

2. 患者不同的视觉能力

（1）视力较好时，用倍数较低的助视器；视力较差时，用倍数较高的助视器。

（2）影响助视器选择的因素还有眼睛的屈光度、调节能力、眼病的情况、对比敏感度、光暗的适应能力和视野等。

3. 目标的大小和目标与眼睛的距离

（1）如果剩余视力是 0.1，要看的字需要 1.0 的视力，那么就要用 10 倍（1.0÷0.1＝10）的放大镜。如果要看的字需要 0.5 的视力，那么就需要 5 倍（0.5÷0.1＝5）的放大镜。字越大需要的视力越小，字越小需要的视力越大，所以同样的视力，可能幼儿园的学生不用放大镜，但中学生就要用放大镜，这是因为他们课本上字大小不同造成的。

（2）不同工作要求的工作距离不同，如弹钢琴的工作距离比写字的要远，所以，弹钢琴时不能用一般的眼镜，要用装了望远镜的眼镜。

4. 患者的工作性质、剩余视力和使用环境

（1）用什么助视器还要看使用者的工作要求、剩余视力，以及助视器的设计和使用限制。

（2）望远镜的视野范围较小，只适合移动范围较小和移动速度较慢的工作，所以它通常不是一个合适的阅读器材。

（3）有些助视器还需要进行调校和增加光源才能较好地使用。

5. 助视器的特性

（1）放大率 放大率越大，放大倍数越大，放大能力越强，但同时也会令使用的难度增大。选配助视器时应本着在满足患者需求的情况下，尽量选用放大率较小的助视器。

（2）工作距离 工作距离越短，即镜片离眼越近，则视野越大，观察的范围也越大。但最佳工作距离要看患者在什么距离阅读时他的眼睛最舒服。

（3）焦距 焦距越小，放大能力越强，使用难度就越大。可以先使用焦距较小的助视器，使低视力者逐渐习惯于在特定的距离使用，然后过渡到能使用焦距较大的助视器。

（4）助视器的重量 助视器越重，使用越不方便。

（5）助视器的外观 助视器的外观样式越奇异，越容易引人注意，因此应尽量使用不太惹人注意的式样。

（二）助视器的验配步骤

低视力患者首先应该进行眼科检查和治疗，只有当验配眼镜或治疗后视力仍不见改善时，才可考虑给患者佩戴助视器，用以改善视力。

1. 询问病史 了解患者视力下降的时间、起因及治疗经过，了解患者就诊的目的、要求。对儿童患者，特别要重视其母亲孕期的健康状况、分娩情况、新生儿期的病况，以及有无先天性、遗传性眼病的家族史等。

2. 远视力检查 成人采用国际标准远视力表，也可用专为低视力患者设计的低视力表。视力低于 0.9，进行试镜矫正，并记录裸眼及矫正视力。儿童适合用图形视力表检查且应时常变换图形，引起儿童兴趣以求合作。在低视力筛查过程中，测得双眼的矫正视力仍小于 0.3 且患有无法治疗的进行性眼病的患者，才是进行功能性视力训练及指导其使用助视器进行康复的对象。

3. 近视力检查 测近视力是为了鉴定患者能否适应近距离工作，工作或环境是否需做某些改变，是否有必要配助视器。如果低视力患者通过验光配普通眼镜视力可达到 0.3 时，则不属于低视力，一般情况下不需要使用助视器。但如果在工作、学习中要求视力必须在 0.3 以上时，则可根据患者需要选用助视器。

4. 眼科常规检查 包括裂隙灯、检眼镜等检查项目。检查的重点在于确诊病变是否活动，是否还有药物或手术治疗的机会。

5. 屈光检查 在低视力康复工作中，验光（验光师）起着至关重要的作用。每个患者来到低视力康复机构，首先要做视力检查，视力低于 5.0（1.0）者还要做屈光测定（验光）。因为低视力患者的视力损害不一定全部是由于某些眼病所致，也可能与屈光不正确有关，所以屈光的测定不容忽视。经过仔细的屈光检查，约20%的低视力患者视力均有不同程度的提高，有的有较明显的改善。屈光检查包括散瞳验光、角膜曲率计检查等。角膜曲率计可用于某些低视力患者的屈光检查，以确定散光轴及屈光度。

6. 色觉检查 包括色盲本检查法和 D－15 色觉检查法等。

7. 视野检查 是视功能检查的主要手段，视野检查不仅对眼底病与视路病的诊断有重要意义，而且可以区分一个患者属于盲还是低视力，同时它对低视力患者视功能的评估及康复训练都是非常重要的。

8. 立体视觉检查 包括同视机、颜氏立体视觉检查图等。

9. 其他特殊检查 如对比敏感度、眩光、视觉电生理检查、眼底血管荧光造影检查等。

10. 配用助视器 根据上述检查的情况，考虑患者生活、工作、学习的需求，针对性地配助视器。低视力患者可以通过应用助视器并经过康复训练来提高视力和生活自理能力，参与正常的社会活动。

11. 助视器的使用训练 低视力康复训练主要是针对低视力患者的具体情况进行助视器使用训练和配上助视器后的功能性视力训练。

（1）低视力儿童的康复训练 包括视觉、听觉、触觉或触－运动知觉、嗅觉、味觉、自我照顾或独立生活能力、运动发育等方面的训练。

（2）老年低视力者的康复训练 包括日常生活能力的训练、定向和活动的训练、助视器的使用与保养。

（三）常用的助视器使用训练

我国助视器使用训练一般都在低视力门诊进行，作为训练用的房间应该安静、简单、整洁、照明良好，墙为浅色，地面为深色，以使对比度良好。指导者进行训练时，应遵循循序渐进的原则，由简单到复杂，由室内到室外，先用低倍数的助视器，后用高倍数的助视器。在训练过程中记录患者使用助视器时的困难并协助解决，在患者掌握基本技术之后，鼓励患者在家中自行练习。

1. 远用助视器的使用训练

（1）目标定位训练 望远镜要用带子连接在手腕上或挂在胸前，目标确定时可用三脚架。指导者先以患者为目标，相距 2～3m，调节焦距看清患者，然后二者交换位置，反复多次后，患者就能掌握这种简单的定位目标。如有中心暗点，则让患者训练旁中心注视，由于视网膜最佳区域可能在上方20°处，所以患者需向下注视20°左右。先用裸眼训练旁中心注视，再用助视器进行，

（2）注视训练 是以目标定位为基础的，开始训练时，患者面对墙而坐，距离 2～2.5m，墙上挂有目标，然后让患者讲看到了什么。患者开始因不会调焦而看不清目标，指导者可做调焦动作，让患者观察，然后患者自行练习调焦，但不对准目标，熟练之后对目标进行调焦训练，并渐渐提高寻找目标的难度。

（3）定位注视联合训练 先不用望远镜而用肉眼寻找目标，再用望远镜寻找目标，使目标与眼成为一条线中的两点，然后对目标进行调焦，直到看清楚为止。

（4）跟踪训练 指导者在黑板上画一条直线，此线全都在患者视野之中，先不用望远镜而用肉眼看到此线，然后使用望远镜看到此线。再画一条更长的线，练习用眼从线的开始看起，沿着线看下去，直到末端，患者可以控制自己的头部（不是眼）慢慢均匀运动来实现。进一步可以练习看几何图形及不规则图形。

（5）追踪训练 是跟踪一个静止目标，而追踪训练是追踪一个运动的目标。由于患者无法控制目标运动的速度，而患者头部（眼前有望远镜）的运动速度及方向完全取决于目标的运动速度和方向，

所以比跟踪目标更难一些。可先训练看直线运动的目标，再训练看曲线运动的目标。

（6）搜寻某一目标的训练 这是用望远镜在周围环境中搜寻某一目标的训练，具体方法是患者戴上望远镜式助视器，面对黑板，在其上画一个搜寻图形，患者练习跟踪此图方向由左到右，由上到下搜寻目标，熟练之后进行实地训练，在拥挤的人群中搜寻所熟悉的人、十字路口的红绿灯、街道牌，甚至天空中的飞鸟等。

2. 近用助视器的使用训练 基本上也是按照上述步骤进行的，只是近用助视器的种类很多，并且一般都是在桌面上进行的，具体如下。

（1）近用眼镜式助视器的使用训练 ①把读物移近和移远找到焦距，焦距是由放大镜的度数决定的，如100.00度的焦距是10cm，20.00度的焦距是5cm；②如果需要的话，把手指作为指引以方便寻找目标；③用黑色的直尺或者裂口器帮助阅读；④注意光线充足，调校光源避免反光和暗影。

注意：①这种眼镜一般只在阅读时使用，在其他活动时不要佩戴；②使用时的阅读距离一般都很短，但不会因此而造成眼睛近视；③当眼镜的度数较高时（10度以上），由于眼睛和阅读面的距离很近，双眼所看的景物无法重合，这时应当使用单眼阅读；如果两只眼睛视力差别较大，在配镜和使用时往往只考虑视力较好的那只眼睛的情况。有人可能会担心低视力学生经常使用一只眼睛会不会造成被遮挡的眼睛视力变差的问题，这种担心是多余的。因为这些学生读书的时间是很有限的。

（2）手提式放大镜的使用训练 ①把放大镜从读物上慢慢提高直至取得满意的放大率为止；②可以把持镜的手放在读物上，帮助固定镜和读物之间的距离；③然后慢慢把镜和读物一同移近或移远以取得最满意的视野；④要使光线充足，避免光线直射。

（3）立式放大镜的使用训练 ①选择合适的立式放大镜；②把放大镜放在一个倾斜的座面上以取得最舒服的坐姿；③改变放大镜和镜面的距离以取得最满意的视野；④如果需要的话，可以用有内置光源的立式放大镜；⑤调校光度和光源以使光线充足，避免反光、暗影，避免光线直射入眼。

（4）近用望远镜的使用训练 ①选择合适倍数的望远镜，不需要太高的倍数，因为倍数越高，视野越小，找目标越困难；②把物镜向着目标，目镜向着眼睛，否则被看的目标会缩小而不是放大；③用拿镜的手顶着额头去稳定望远镜；④调校焦距以看清楚目标；⑤可以用拿望远镜的手的手背挡住另一只眼的视线以寻找目标；⑥使用近用望远镜时尽量将望远镜和读物之间调成一个直角；⑦使用可变焦望远镜时，可先把读物放在最理想的位置，然后才调校焦点。

注意：①近用望远镜需在专业人士的指导下选配合适的屈光度，并在低视力训练教师的指导下进行训练后使用；②使用时要注意焦距的调节技巧，要避免长时间使用，避免造成视觉疲劳。

第三节 语言障碍辅助器

PPT

语言是人们在社会交际中的工具，人类大脑皮层具有特定的言语中枢区域和与之间联系的周围性感受系统和运动系统。语言中枢受到损伤的人会产生言语障碍，不能进行正常的沟通，因此必须通过一定的辅助沟通工具或者特定的表达形式进行交流。

一、语言增强与交流替代系统

语言增强与交流替代系统（augmentative and alternative communication，AAC）是指一切用于改善患者交流能力的装置、符号、策略与技术的总称，又名辅助交流系统。根据1989年美国言语语言听力协会（American speech – language – hearing association，ASHA）发表的正式定义，AAC 是临床语言治疗领域，为暂时或永久性言语障碍的患者提供有效便利的交流方式。

（一）AAC 系统的组成、适用对象及介入目的

1. AAC 系统的组成　根据是否借助身体以外的设备进行补偿，可将辅助交流系统分为两大类：无专用设备的辅助交流系统（unaided AAC systems）和有专用设备的辅助交流系统（aided AAC systems）。无专用设备的辅助交流系统是指不需要任何形式的外部交流设备就可表达交流，如手语、面部表情、手势等。有专用设备的辅助交流系统是指交流时需要借助外部设备，这些设备通常用于存储和显示交流符号。辅助交流系统是由交流符号、辅助器材、交流技术及交流策略等 4 个部分组成。

（1）交流符号　指利用视觉、听觉、触觉等抽象符号来代表我们所谓的传统概念。交流符号可分为辅助性与非辅助性两种。辅助性交流符号是指用身体以外的对象来完成交流的功能，如实物、图片、相片、漫画、文字、点字等；非辅助性交流符号是指用身体的一部分来完成沟通功能，如肢体语言、面部表情、手语、口语等。

（2）辅助器材　指用人的身体或装置来传送或接收交流信息。例如交流簿、交流板、图表、电子交流仪器或计算机等。

（3）交流技术　指传送信息的方法，例如：直接选择是让交流者自己直接选择要表达的符号；扫描则是由他人或计算机逐一指出目标符号，直到交流者选定特定的目标物为止。

（4）交流策略　指将上述的符号、器材、技术等三个组件组合起来，由一个经过专业训练团队所制订的交流介入计划来发展或增强交流障碍者的交流能力。

2. AAC 系统的适用对象　AAC 系统适用于不同年龄的交流障碍患者，也适用于不同社会、经济、种族背景的交流障碍者。所有使用者的共同特征都是需要提供适当的帮助，以辅助其说、写能力。AAC 系统的使用者通常为重度交流障碍者，这些患者的动作、口语、书写能力，受到暂时性或永久性的缺陷而无法满足交流的需要。如智力障碍、脑瘫、进行性失语症、脑卒中、自闭症等。

3. AAC 系统的介入目的　是使个体更有效率地从事多种交流互动。由 AAC 可达成交流互动的目的有 4 个：①交流的需要；②信息的传递；③亲密的社会人际关系；④社交礼仪。如何将此目的与个体需要结合起来是一个重要的课题，因而 AAC 专业人员在为个案选择 AAC 系统时，需要重视 AAC 所能达成的交流互动的 4 个目的，才能使个案经由 AAC 之辅助达到或满足个人的最大需求。

对于能力正常的交流障碍儿童，AAC 介入的目的在于帮助他们能回归普通班受教，在 AAC 的辅助下能与同学们一起进行正常的学习和互动。至于伴有智力障碍的交流障碍儿童，希望他们能经过 AAC 的辅助，得以学会交流表达需求的正确方式，以减少用异常行为表达需求的情形发生，更促进其基本认知能力、交流能力与社会人际关系的发展。

（二）AAC 系统的性能、设计要求

1. AAC 系统的性能　通常将 AAC 系统的性能分为 3 个部分：人机交互性能、处理设备的性能和输出的灵活性。

（1）人机交互性能　包括控制界面、字符选择输入方式、选择字符库的内容设置和字符的显示方式。

（2）处理设备的性能　字词选择技术、速度提升和词汇扩充、词汇存储、文本编辑和输出控制方法。

（3）输出的灵活性　包括可视输出、声音输出和打印装置，有时还包括对其他外部设备的接口。

2. 设计要求 为使语言障碍者能重返社会，AAC系统的设计应尽可能满足如下要求。

（1）个人书写。

（2）能满足在不同场合的交流：在家、单位、学校、社交场合等的交流。

（3）能满足与不同对象之间的交流：与亲戚朋友、老师、同事，以及陌生人等之间的交流。

（三）AAC系统的类型

AAC系统的类型很多，有的AAC系统结构与功能都非常简单，如"语言选择板"，选择的方法就是直接用手指指出，整个交流板上的内容就是选择库的内容；有的AAC系统结构复杂、功能全面，如带智能芯片的AAC系统。

1. 交流板（communication board） 又称沟通板，是为了改善与患者之间的交流，将磁性板、图片板、写字板、字母板（包括字母表）、患者的需要、人体结构图、配偶、家庭成员和医生的名字等应用于交流的辅助器具。交流板是一类简单而实用的AAC系统，即使病情很重，未经任何训练的患者也能使用。

2. 透明眼凝视系统（transparent eye–gaze system） 实际上就是一块写有字母符号的透明板。使用时，"听"者将透明板放到患者眼前。如在英语系国家，患者需要"饮料"，患者可依次凝视D、R、I、N、K，"听"者跟随患者的眼光依次接收即可得到"饮料"（drink）的信息；若在汉语系国家，患者需要"饮料"，患者可依次凝视Y、I、N、L、I、A、O，"听"者跟随患者眼光就可获得患者需要"饮料"（yinliao）的信息。

3. 电子和电子计算机控制类AAC系统 随着计算机科学技术的发展，交流辅具逐渐从低科技向高科技发展，平板电脑、基于Android. IOS系统的移动终端设备开始成为新的交流辅具载体。AAC采用平板电脑作为图片交流符号系统的载体，利用计算机语音技术和多媒体动画技术实现语音输出和符号呈现，同时提供声音、动画的试听双重刺激，使辅助交流系统更具科学性、趣味性。市场产品众多，无法一一介绍。下面仅从使用AAC系统的四大环节，分别介绍此类系统的共性特点及对患者或"听"者的要求。

（1）启动方式

1）开关系统装在仪器本身内，通过视运动、声或身体运动来启动。要求：患者必须能够移动眼、发出声或活动身体有关部分。

2）设备可由外部的开关启动，外部开关的设计可依患者的实际技能而定。要求：患者的残存技能必须能启动开关。

（2）控制方式

1）直接选择（direct selection）：患者直接指出所需输出的信息，如患者按下标有茶杯的键，仪器即显示出茶杯的图形或发出茶杯的人工合成音。要求：患者在认知、运动、视觉等方面应能处理少量的文字、数字和较多的图形，能在仪器键盘上较快地找到所需信息。

2）扫描（scanning）：各种信息自动地按次序出现在屏幕等输出设备上，当所需的信息出现时，按下检索键将所需信息暂时停住或标出。要求：患者必须了解扫描过程，有能力等候所需信息出现并及时用相应键将之停住或标出。

3）译码（encoding）：利用较少的一组按次序出现的符号来选择较大量的信息。信息以电码、数字、符号形式的代码存储于仪器中，每一代码代表某一完整的信息。要求：患者必须能记住代码，或从代码本中找出它们，"听"者也应了解代码的意义。

（3）信息的输入、存储和显示

1）代表准确信息的一组符号、词、词汇存储在键钮或设备的表面上。要求：患者应能阅或记住信息的位置。

2）存在仪器表面的不是准确的信息，而是代表相应信息的代码。要求：患者必须能记住各代码代表什么信息，或能从代码本上查出相应的信息。

3）由仪器以固定的顺序反复提供输入信息的听觉讯号或"说"出该信息，直到患者认可这是要输入的信息为止。要求：患者必须能听懂和理解仪器的听讯号和说出的信息，以便确认。

4）由计算机监控显示一组固定或可变的词、词汇或符号。要求：患者必须能阅读。

5）显示仪器上的光标标在或接近信息、代码或符号上。要求：患者必须有视 – 知觉和认知技能，将运动着的光标和相应信息联系并理解。

4. 设备的输出

（1）信息直接显示在屏幕上。要求：患者、听者均应有阅读技能。

（2）信息直接打印在纸上。要求：同上。

（3）仪器出现亮光或将光标停在所需信息之下以便阅读。要求：患者、听者均必须能阅读，且阅读的速度要能满足要求。

（4）用人工合成语言说出信息。要求：患者、听者必须能听懂合成的语言。

（四）AAC 系统的评估选配

（1）选配 ACC 系统之前，要对患者有关情况进行评定，结合个案的沟通需求、能力、意愿等因素，提出完整的辅助交流干预计划，按照计划内容为严重交流障碍者设计符合他们的辅助交流训练，从而提升交流效率及效能。另外，所选配的系统，对于"听"者，应尽量采用不需训练或仅需少量训练就能掌握的交流方式。对于患者，应尽量选用由仪器显示所有可能用到的信息，只需患者加以选择即可的方式。

（2）评估过程中要求专业团队评估、建议、评核，这是使用 AAC 服务最有效的方法。专业团队包括语言治疗师、特教老师、物理治疗师、心理治疗师、康复工程师、计算机科技人员、社工人员、职业康复人员等。专业团队的组成人员是弹性的，随着交流障碍者的需要、年龄以及障碍程度而变化。

二、人工喉

人工喉（artificial larynx or artificial throat）是一种替代喉的发声装置，是一种重要的康复工程产品。当喉被切除、丧失发声能力时，可以用人工喉作为辅助发声说话的工具。人工喉大致可分为机械式和电子式两种。

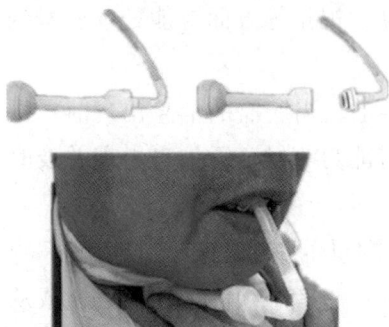

图 6 – 21　气动式人工喉

（一）机械式人工喉

机械式人工喉简称机械喉，又称气动式人工喉（图 6 – 21）。

1. 结构与性能　一般是由罩杯、进气管、振动体和导音管组成。振动体内有震动发声的橡胶薄膜（人工声带），可以通过调节其松紧度换音调，使声音尽量接近自然。振动体下端通过气管及喇叭形罩杯、进气管及喇叭形罩杯与气管瘘口相通，上端由导音管通入口腔。使用时先将导音管从一侧嘴角边伸入口腔内舌面上，距舌尖约4cm，再将罩杯罩住气管瘘口（不能漏气），然后呼出气流经气管进入振动体使橡皮膜振动发出基音，声音经导音管导入口腔，通过共鸣及构音作用后形成语言。练习时可先发单元音再发双元音，然后构成词再连接成句子。每讲一句话停顿时将罩杯稍稍提起，吸气后继续说话。

2. 特点

（1）优点　操作简单，只要患者有主动说话意识，多能较快掌握。语音清晰，接近人声，用这种人工喉辅助说话，基本能够流利、连贯地表达思想，发音强度、音调、音色均接近正常人。轻巧美观，使用方便，即使掉在地上或进水后也不易损坏，而且便于清洗。

（2）缺点　口腔内的导管常常影响唇、舌的运动，少数患者虽然能很好地发声，但构音较困难，只能以一种单音调发音，改变音调需要调节橡胶松紧带。年老体弱的患者因呼吸气流不足，使用这种人工喉比较困难。另外，簧片易黏上黏液影响发音，当唾液灌进连接管时容易发声堵塞。

（二）电子式人工喉

电子式人工喉简称电子喉，是利用电子振荡、电磁振动的发音装置代替声带振动而发音，经鼻、咽、口、舌、齿、唇等配合形成语音的人造代声工具（图6-22）。电子喉有各种型号，有的外观像电动刮须刀，有的像小手电筒。电子喉具有发音方法简单，使用方便、易学易懂、重新发音讲话成功率高、噪声比低等优点，是目前国际上最流行的发声康复方法。

根据结构特点，电子喉可分为嘴型、口内植入型和颈型。

1. 嘴型

（1）结构与性能　Cooper装置由脉冲发生器、电池组、手持音调发生器（振动器）和附于音调发生器上的小嘴管组成。说话时，小嘴管置于口内，加电发音，把声音导至口腔后部，经口、舌、齿、唇等调制构音成语言，能表达大部分词句。

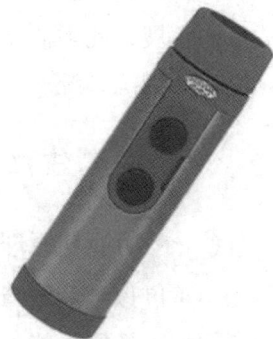

图6-22　电子式人工喉

（2）特点　优点是发音强度大，术后早期即能使用，不受颈部软组织厚度影响，声音不易散失，基频和声强可以调节。缺点是惹人注意，用手持小嘴管放在口内，口管常被唾液堵塞需要经常清洗，语言没有颈型清晰易懂。

2. 口内植入型

（1）结构与性能　口内植入型和颈型电子喉都包括振荡器、功率放大器、换能器和电源几个部分，振荡器产生一定频率的脉冲波，可以根据患者的习惯和喜好调节频率。功率放大器将脉冲波放大到一定强度，通过换能器转换为声音。使用电子人工喉时，由于改变了生理上靠肺呼气振动声带发音的习惯，患者要重新开始学习说话。患者一方面要学会靠气管瘘口（如果有的话）控制呼吸，另一方面靠电子喉发基本音，靠口腔、舌头等器官的运动形成语言，使呼吸和发音分离。

（2）特点　需要手术将制作得很小的电子喉固定在口腔的某处，要用牙齿控制开关。特别适合戴义齿的无喉患者，因为目前多将微型电子喉放进牙托内。发出的声音经口腔、鼻腔构音形成语言。优点是不用手操作，不引人注意。缺点是衰减较大，唾液容易阻塞声音出口。

3. 颈型

（1）结构与性能　同口内植入型。

（2）特点　电子喉是将发音装置置于颈部，基频声音从颈部软组织传入口咽腔，经口腔、鼻腔，由咽、腭、鼻、舌、齿、唇等调制构音后形成语言。优点是易学易用，不需经常清洗，音量大、说话易懂。缺点是声音单调无音调变化，颈部软组织能使部分声音散失，影响语言清晰度，价格昂贵，需要经常更换电池。

第四节　智力障碍辅助器

智力障碍（intellectual disability, ID）指社会适应行为缺陷，是指在交往、自我照顾、居家生活、社交技能、社区运用、自我管理、健康与安全、实用的学科技能、休闲生活和工作等十项技能上存在两项或两项以上的缺陷，其涉及注意、记忆、理解、判断、推理等认知功能广泛性和持续性的低下。常分为发生于发育成熟过程的儿童阶段的精神发育迟滞（mental retardation）和发生于发育成熟以后的成年阶段痴呆（dementia）。

智力障碍的辅助器具是指用于保障安全、辅助生活与提高认知能力的各类器材和设备。智力障碍者（简称智障者）辅助器具的开发远远落后于其他残障类别，不仅量少，而且不成熟。近年来，随着电子技术的发展，此类器具呈逐渐增多之势，本节主要介绍提高生活质量的辅助器具、多感官训练系统、计算机认知训练系统。

一、提高生活质量的辅具

（一）功能与原理

中重度以上的智障者由于认知水平低，记忆力差，与人沟通困难，不能适应复杂多变的环境。他们的身体运动控制功能不好，肢体力量不够。手指灵活性与手眼协调性差，在操作物体和生活自我照料上都困难，导致生活质量的降低。例如由于上肢力量不足、手指抓握不灵活，导致他们不能顺利地自我进食；抓握功能不良和精细动作障碍，影响其穿着能力；记忆力不好，不能记住电话号码，不能通过打电话与人交流；记忆力不好，外出不能回家，因此监护人不让其外出活动，从而长期与外界社会隔绝而缺少社会交往。提高生活质量辅助器具就是根据智障者本身残疾程度和个人特点，专门设计来帮助他们克服自身的障碍或矫正其功能，达到能更好地融入一般的生活环境，享受普通人能够享受的生活，提高生活质量的目的。

（二）具有代表性的辅助具

1. 进食类辅具　适用于手指变形、疼痛或握力低下者；肩肘部或腕部伤病者；老年人等。

（1）乐餐筷　使用叠层强化木质及不锈钢弹簧制作，可拆卸的树脂套与叠层强化木质筷子结合使用（筷子可取下清洗）。

（2）轻便勺　耐高温不锈钢，勺体为空心结构，勺体重量适中。同时勺把设计偏粗，便于使用，分左弯型和右弯型。可与"固定辅助带"配合使用。

（3）固定辅助带　由 EDPM 海面橡胶制作的螺旋设计可随意固定。可将餐具牢固地固定在手上。适用于手指轻度抓握不良者。

（4）儿童乐餐叉　勺部分为不锈钢，握柄部分为形状记忆聚合物。握柄部分浸泡在70℃热水中3～5分钟可自由确定形状，随后在20℃水中放置3～5分钟便可固定形状。握柄部分可重复变形使用。

（5）餐盘护围、防撒盘　为硬塑料，可固定于餐盘上，防止食物向外滑落。配合防滑垫使用效果更好。

2. 穿着类辅具

（1）穿脱方便的室内鞋　拉链式或开口宽大，方便穿脱；超轻量，弹性材料，穿着舒适（图6－23）。

（2）护理裤　免除脱卸整条裤子的麻烦，方便了患者的护理工作，减轻了患者的痛苦。

（3）成年人高腰裤　为了适应轮椅使用者，便裤后裆部位的边很高。还配有全弹力的裤腰带、平直的缝合线、宽大的后裆、装饰用的纽扣盖。

（4）透明拉锁环　可以帮助合上并打开拉链。它有一个金属的回形针，用于和拉锁的拉环连接。大环用手去拉拖。当不使用的时拉锁环可以收藏起来。

3. 记忆障碍类辅具

（1）带照片电话　为记忆力差的老年性痴呆者或中度以上智障者而专门设计的电话。将电话上的功能键位置设置为加大的按钮，每个按钮上贴有联系者的照片，当需要向某人打电话时，只要按贴有此人照片的按钮，就将自动拨打相应的电话号码，从而使记不清电话号码的智障者能够顺利完成拨打电话。

（2）平板电脑　平板电脑的出现，为智障者带来了福音。智障者通过点击、触摸屏幕上的图标，能很方便地进入各种程序和操作系统，实现简单的电脑操作。例如，画图制作、打字、浏览照片、照相、摄像、玩游戏、听音乐；也可以浏览网页，查看自己喜欢的内容，看电视、电影；还可以在电脑上打网络电话。

（3）简化计算机桌面程序　将多余而不需要的计算机桌面图标清除，简化系统桌面程序，方便智障者使用，同时还可根据个人需要设计相应的程序图标，当点击或触摸该图标，智障者就可进入相应的应用程序，如画画、看电影、听音乐、打印图片等。电脑在多人使用时，设计个人登录图标，如用个人照片表示，当点击个人的照片就可进入个人的计算机桌面。还可以配备适合特定智障者的特殊应用程序，如多媒体输出软件、绘画与制图程序、认知沟通程序等。

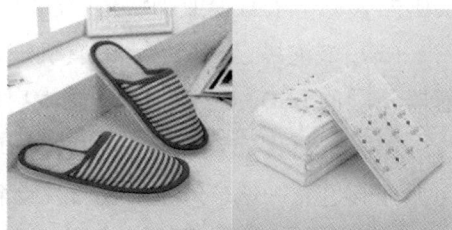

室内鞋　　护理垫

图 6 - 23　穿着类辅具

二、多感官训练系统

（一）功能与原理

"史露西伦"理论指出，感官经验是人类赖以生存、学习、认识自我和环境的必需条件。如果缺乏感官经验不仅阻碍对自身的认识和机能的发展，在对外界环境的认知和感知上面也会发生困难。"史露西伦"强调给予有感官障碍和学习困难者一个悠闲和舒适的空间环境，并由照顾者为他们安排一个充满感官刺激的环境。

多感官训练系统是一个提供视觉、听觉、嗅觉、触觉、本体感觉、前庭平衡等多种感官刺激的特定空间环境，广泛应用于智力障碍、孤独症、学习障碍以及感觉障碍者的临床治疗。可以增加多重弱能者的专注力和对事物的反应，对中度学习困难者的沟通能力发展和增进人际关系方面都具有积极的影响。

最初的多感官训练系统主要提供视觉刺激，通过室内色彩变化、大小形状变化、宛如动画的灯光移动，引导患者视线移动追视，提高弱视者的视觉注意。现代的多感官训练系统逐渐走向多元与整合，更加强调与环境的互动和参与性。游戏器材涉及各个感觉领域，一个器材可同时刺激多个感官；器材之间具有连贯性，既可以单独使用，也可组合在一起使用。

（二）结构与组成

1. 视觉刺激设备

（1）多媒体声光组合　可以包括投影机、镜球、射灯、多声道环绕音乐系统、集成灯光特效、音频处理系统、动画图像库等。该组合提供丰富多变等视觉刺激，伴随响声或音乐，引导患者去追逐光、动画的移动，去触摸或脚踩光线投影图，获得听觉、触觉的反馈。

（2）鼓泡塔　在盛有水的有机玻璃圆柱体内放置彩色小球、鱼类造型等玩具，底部安装有气泡发射器和彩色 LED 灯。气泡发射器发射的气泡在上升过程中受到彩色灯光的照射形成丰富多变的颜色。

（3）光纤瀑布或光纤束　用不同颜色的玻璃光纤丝做成帘布状或集结成光纤束，智障者可以触摸与抓捏彩色光纤丝，产生触觉与视觉刺激。

（4）荧光窗帘　将荧光布做成不同图案，夹在两层透光窗帘之中，产生视觉刺激。在触摸时，同时产生触觉刺激。

（5）视觉感知活动板　活动板上安置涉及颜色、形状、线条以及其他视觉形象的实物和图案。智障者可以触摸和操作这些物体，进行多种视觉刺激的游戏活动。

（6）无穷远隧道或渐进灯光隧道　将多组灯光投射到镜面上，或者投射在房间内，通过光线位置与速度的变化，产生一个没有尽头的隧道空间的错觉。

2. 听觉刺激设备

（1）音乐跳跃垫　在软垫内安装有感应灯和音乐控制器。当患者触及感应灯时，将开启灯光和播放音乐。每种颜色的感应灯，配置的音乐不相同。

（2）声感知展示板　设置有多种可产生不同声响或音乐的简单乐器，包括拇指钢琴、竖琴和钟等，当患者敲击、拨弄这些乐器时可产生不同的声音，从而获得听觉刺激。

（3）音效游戏板　安装有多个彩色软包图形按钮，如星星、手掌、动物图案等。声音控制器设置为多种模式，如动物、交通工具、流水、音乐等，声音大小可以调节。当选择动物声音模式时，按压不同按钮可分别发出狗、鸡、猫等动物的叫声。

3. 触觉刺激设备

（1）互动触觉板　布置有不同质地的物体，如毛线、铁链、棉质绳、布块、塑胶管、纹路与质地不同的塑胶板等。多组开关以不同时间变换地控制着光纤，在墙上打出不同颜色的光点。

（2）振动床垫　床垫内安装有振动器和发热控制器。患者躺在床垫上，通过振动与发热，提供触觉刺激。

（3）风速游戏板　在一块木板上安装多个风扇与风速控制器，并固定在墙上。通过设置多种模式来调节风速的大小，儿童按压开光启动风扇。按键可以设置为不同操作模式，如手指按、手指抓捏移动、手指转动转盘和发声感应控制等方式，以增加趣味性。该设备在产生触觉刺激的同时还可以锻炼手指精细活动能力。

（4）灯光球池　在软垫球池底部安装三色 LED 灯，放置 PVC 透明小球。在球池边上设置有软包灯光按钮。灯开启后，彩色灯光照射在球池内透明 PVC 小球上，给儿童提供丰富的视觉刺激。儿童在球池内移动与抓摸小球时接受大量触觉刺激。

4. 嗅觉刺激设备

（1）图案配对嗅觉游戏板　一块木板固定在墙上，安装有数个风扇，每个风扇旁有一个香味盒，盒外面插有相应香味的植物花卉图片，当按压启动某一风扇时，将吹出相应植物的香味。该设备在提供嗅觉刺激的同时，也让智障者学习配对，认识不同的香味。

（2）主动嗅觉装置　嗅觉训练配合四色按钮，按动响应键，会有不同水果香味喷出，刺激嗅觉。香料装置可随时更换更新。

5. 前庭刺激设备

（1）秋千灯光引导系统　在地垫上安装感应 LED 灯，以放射状间隔排成圆圈。在 LED 灯上方的房顶上安装秋千。通过不同的开关控制模式控制 LED 灯。①模式一：自动依次轮流开启 LED 灯，智障者趴悬在秋千上，移动秋千去追逐移动的灯光；②模式二：灯全部亮起，智障者趴在秋千上，手扒在地上逐一地将灯按灭；③模式三：灯全部关掉，智障者趴在秋千上，逐一将灯打开。该系统在提供前庭平衡刺激的同时也提供本体感觉、触觉与视觉刺激。

（2）声光摇摆系 在地上安装一个圆形可以摇摆的平衡台，旁边墙上适当高度的位置安装多个不同颜色的感应式软包 LED 灯。智障者站在摇摆平衡台上敲打或按压软包感应灯，感应灯开启并播放相应的音乐或声音。在触摸感应灯时，智障者需要移动身体，控制身体平衡，提供前庭平衡刺激，同时也提供视觉、触觉与本体感觉刺激。

6. 本体感觉刺激设备

（1）灯光投射音乐地垫 在地垫上按圆形或其他规律排列多个彩色圆形软包感应按钮，房顶安装多个彩色射灯对准地上相应的软包按钮，当智障者脚踩软垫按钮时，射灯启动并投出相应颜色的光线照射到地垫上，同时播放相应音乐。模式控制器通过多种模式控制音量和时间。不仅提供本体感觉刺激，还能提供视觉与触觉刺激。

（2）声光弹跳训练床 在墙上适当高度的位置安装不同色彩的圆形软包感应 LED 灯，智障者在弹簧跳床上弹跳的同时，用手按压或锤子敲打感应灯，开启灯光，播放相应的音乐或声响。

（3）浮弹训练系统 多层强弹力布按一定的间距水平固定在木制或钢制框架上，一面或多面靠墙。在墙面上安装白板，在白板上放置磁力贴。或者在墙上固定面板，其上安装软包感应 LED 灯。智障者从地上一层一层地爬上弹力布，去按压感应灯，或将磁力贴放置到白板上。该设备提供本体感觉刺激，同时也提供触觉刺激。

三、计算机认知训练系统

（一）功能与原理

计算机认知训练系统是利用多媒体电脑提供声音影像来刺激引发兴趣、提高注意力、参与能力，增进学习效率，训练过程多样化，让患者重新获得生活能力（图 6 - 24）。该系统根据智障者的心身障碍特点和康复训练目标，将训练的内容以文字、图形、符号、声音、动画影像的方式整合在一起，形成不同领域、不同难易程度的训练模式，自动生成训练任务，省去了康复治疗师自己设计训练方案与准备训练教具的麻烦。

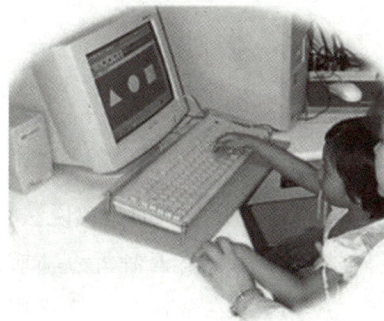

图 6 - 24 计算机认知训练系统

计算机认知训练系统采取多媒体人机对话和真人语言的形式，形象化与游戏化，能够激发患者的兴趣与沟通动机，促进自发性沟通与探索行为的出现，提高自我选择与自我控制力以及语言沟通能力。通过操作键盘与鼠标完成任务，促进手眼协调和手指灵活性，提高反应能力。康复治疗师根据智障者年龄与认知特点，选择相应的训练模式引导智障者循序渐进地实施训练，最终达到提高认知能力的目的，包括促进注意力、记忆力、数概念、形状认知、颜色概念、时间概念、视觉空间能力、分类能力、归纳推理能力、因果关系和解决问题能力的全面提高。

（二）结构与组成

1. 硬件部分 包含台式或便携式电脑、触摸屏、笔式数位板、特殊键盘和大球鼠标等输入设备。输入设备经过特殊改动以适合动作不灵活的智障者操作使用。例如将键盘的按键扩大到 2 倍，把一些复杂的功能键取消，将功能键移到键盘旁边而防止被意外激活，或者把按键按照字母、数字、功能键区分为不同的颜色，便于智障者容易区别而防止按错键。对于伴有上肢功能障碍的智障者，可以改用脚踏键盘或脚踏鼠标。

2. 软件部分　经过专业设计开发的认知训练软件，将数字、文字、符号、图形、语言声音、动画等基本材料构建形成多媒体形式的图片库、声音库和动画影像库。根据不同的训练目标，设计形成各种不同的训练模板。每种训练模板按照难易程度，再形成不同水平的级别。在实际训练时，按照智障者的功能水平高低，选择适当难度的级别，自动生成训练任务进行训练。每次训练操作完成后的结果被保留在电脑，便于对训练效果进行阶段性自动分析评价。

训练模块一般包括以下几部分内容。

（1）注意力　通过提供视觉与听觉任务，训练智障者的注意警觉性、集中性与稳定性。

（2）观察力　在完成视觉任务过程中，培养对事物的观察与辨别能力。

（3）记忆力　通过提供视觉与听觉任务，包括文字、图形、数字和符号等的记忆，学习记忆策略，提高记忆力。

（4）数字认知　将数字、数字序列以视觉与听觉的形式呈现，学习对数字的认识、形成数概念和学习简单的数学运算。

（5）图形认知　学习认识几何图形，提高对图形的认知与理解空间概念的能力。

（6）序列认知　通过提供数序列、物体大小序列、长短序列、粗细序列、高矮序列、时间序列等任务，学习与提高对事物之间的逻辑顺序以及事件发生的因果关系的认知能力。

（7）同类匹配　从备选图形、词汇、符号等条件中找出与某一已知条件相同或相似的对象，逐步形成类概念能力。

（8）异类鉴别　从备选图形、文字、符号或声音中找出与某一已知条件不同类的对象，训练患者的分析比较、类别鉴别能力。

目标检测

答案解析

1. 关于听力辅助器，说法错误的是（　　）。

　　A. 主要有两种听力辅助器：助听器和人工耳蜗

　　B. 旨在帮助听力障碍患者改善听力，并提高其与他人的交流能力

　　C. 它可以完全恢复患者的听力能力

　　D. 能有效保护患者残留的听觉功能，防止语言理解力的降低

2. 下列属于助听器基本结构的是（　　）。

　　A. 放大器　　　　　　　B. 感应线圈　　　　　　C. 输出限制控制　　　　D. 音调控制

3. 关于助听器的工作原理，描述有误的一项是（　　）。

　　A. 助听器的功能是增加声音的强度并尽可能地不使其变形，然后将其传入耳道

　　B. 由于无法直接放大声音的声能，因此需要将其转换为电信号，在放大后再转换为声能

　　C. 输入转换器由传声器、磁感线圈等组成

　　D. 放大器将输入的电信号放大，然后传送到话筒

4. 通过电极传入患者耳蜗，刺激耳蜗残存听神经，使患者产生听觉，是双耳重度或极重度感音神

经性聋患者重返有声世界的唯一手段的助听器是（　　）。

A. 盒式助听器　　　　B. 耳背式助听器　　　　C. 定制式助听器　　　　D. 开放式助听器

5. 以下关于助视器的说法，错误的是（　　）。

A. 没有一种助视器能够取代正常眼球的全部功能

B. 导盲犬、盲杖等也可列入助视器范畴

C. 助视器是一种帮助视力障碍患者的工具，可以帮助视力得到改善

D. 可帮助低视力患者看清楚原本看不到或看不清的东西

6. 以下不属于单筒手持望远镜缺点的是（　　）。

A. 视野范围小　　　　　　　　　　　　B. 很难寻找快速运动的物体

C. 价格昂贵　　　　　　　　　　　　　D. 手持望远镜占用单或双手

7. 下列属于非光学助视器的是（　　）。

A. 眼镜　　　　　　　B. 放大镜　　　　　　C. 望远镜　　　　　　D. 电视

8. 不同工作要求的工作距离不同，如弹钢琴的工作距离比写字的要远，所以，弹钢琴时不能用一般的眼镜，要用装了望远镜的眼镜。遵循的助视器适配因素是（　　）。

A. 目标的大小和目标与眼睛的距离　　　B. 患者不同的视觉能力

C. 患者的剩余视觉能力和需要　　　　　D. 助视器的特性

9. 以下不属于 AAC 系统设计要求的是（　　）。

A. 个人书写　　　　　　　　　　　　　B. 能有效传递信息

C. 能满足在不同场合交流　　　　　　　D. 能满足与不同对象之间的交流

10. 机械式人工喉的缺点是簧片易黏上黏液影响发音，当唾液灌进（　　）时容易发声堵塞。

A. 罩杯　　　　　　　B. 进气管　　　　　　C. 连接管　　　　　　D. 振动体

11. （　　）电子式人工喉的缺点是惹人注意，用手持小嘴管放在口内，口管常被唾液堵塞需要经常清洗，语言没有颈型清晰易懂。

A. 嘴型　　　　　　　B. 口内植入型　　　　C. 颈型　　　　　　　D. 振动体

12. 智力障碍辅助器具根据个人残疾程度和特点而设计，旨在（　　）。

A. 改善生活质量　　　　　　　　　　　B. 融入社会生活

C. 提高运动能力　　　　　　　　　　　D. 降低活动难度

13. 多感官训练系统在临床治疗中有着广泛的应用，下列不属于多感官训练刺激之一的是（　　）。

A. 触觉　　　　　　　B. 嗅觉　　　　　　　C. 味觉　　　　　　　D. 本体感觉

14. 计算机认知训练系统采用多媒体人机对话和真人语音的形式，使训练更具（　　）和游戏化性质。

A. 多样化　　　　　　B. 一体化　　　　　　C. 多维化　　　　　　D. 形象化

（周珠琪　李丹丹　高　翔　朱栩栋）

书网融合……

本章小结　　　　　　题库

第七章　康复工程新技术

学习目标

1. **掌握**　康复机器人的工程技术原理及应用、功能性电刺激的原理与应用、虚拟现实技术的应用、脑机接口技术的应用。
2. **熟悉**　虚拟现实技术的关键技术和核心设备、脑机接口技术的临床应用。
3. **了解**　智能假肢的发展与应用。

第一节　康复机器人

PPT

脑卒中是我国居民致死致残的首位原因，发病率位居全球第一。脑卒中，俗称中风，主要分为出血性脑中风和缺血性脑中风两大类，具有高发病率、高死亡率、高致残率（高达 80% 以上）的特点。我国每 12 秒就有一人发生脑卒中，每 21 秒就有一人死于卒中，每年新发病例超过 250 万，每年造成经济损失超过 1000 亿元。

脑卒中幸存患者都存在不同程度的功能障碍，比如 80% 的患者存在上肢功能障碍。临床研究表明，早期积极的康复治疗可使 90% 的存活患者恢复独立行走和自理生活，30% 的患者可恢复原来的工作；相反，如果不进行康复治疗，上述两方面的比例，相应地只有 6% 和 5%。

对于脑卒中患者，传统康复治疗方法主要是治疗师对患者进行一对一的徒手操作，或借用简单的器械工具帮助患者完成康复训练，以促进神经系统的重塑等目的。

传统方法的不足在于：康复效果较大程度地依赖于治疗师的经验水平；徒手操作会消耗治疗师大量的精力和体力，难以保证康复训练的强度、频率、时长和一致性；训练过程枯燥乏味，患者得不到直观的视觉反馈，主动参与的积极性不高，使得康复效果大大降低；不能实时记录训练过程中的运动参数，训练后缺乏客观评估数据。

在我国，康复治疗师的数量是严重不足的，根据我国脑卒中患者的数量，至少需要 40 多万的康复治疗师，但是目前只有 2 万左右，缺口巨大。很多患者得不到及时而规范的康复治疗，错过了康复黄金期，从而增加了家庭负担。采用康复机器人辅助人工进行康复是一个必然趋势，是解决我国康复医疗行业现有专业人才供需矛盾的必然选择。

相比传统徒手康复手段，康复机器人不知疲倦，非常适合高体力消耗、重复规范性的活动。一方面，康复机器人通过情景互动或晋级式游戏模式提高患者的主动性和参与度，通过内置智能传感器，采集训练数据、量化训练强度、实现即时直观反馈和科学客观评估，从而提高康复效果和效率；另一方面，在机器人的辅助下，患者无须治疗师全程协助，因此，治疗师可以实现一对多的治疗模式，提高了医疗资源使用率，使得更多患者有机会得到高效治疗。

康复机器人作为一种用于康复医疗领域的医用机器人，能够帮助患者进行运动或认知功能训练，在一定程度上解决了人工康复训练中存在的易疲劳、多次训练存在差异性等问题；机器人可以客观记录训练过程中患者患肢的位置、方向、速度以及所产生的力等客观数据，供治疗师分析，以评价治疗效果；机器人所记录下的详细数据，使得治疗师有可能从中发现数据与治疗结果之间的对应关系，从而有可能深入了解中枢神经康复的规律，并进一步了解人类大脑与人类运动功能之间控制与影响的关系，为人类大脑的开发开辟新的天地；使用机器人技术可以通过多媒体技术为患者提供丰富多彩的训练内容，使患者能够积极参与治疗，并及时得到治疗效果的反馈信息。

康复机器人的研究涉及康复医学、生物力学、机械工程学、计算机学、材料学等学科，是典型的医工结合的领域。20 世纪 80 年代是康复机器人研究的起步阶段，1990 年以后康复机器人的研究进入了全面发展时期。

一、康复机器人的分类

通常根据功能，将康复机器人分为训练型和辅助型两大类。训练型机器人根据其功能训练的不同，又可分为运动障碍康复机器人和认知障碍康复机器人。

（一）训练型康复机器人

训练型康复机器人又称康复训练机器人，其主要功能是帮助患者顺利完成各种运动功能的恢复性训练。例如步态训练、上肢功能训练、认知训练等。康复机器人不仅将康复治疗师从繁重的体力劳动中解放出来，而且可对治疗过程进行客观检测和评价，从而充分提高康复训练的针对性、科学性和康复效率。

1. 运动障碍康复训练机器人　根据所训练肢体的不同分为上肢康复机器人和下肢康复机器人。

上肢康复机器人主要以辅助患者肩部、肘部和手部等上肢关节的运动训练为主，通过主/被动康复训练，加强患者肌肉组织的强度和手部做精细动作的灵活度，并安装力、扭矩等传感器对康复训练的过程和结果进行评估。

下肢康复机器人主要以下肢外骨骼机器人为主，集中于对患者进行辅助站立、平衡以及步行等康复训练。下肢康复外骨骼通过主/被动运动、阻抗运动以及镜像运动等多种模式，能有效维持患者关节的活动度，并在康复训练中逐渐改善患者的步态。

运动障碍康复机器人的工作方式可分为被动训练、主动训练和主动对抗式训练。①被动式训练机器人：机器人移动患者的肢体，患者保持全身放松。②主动式训练机器人：患者自发主动运动而在需要时机器人辅助患者完成预定的运动。③主动对抗式训练机器人：与主动辅助相反，患者对抗机器人产生的阻力，完成预定的运动。

运动障碍康复训练机器人必须从患者的需要出发，同时符合临床康复训练的规律。在满足训练功能的同时，机器人应最大限度地保证患者患肢的安全，并且应充分考虑到机器人与工作环境的适应性以及患者的可接受性。同时，在设计中采用模块化的设计思想，可对机器人系统分成的牵引机构、支撑机构、控制系统和数据采集系统等相对独立的部分分别进行设计。

2. 认知障碍康复训练机器人　主要用于认知功能训练，如记忆力、定向力、言语功能、视空间、执行力、计算等。

该类机器人通过"感知—认知—运动"的多模态智能感知交互功能系统，实现了与患者的视听触觉交互和言语训练。

认知障碍康复机器人所覆盖疾病和患者非常广泛，因此没有一个相对固定的机械结构和功能。认知障碍康复机器人通过一些与运动相关的多模态刺激（如视觉、听觉输入）与患者进行交互，从而吸引患者的注意力，增强患者对周围环境的感知能力，最终引导患者完成特定的认知交互任务，实现患者的认知康复训练。也可根据结构设计或阻抗大小来对康复机器人进行分类。

认知康复机器人常与运动障碍机器人相结合进行康复训练，机器人通过运动反馈训练，以硬件设备来辅助患者的肢体运动，并融合交互式游戏作为任务导向训练，通过触觉、视觉、听觉等多种形式加强感觉的输入，为患者提供多感官的实时反馈训练，不断刺激本体感觉，加速神经功能重塑，进而达到提高认知功能和运动功能的目的。

（二）辅助型康复机器人

辅助型康复机器人的主要功能是协助功能障碍者完成各种运动，提高生活自理能力。

1. 根据辅助的针对部位分类

（1）上肢辅助机器人　是协助功能障碍者完成吃饭、穿衣、洗漱等日常生活活动的康复机器人，如英国 Handy Ⅰ 系统。

（2）下肢辅助机器人　是协助功能障碍者完成站立、行走等活动的康复机器人，如美国 BLEEX 机器人。

2. 根据便携程度分类

（1）工作站式　固定使用。为用户提供了一个集成环境，包括一个操作臂和适合于操作臂完成各种任务的环境系统，如美国 DeVARW 系统。

（2）移动式　自由移动。一般带有环境感知的传感器实现导航、避障，可以根据用户的行走习惯设定工作参数，具有操作和信息反馈的人机接口，如英国 Wessex 手臂。

（3）搭载式　连接到轮椅上。通常是将已有的机械臂和普通轮椅或电动轮椅相结合，然后设计安装各种传感系统、导航系统、运动规划系统、人机接口系统和控制系统，帮助重度肢体残疾人、老年人提高生活自理能力，如荷兰 iARM/Manus 机械臂。

3. 根据结构设计分类

（1）外骨骼式机器人　佩戴于患者身上，可以提供准确的关节角度信息。不足是机械关节和人体关节的对正比较困难，如果偏差较大，有可能造成损伤。此外，动力装置一般安装在关节部位并配备大减速比的齿轮箱，从而增加了重量，既适合于机构用户，更适合于个人用户，如美国 BLEEX 机器人。

（2）末端执行式机器人　与外骨骼式机器人相比，重量轻，适合于机构用户使用。末端执行式机器人和患者以"握手"的方式互动。但是，由于关节不受限制，故对关节的运动控制有限，如美国 MIT – Manus 上肢康复机器人。

4. 根据阻抗大小分类

（1）高阻抗型机器人　阻抗主要源自减速箱的使用，因此，高减速比通常会增加静摩擦力、黏滞摩擦等，从而增加阻抗。高阻抗型机器人在关闭的状态下需要很高的动力来驱动。外骨骼式机器人通常具有很高的阻抗，故属于高阻抗型机器人。

（2）低阻抗型机器人　与高阻抗型机器人相比，低阻抗型机器人一般配有高功率的动力装置并辅以小的减速比，末端摩擦力很小，便于驱动。末端执行式机器人通常具有较低的阻抗，故属于低阻抗型机器人。

二、康复机器人的临床应用

（一）上肢康复训练机器人

1. 我国的 ArmGuider 上肢康复机器人　如图 7 – 1 所示，这是专为上肢功能障碍人群设计的智能康复训练系统，提供被动、助力、主动和抗阻训练，增强患者本体感觉，促进脑功能重塑和神经系统网络重建，将运动训练和丰富的游戏场景相结合，在改善上肢控制能力、协调性、力量、关节活动度等运动功能的同时，实现记忆力、理解力、空间结构想象力的训练。

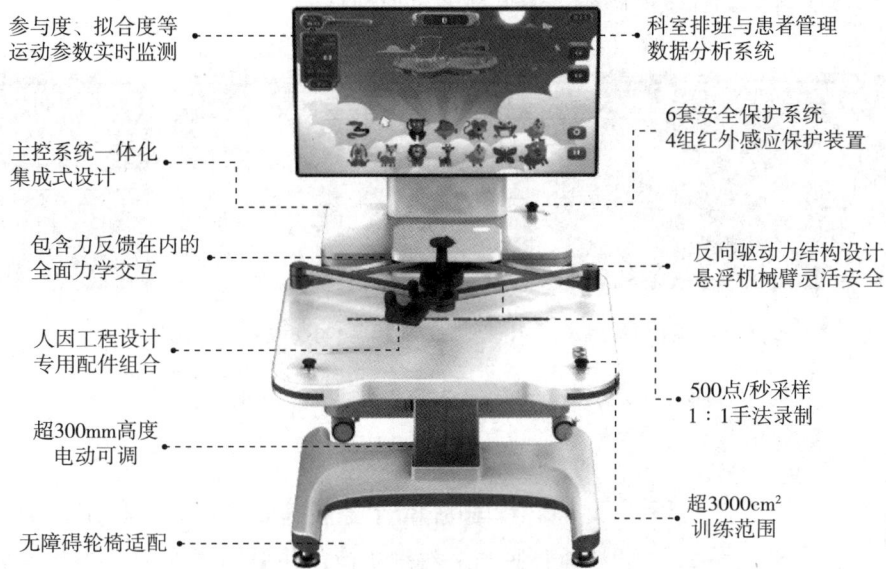

图 7 – 1 ArmGuider 上肢康复机器人

创新的五连杆并联机械臂设计，应用了反向驱动力机构，灵活的机械臂使其在二维平面内能够实现任意轨迹训练，准确感知患者的运动意图，使力学交互更为细腻（图 7 – 2）。

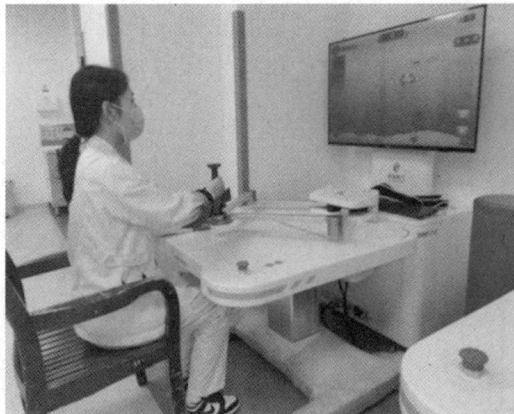

图 7 – 2 ArmGuider 上肢康复机器人的使用场景

ArmGuider 全面的力学交互功能与智能的控制算法相结合，提供多种训练模式（图 7 – 3），覆盖全周期患者。特有的助力和抗阻训练可对患者进行有针对性的运动强化训练。

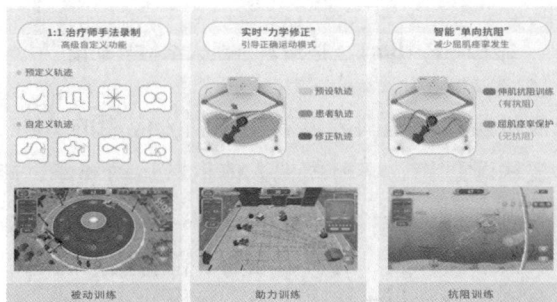

图 7 – 3 ArmGuider 上肢康复机器人的训练模式

ArmGuider 融入强激励、智引导的沉浸式任务导向型训练场景设计理念（图7-4），配合丰富的多维度认知场景，减少患者主动训练的障碍，激发患者对训练兴趣。

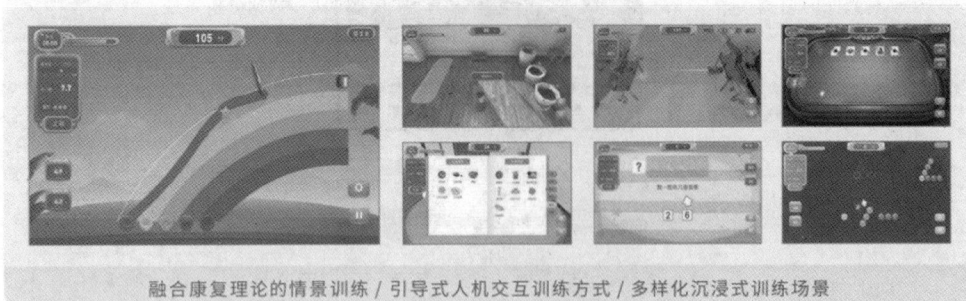

融合康复理论的情景训练 / 引导式人机交互训练方式 / 多样化沉浸式训练场景

图7-4 ArmGuider 上肢康复机器人的场景设计

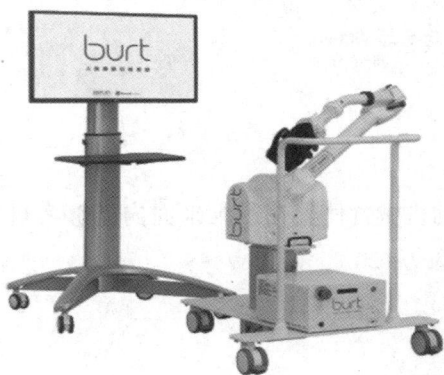

图7-5 Burt 上肢康复机器人

2. 我国的 Burt 上肢康复机器人 运用末端驱动设计，方便快速穿脱与左右侧切换，并采用柔性钢绳传动系统与力反馈技术结合，使机器人运行平顺柔滑，增强人机交互（图7-5）。同时对关节活动进行安全空间标定，机械臂三维运动空间，覆盖上肢生理运动范围。

内置多种训练模式结合任务导向型的虚拟情景游戏强化训练，促进大脑神经元重塑，恢复神经连接，多重感官刺激，强化激活大脑皮层，增强本体感觉敏感度（图7-6）。

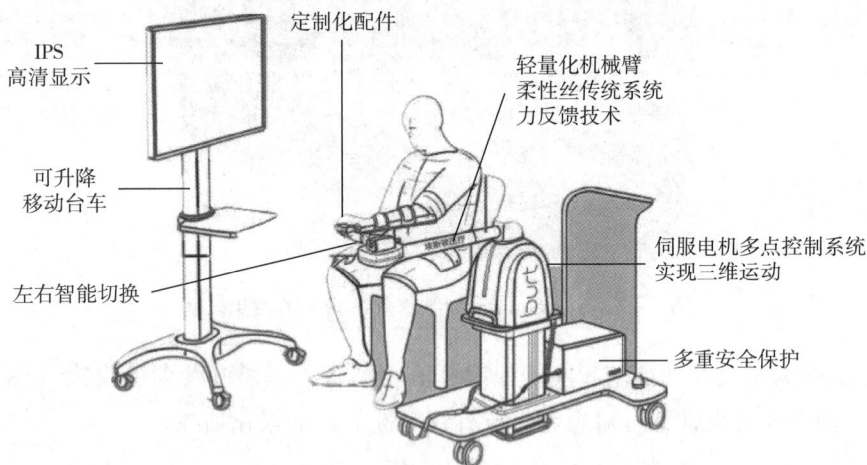

图7-6 Burt 上肢康复机器人结构与功能

3. 我国的 A6-2S 上肢康复机器人 是国内首款实现临床应用的 AI 三维上肢康复机器人（图7-7），根据计算机技术，结合康复医学理论，实时模拟人体上肢运动规律，能够在三维空间实现六大自由度的训练，实现了三维空间的精确控制。可针对上肢三大运动关节（肩、肘、腕）六大运动方向（肩关节内收外展、肩关节前屈、肩关节内外旋、肘关节屈曲、前臂旋前旋后以及腕关节掌屈背伸）进行精准评估，实时分析评估数据，协助治疗师制定治疗方案，提高临床效率。

系统具有被动训练、主被动训练、主动训练等五种训练模式，贯穿整个康复周期，实现康复周期全覆盖。训练功能结合多种任务导向型的情景虚拟互动游戏，给予患者多样、个性化训练，提高患者积极性、依存性，加快患者的康复进程，评估数据以及训练数据进行信息记录存储及数据分析，实时联网5G 医疗互联。

4. 我国的 Wisebot ® X5 上肢康复机器人 是以神经可塑性和镜像神经元等康复理论为基础，为上肢功能障碍患者设计的智能康复训练系统，创新提出了 Brunnstrom 分级和关节运动范围的智能评估技术，进而自动生成康复训练方案，实现了评估和训练方案的无缝连接（图7-8）。

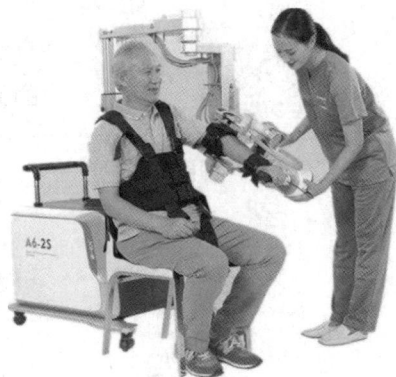

图 7-7 A6-2S 上肢康复机器人

Wisebot ® X5 在多个维度实时模拟人体上肢运动规律，不仅提供了主动、被动和主被动（助力）训练模式，而且首创了镜像训练模式，实现了双侧协调性的同步训练。另外，内置了多元化3D 任务导向型训练项目，为患者提供运动—视觉—听觉多通道感官刺激，在改善上肢的控制能力、肌肉力量、关节活动度、协调能力等运动功能的同时，实现了认知能力、日常生活能力和作业能力等的训练。

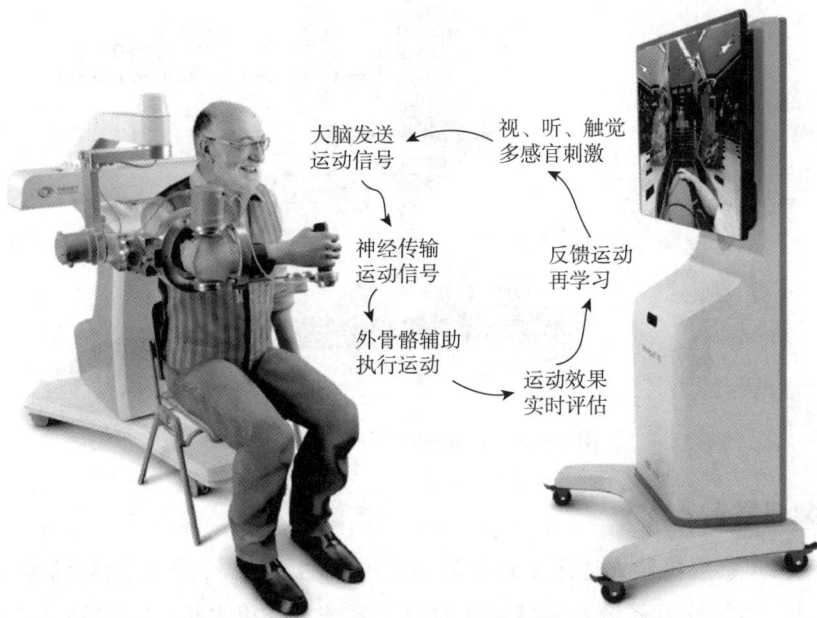

图 7-8 Wisebot ® X5 上肢康复机器人

（二）下肢康复训练机器人

1. 我国的 Nurt 下肢康复机器人 针对失能患者的早期康复，锻炼肌肉，活动关节，改善循环，减少下肢静脉栓塞，减少压疮，促进神经系统重建，加快下肢功能恢复。它具有独特的自定义轨迹功能，可根据患者护理和治疗的需求，拖动机器人的机器臂形成个性化示教运动轨迹，让机器人按临床医疗需求，带动患者完成护理所需要进行的各种运动训练，更有效地解决人力易疲劳等因素无法胜任的护理和治疗工作，让患者的功能尽快恢复（图7-9）。

2. Lokomat 下肢康复机器人 可根据患者的自身骨骼特征进行调节，包括骨盆的宽度、深度、大腿和小腿的长度以及腿部带扣的大小和位置，都可以轻松调整，确保训练时患者下肢关节的准确对位以及舒适度。该系统软件可对臀部和膝盖关节的角度进行持续性监控，确保步态模式符合人体生理特征，可准确重复训练动作（图7-10）。

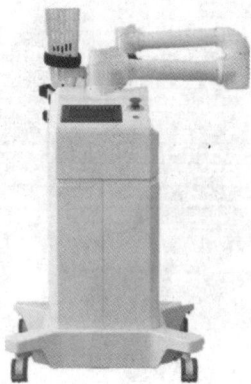

图 7 - 9　Nurt 下肢康复机器人

同时通过与动态减重系统结合使用，机器腿可确保患者在摆动相能够自然迈步、在支撑相感受到生理性负重、在站立终末期让髋关节得到显著的伸展，这些是重新学习自然步态模式中至关重要的因素。

Lokomat 能够通过增强表现反馈，测量患者的表现并给予奖励，让高度重复的治疗充满挑战和趣味性，以激励患者投入更长时间提高运动质量，增加其神经可塑性变化，即使那些仍然需要完全驱动的严重受损患者也可从中获益，增加步态多样性，这在再学习阶段非常有益。

Lokomat 机器腿能够精确测量患者的力量和付出的努力程度，可调节的驱动装置为患者提供更多自由和最适宜的挑战。通过同时使用"路经控制"功能，患者能够在安全、有辅助的环境中主动控制腿部运动，即使是单患侧患者也能因此获得最适合的治疗方式。

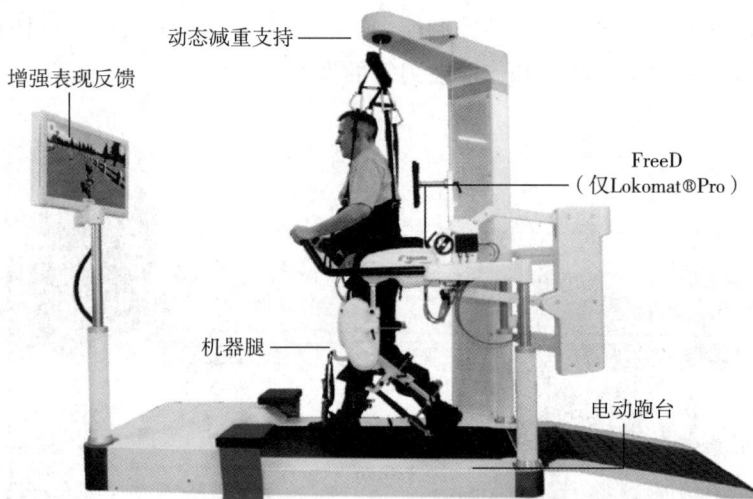

图 7 - 10　Lokomat 下肢康复机器人

（三）认知康复机器人

我国的 Dynaxis 认知康复机器人适用于认知障碍及上肢功能障碍人群的康复训练（图 7 - 11）。结合丰富的专业训练配件、力学交互系统和多感觉实时反馈系统，获得多维度、多关节的机器人辅助治疗体验，逐步恢复患者上肢的控制能力、协调性、力量、关节活动度等运动功能，提升其日常生活能力。

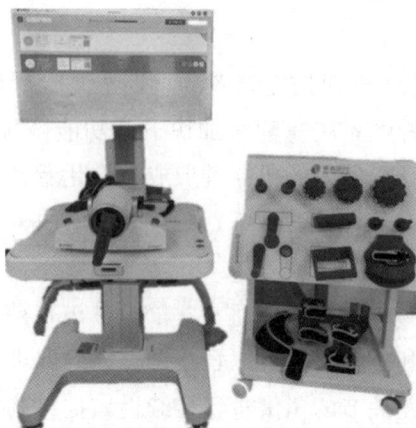

图 7 - 11　Dynaxis 认知康复机器人

Dynaxis 通过 16 个专业配件组合，配合多体位动力头，支持在水平面、冠状面、矢状面上的包括前臂旋前旋后，腕关节掌屈背伸、尺偏桡偏、手指屈曲、抓握、侧捏，肘关节屈伸和肩关节屈伸、外展内收在内的数十种训练动作（图 7-12）。真实还原开门、翻书、倒水、拧钥匙、拧瓶盖、拧毛巾、擦桌子、移鼠标、车辆控制等多种日常生活场景。

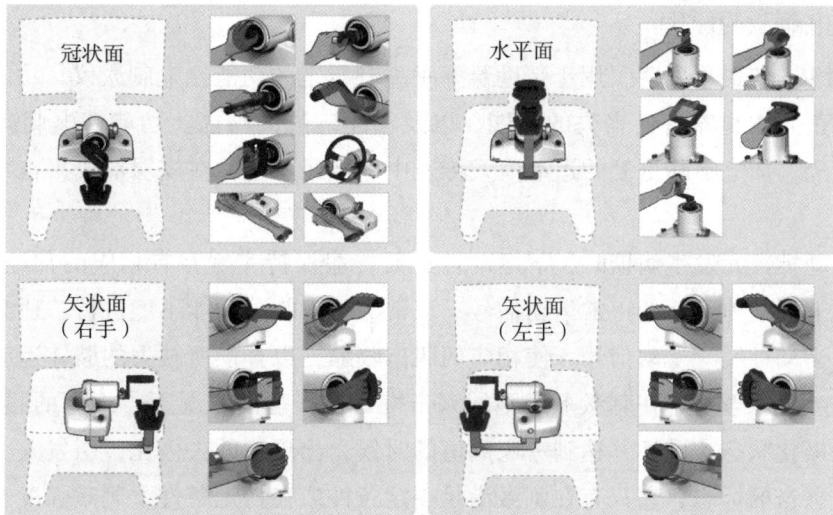

图 7-12 Dynaxis 认知康复机器人的训练动作

以伺服电机为核心与智能控制算法相结合，提供丰富的训练模式，支持包括主动、被动、助力、阻力、等长、等张、等速、引导、情景以及模拟日常活动能力（ADL）等训练，覆盖全周期患者（图 7-13）。力学感知、力学仿真、振动反馈和柔顺力控等技术的应用，进一步丰富了力学交互的类型，提升康复训练效果。融入任务导向和多重激励的日常生活场景，结合多维度认知元素，能够为临床提供丰富、专业的训练方案，并通过视觉、听觉和振动觉等多感觉反馈，激发用户主动参与，提高患者上肢功能的同时加强患者的认知和日常生活能力。

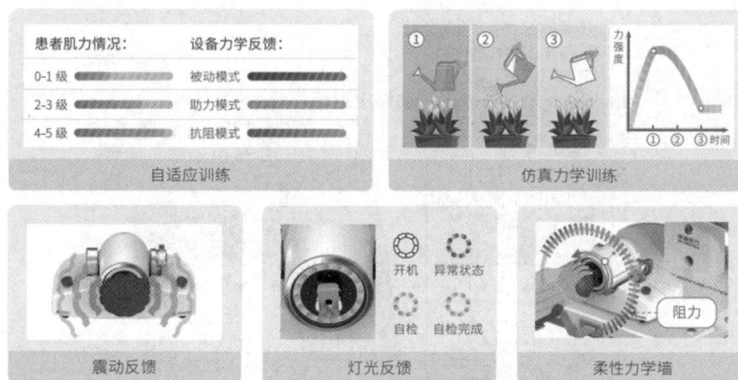

图 7-13 多种训练模式与反馈

第二节　功能性电刺激

功能性电刺激（functional electrical stimulation，FES）通过低频脉冲电流来刺激周围神经和肌肉，以达到激活周围神经，刺激目标肌肉群，使之被动节律性收缩的治疗目的，产生即时效应来替代或矫正器官和肢体失去的功能。同时，FES 可使中枢运动皮质重组，提高感觉神经元的兴奋性，重新识别相关肌肉的感知。

一、功能性电刺激的原理与结构

（一）功能性电刺激的原理

Liberson 等于 1961 年最早发明了用于帮助足下垂患者行走的功能性电刺激仪。功能性电刺激的主要作用包括代替或矫正肢体和器官已丧失的功能，以及重建丧失的功能。功能性电刺激在刺激肌肉的同时，也刺激传入神经，加上不断重复的运动模式传入中枢神经系统，在皮层形成兴奋痕迹，逐渐恢复原有的运动功能。

当患者的上运动神经元发生病损时，下运动神经元一般保持完好并有相应的神经通路和应激功能。但是由于没有来自上运动神经元的正常运动信号；正常的肌肉收缩功能不能进行。适当的功能性电刺激可以替代缺失的上运动神经元运动信号，使相应的肌肉收缩，以补偿所缺失的肢体运动功能。

电刺激的神经生理原理基于在刺激下细胞的兴奋性。在安静的状况下，细胞的膜电位是膜外为正，膜内为负。当膜的极化状态被破坏并达到一定阈值的时候，出现膜的去极化，引发一个动作电位。动作电位的产生是细胞兴奋的标志，它只有在刺激满足一定条件或在特定条件下刺激强度达到阈值时才能产生。由于去极化后产生的膜电位的暂时倒转，是膜外电位低于邻近的静止部位，而膜内电位高于邻近静止部位，于是在兴奋区和静止区之间产生局部电流，该电流使邻近静止区产生动作电位。新产生动作电位的部位有和邻近的膜之间形成局部电流，这样依次类推，使兴奋逐渐向前移动（图 7 - 14）。

神经和肌肉细胞之间的兴奋传递通过突触连接。在无髓神经纤维和肌纤维中，兴奋的传导是连续的；在有髓鞘神经纤维中，兴奋的传导是以跳跃的方式，从一个郎飞结跳跃到另一个郎飞结。神经肌肉接头的兴奋传递和肌肉收缩则遵循如下过程：兴奋突触小结—突触小泡释放乙酰胆碱—乙酰胆碱与运动终板上的受体结合—终板电位兴奋传导到三联管系统肌肉动作电位，整个肌原纤维兴奋肌丝滑行，肌小节变短—肌肉收缩。

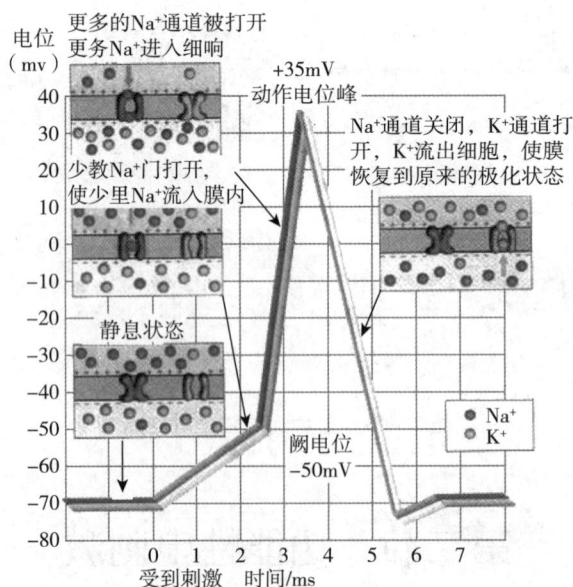

图 7 - 14　电刺激原理

（二）功能性电刺激的结构

功能性电刺激仪一般是由电刺激器、反馈控制器、导线和电极组成。电刺激仪的参数决定肌肉收缩的强弱，电极作为外界与神经肌肉的衔接点，在其中亦扮演着十分重要的作用。

1. 主要参数 功能性电刺激的主要参数包括波形、频率、通断比、脉冲宽度和电流强度。

（1）波形 FES中常用的刺激波形是双向电流脉冲波形，其正负脉冲的电荷量相等。正极一般为矩形波。单向波容易引起电极极化以及组织中不对等的离子流，因此双向电流脉冲比单向电流脉冲引起的组织损伤小得多，在临床中广为应用。

（2）频率 是单位时间的脉冲数。功能电刺激的频率通常低于100Hz。针对不同的肌肉类型，频率也要做出相应的调整。刺激慢肌，频率范围在10～20Hz；刺激快肌，频率范围提升到30～60Hz。通常频率越高，神经越容易疲劳。

（3）脉冲宽度 一般在100～1000微秒，多采用200～300微秒。

（4）通断比 是刺激时间和间歇时间的比值。功能性电刺激没有连续性的刺激。通过通电/断电开关来控制刺激和间歇的时间。小的通断比可以使肌肉不容易产生疲劳。同时通断比和频率是相互影响的。通常病情越严重，通断比和频率就设得越低。

（5）电流强度 在治疗中根据刺激的目的和耐受程度进行调节。采用表面电极的电流强度一般是在0～100mA，肌肉内电极的电流强度则是在0～20mA。

2. 电极 分表面电极、肌肉内电极和神经电极。连接电极的导线分为外用、透皮和植入三种。

（1）表面电极 在治疗中直接贴于皮肤表面的运动点上，输出的电流经电极穿过皮肤后作用在运动终板。与其他电极相比，表面电极具有容易安装、非创伤性、操作简易、成本低等优点，因此广泛应用于临床（图7-15）。表面电极的缺陷在于缺乏刺激的目标性，所有位于刺激部位的神经都会被激活。同时皮肤的清洁度、毛发、阻抗也会在一定程度上影响电流的传导，进而影响刺激的效果。

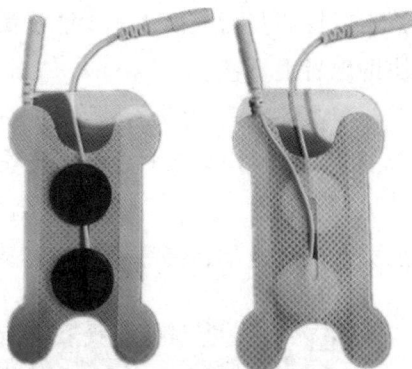

图7-15 表面电极

（2）肌肉内电极 植入靶肌肉中，导线则穿过阻抗较大的皮肤，所以需要的电流不大（图7-16）。由于肌肉内电极可以植入需要刺激的靶肌肉中，所以具有良好的稳定性和重复性。尤其是对手功能等精细动作的控制，比表面电极更具有优势。但是它的创伤性、昂贵的费用和较高的技术要求，制约了其在临床上的应用。

（3）神经电极 是将电极直接缝合或包绕在运动神经上（图7-17）。与以上两种电极相比，神经电极使用的电流更小，但是由于其技术要求更高，临床上很难获得广泛应用。

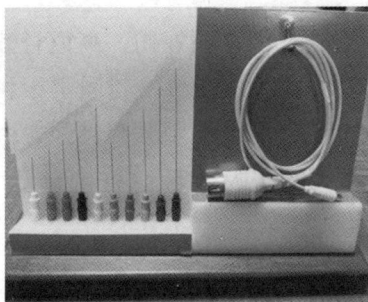

图7-16 肌肉内电极

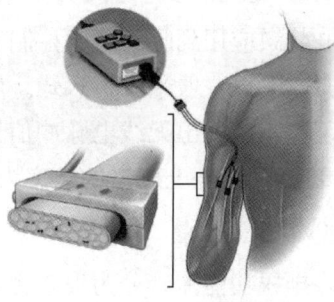

图7-17 神经电极

二、功能性电刺激的临床应用

大量动物与人体研究表明，肌肉受电刺激收缩后可以使肌纤维变粗，肌肉体积和重量增加，肌肉内的毛细血管变得丰富，有氧代谢酶增多并活跃，慢肌纤维增多，并出现快肌向慢肌纤维特征转变的现象。功能性电刺激已广泛应用于临床的各个领域，如上运动神经元损伤、心律失常和窦房结功能低下、呼吸中枢麻痹、调整呼吸、控制膀胱功能、胃肠功能等。

（一）上运动神经元损伤

功能性电刺激可以用来帮助上运动神经元损伤患者，如脑外伤、脑卒中、脊髓损伤、多发性硬化者等，完成行走、抓握、协调等功能活动。

1. 辅助站立和行走　功能性电刺激最早就是应用于足下垂患者，其工作原理是在患侧足跟离地开始摆动相时，鞋后跟的开关接通使电流刺激腓总神经或胫骨前肌，达到踝背伸，从而有效地帮助患者足尖离地。多通道的功能性电刺激可以协助截瘫患者站立、移动和行走，在双腿站立阶段，电刺激双侧股四头肌，可增强站立；在单腿支撑期，电刺激同侧股四头肌与对侧胫前肌，可协助站立与迈步；电刺激双侧臀中肌或臀大肌，可控制骨盆的移动（图 7 - 18）。功能性电刺激结合截瘫步行器，可使截瘫患者行走或提高步行速度、减少能量消耗。多达 26 通道的功能性电刺激，可以控制整个下肢的主要肌肉群，协助患者上下楼。

2. 控制上肢运动　尽管上肢不像下肢一样承受身体的重力，但由于上肢具有更多的自由度和运动范围，功能性电刺激控制比较复杂。目前的应用主要集中在前臂和手，电刺激可以使患者完成各种功能性抓握（图 7 - 19）。功能性电刺激可以增强脑卒中患者的上肢肌肉力量，提高腕关节的活动能力，增加关节活动范围，提高运动功能及协调能力。

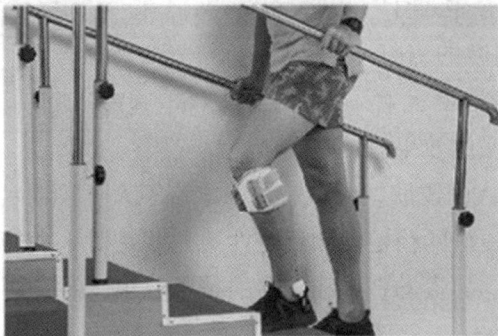

图 7 - 18　功能性电刺激辅助行走

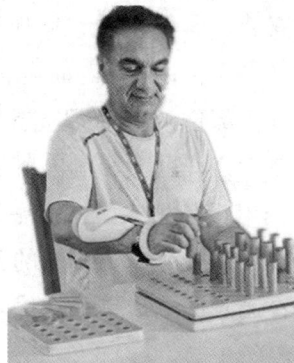

图 7 - 19　功能性电刺激控制上肢运动

（二）呼吸功能障碍

功能性电刺激应用到膈肌可以控制和调节呼吸运动。主要用于脑卒中、脑外伤、高位脊髓损伤引起的呼吸肌麻痹。电极一般采用植入式，埋在双侧膈神经（也可以采用表面电极），与固定于胸壁的信号接收器相连，控制器发出无线电脉冲信号，接收器将其变成低频电流，经电极刺激膈神经，引起膈肌收缩（图 7 - 20）。功能性电刺激的频率为每分钟 10 ~ 14 次，与正常人的呼吸频率一样。

（三）排尿功能障碍

临床上将排尿功能障碍分为失禁型和潴留型两种：失禁型主要是由于膀胱逼尿肌压力过高，而尿道括约肌压力低引起的膀胱储尿功能差；潴留型主要是由于逼尿肌顺应性过大，而尿道括约肌紧张引起的

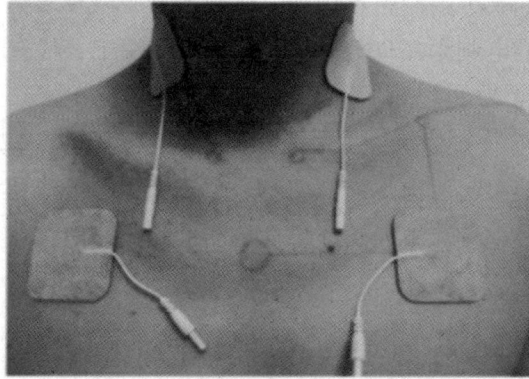

图 7 – 20　功能性电刺激用于调节呼吸

排尿困难。

　　功能性电刺激采用植入式电极刺激逼尿肌（典型参数：频率 20Hz，脉冲宽度 1 毫秒），使其收缩，并达到一定的强度，从而克服来自尿道括约肌的压力，使尿液排出（图 7 – 21）。根据电极植入的位置和刺激部位，可以分为直接刺激逼尿肌、刺激脊髓排尿中枢、刺激单侧骶神经根、刺激骶神经根分支等。

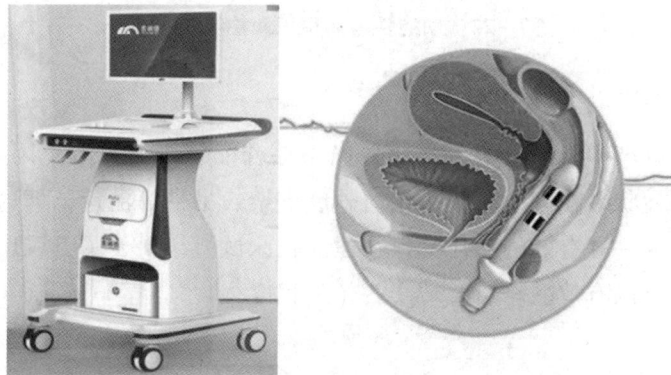

图 7 – 21　功能性电刺用于排尿功能障碍

（四）吞咽功能障碍

　　吞咽功能障碍是脑损伤后常见并且可能导致严重后果的并发症。在脑卒中患者中，大约有 34% 的患者死于由吞咽功能障碍为主因引起的吸入性肺炎。功能性电刺激是临床上常用的方法。根据刺激的方式可以分为咽部电刺激、肌肉内电刺激和经皮电刺激。

　　1. 咽部电刺激　用来改善吞咽延迟。单侧或双侧咽腭弓电刺激，使刺激信号传入通路，进入吞咽中枢模式发生器，从而达到改善吞咽延迟的目的。

　　2. 肌肉内电刺激　是经由表皮或植入电极对吞咽相关的神经和肌肉进行电刺激。研究结果显示，刺激下颌舌骨肌和甲状舌骨肌可以有效上抬喉部，达到正常吞咽的 50%，正常吞咽速度的 80%。

　　3. 经皮电刺激　这方面研究也取得了一定的进展。但这种方法受到肌肉特异性的限制。目前研究者还没有就吞咽序列中的目标肌肉达成共识。

（五）特发性脊柱侧凸

　　脊柱侧凸又称脊柱侧弯，特发性脊柱侧凸常见于青少年。轻中度脊柱侧凸的传统治疗手段是佩戴脊柱矫形器，但是矫形器佩戴时间长、限制患者活动、佩戴不舒服以及影响患者形象等众多不利因素，导致患者有可能放弃佩戴。功能性电刺激在 20 世纪 70 年代被应用于替代脊柱矫形器的作用，但是由于植入电极的潜在危险和副作用，自 20 世纪 80 年代以来普遍采用表面电极。一般采用双通道，将电极置于侧凸的两个曲线最高的顶椎附近，刺激髂肋肌、最长肌、棘肌（图 7 - 22）。电刺激可以在每晚睡觉后进行治疗。电流强度的设置以能引起肌肉收缩，又不产生疲劳为准。疗程一般在 6 ~ 42 个月，或者直到患者骨骼发育成熟为止。功能性电刺激单独治疗脊柱侧凸的临床疗效与矫形器治疗基本一样，也可以与矫形器治疗联合应用。

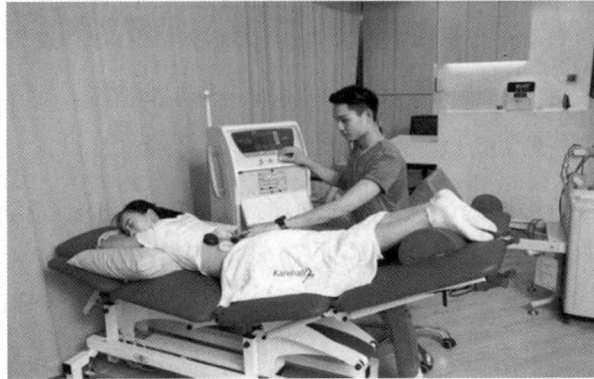

图 7 - 22　功能性电刺用于脊柱侧凸治疗

（六）肩关节半脱位

肩关节半脱位常见于脑卒中、四肢瘫、吉兰 - 巴雷综合征等，它是由于冈上肌、三角肌无力所致，可出现上肢疼痛和肿胀等症状。临床上一般采用肩外展支架、吊带等治疗，但这些治疗要限制上肢的运动。功能性电刺激可以作为一种有效的替代治疗手段。临床试验结果显示，采用 20Hz 频率 1∶3 通断比和 3 毫秒波宽的电刺激，可以有效减轻肩关节半脱位的程度。

第三节　虚拟现实技术

PPT

一、虚拟现实技术的概念和特点

1. 定义　虚拟现实（virtual reality）简称 VR 技术，是一种能让使用者沉浸在计算机所创造的充满自然感受的人造环境中的先进人机交互界面和技术。它综合利用了计算机图形学、仿真技术、多媒体技术、人工智能技术、计算机网络技术、并行处理技术和多传感器技术，制造出逼真的人工模拟环境，模拟人的视觉、听觉、触觉等感官功能，使人能够沉浸在计算机生成的虚拟境界中，并能够通过语言、手势等自然的方式与之进行实时交互。

2. 特点

（1）沉浸性　计算机创造"环境"，让用户感到作为主角存在于模拟环境中的真实程度。在虚拟环境中，听、视、触、嗅觉是存在的，如同在现实世界中的感觉。

（2）交互性　用户能够通过听、视、触、嗅感知环境，能够通过自然的动作来操作环境、改变环境，同时环境也有相应的反馈，改变了传统的屏幕、键盘、鼠标的人机交互方式。比如当用户用手去抓取虚拟环境中的物体时，能真实感觉到物体的重量和触感，如果将该物品投掷出去，该物品同样会发生反弹或者破碎的声音与效果。

（3）多感知性　除了一般计算机技术所具有的视觉感知外，还有听觉感知、力觉感知、触觉感知和运动感知等，让人有身临其境的感觉。

虚拟现实技术不仅仅是一个演示媒体，还是一个设计工具，创造了一个适人化的多维信息空间，为我们创建和体验虚拟世界提供了有力的支持。

二、虚拟现实技术的关键技术与装备

1. 虚拟现实技术的关键技术　虚拟现实系统包含操作者、机器、软件及人机交互设备四个基本要素，其中机器是指安装了适当的软件程序，用来生成用户能与之交互的虚拟环境的计算机，内含存有大量图像和声音的数据库。人机交互设备则是指将虚拟环境与操作者连接起来的传感与控制装置。

虚拟现实技术的软件系统一般有 Unity3d、Quest3d、Virtools 和 Flalsh3d。

虚拟现实系统必须具备以下 3 种关键技术。

（1）三维计算机图形学技术　计算机产生三维图形并不难，关键是要能产生实时的、高质量的三维图像。

（2）交互式接口技术　采用多种功能传感器的应用软件系统、输入设备，并能对用户的操作进行相应的反馈。

（3）高清晰立体显示技术　每个眼睛前方各有一个显示屏，两个显示屏的图像有稍微的差别，从而产生立体的距离感。

虚拟现实技术最重要的一个特征就是实现人机之间的交互，使人机之间能充分交换信息，用户的声音、动作要能被计算机所识别，并由专业的高清晰立体图像进行显示，同时能够通过特定的设备对用户进行对应的反馈。虚拟现实系统的设备主要包括头盔式显示器、跟踪器、传感手套、屏幕式、房式立体显示系统、三维立体声音生成装置。不同的项目可以根据实际应用有选择地使用这些工具。主要包括：一个完整的虚拟现实系统以高性能的计算机构成虚拟环境处理器，以头盔显示器为核心的视觉系统，以语音识别、声音合成与声音定位为核心的听觉系统，以方位跟踪器、数据手套和数据衣为主体的身体方位和姿态跟踪设备，以及味觉、嗅觉、触觉与力觉反馈系统等功能单元（图 7-23）。

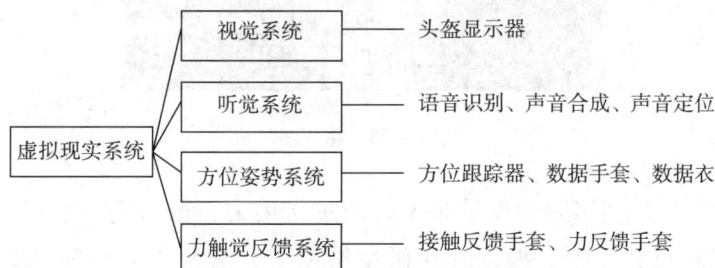

图 7-23　虚拟现实系统的构成

2. 虚拟现实技术的核心装备

（1）头盔显示器　是与虚拟现实系统关系最密切的人机交互设备（图 7-24）。

人在现实生活中观察物体时，在双眼之间 6~7cm 的距离（瞳距）会使左、右眼分别产生一个略有差别的影像，而大脑通过分析后会把两幅影像合为一幅画面，并由此获得距离和深度的感觉。头盔显示器就是利用这一原理，通常固定在用户的头部，两眼前分别有一个显示器，能够显示立体图像。为了实现逼真的效果，满足人的视觉和听觉习惯，虚拟环境的图像和声响应是三维立体的。虚拟现实系统利用头盔显示器把用户的视觉、听觉和其他感觉封装起来，产生一种身在虚拟环境中的错觉。

另外，头盔显示器上同时会安装位置跟踪器，能够实时测出头部的位置和朝向，并输入计算机中。随着人体的运动，计算机就可以调整观察者所看到的图景，使得呈现的图像更趋于真实。

（2）数据手套　是虚拟现实系统中最常用的人机交互设备，它可测量出手的位置和形状，从而实现环境中的虚拟手及其对虚拟物体的操纵（图7-25）。数据手套中植入了各种传感器，比如手指上的弯曲、扭曲传感器和手掌上的弯曲度、弧度传感器，用于检测用户手部及关节的位置和方向，并向计算机发送相应的电信号，从而驱动虚拟手模拟真实手的动作（图7-25）。

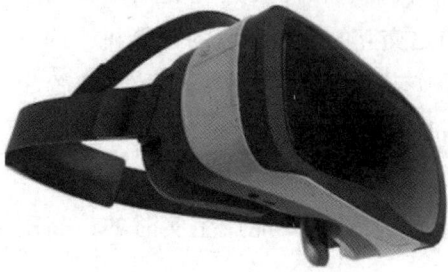

图7-24　头盔显示器　　　　　　　　　　　　图7-25　数据手套

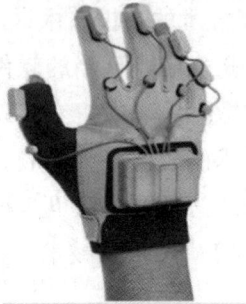

（3）数据衣　是为了让虚拟现实系统识别全身运动而设计的输入装置（图7-26）。数据衣将大量的光纤电极等传感器安装在一个紧身服上，对人体50多个不同的关节进行测量，包括膝盖、手臂、躯干和脚。通过光电转换，身体的运动信息被计算机识别。

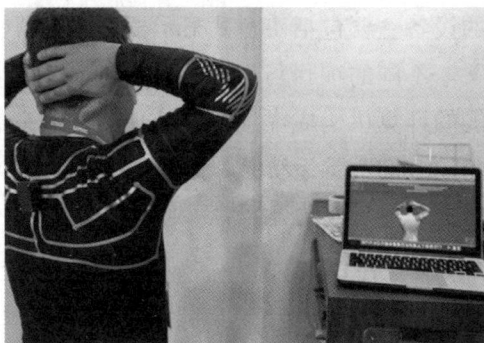

图7-26　数据衣

（4）力触觉反馈装置　是利用触觉反馈技术，通过作用力、振动等一系列动作为用户再现触觉的设备。主要有充气式接触反馈手套、振动式接触反馈手套、桌面式力反馈手套、力反馈手套等多种类型。

三、虚拟现实技术的临床应用

在目前的康复治疗中，康复器械的运动枯燥、乏味，康复患者的积极性不高，患者往往是被动训练，训练过程中的动作反复、单调枯燥，很容易使患者产生厌烦情绪，不利于治疗的继续和深入。而且，康复治疗因人而异，目前的康复治疗设备个人定制化程度不高。另外，治疗中不能及时给予评估和反馈，不便于方案的及时调整，患者也不能实时了解自己每一次康复训练的成效。

虚拟现实技术可以为用户创建和体验虚拟世界，这就极大地增强了训练的乐趣。患者可以选择自己喜欢的虚拟场景，可以是旅游娱乐，可以是游戏项目，也可以是体育活动，还可以是为患者定制的康复训练。这样可以充分调动患者的训练积极性。

1. 在骨科康复中的应用 虚拟现实技术在骨科康复领域应用广泛，包括各种骨科手术、韧带、肌肉等损伤的评估（包括术前术后及康复训练过程中的评估）和虚拟身体康复运动训练。以截肢为例，截肢患者可以进行模拟环境的训练，增强控制假肢的能力。医生可以在虚拟现实系统直观地看到患者穿上假肢后的步态与正常步态的区别，并可根据实时数据反馈调整假肢，对截肢患者进行肌肉协调性和肌力增强的训练。

虚拟身体康复运动训练是指用户通过输入设备（如数据手套、动作捕捉仪）把自己的动作传入计算机，并从输出反馈设备得到视觉、听觉或触觉等多种感官反馈，最终达到最大限度地恢复患者部分或全部机体功能的训练活动。虚拟身体康复运动训练有可能实现三个结合：①游戏和治疗相结合，也就是由屏幕提供一种人工景物，使患者如同置身于游戏或旅游的环境中，治疗过程充满乐趣，提高患者的乐观情绪；②心理引导和生理治疗相结合，利用屏幕技术，可以用语言和文字对患者进行种种心理提示和诱导，充分调动患者的精神作用，反过来强化生理治疗的作用；③可以使康复器械产生被动牵引和主动训练相结合的治疗作用。因为康复器械本身已经是一种和电脑屏幕结合成一体的智能系统，可以很方便地实现主动和被动互相转换的效果。

2. 在神经康复中的应用 虚拟现实技术和增强现实（augmented reality，AR）技术结合的混合现实（MR）技术可以让中风患者滚着轮椅驶过丛林、帕金森病患者踢足球这些看似不可能的活动变成现实。各种脑损伤及中风患者通过特定的场景和互动，更高频率的训练四肢，刺激大脑形成新的神经通路，患者肢体动作被增强，变得更加容易操纵。相对于过程枯燥、低效、易疲劳的传统康复训练而言，添加了VR技术的训练使患者对康复的信心大大增强，康复效果也会大幅提升。以脑卒中患者易跌倒风险为例，系统结合全球唯一六自由度运动平台技术，让患者在安全有保护的条件下在各种"危险"环境中训练，如可模拟生活中各种摔倒高发的场景：地面湿滑、水平面晃动、牵绊、地面障碍等。医师可以为患者设置个性化康复训练，逐步帮助其建立安全的踏步策略，这其中包括对患者特定姿势的控制训练、本体感觉、视觉及ADL能力的训练等，从各方面有效改善患者的平衡和姿势控制能力。

3. 在心理康复中的应用 虚拟现实最大的特点是环境再现，这和ICF强调的环境因素在康复过程中的重要性一致。因此，该技术被越来越多地整合用于心理疾病康复治疗。目前各种焦虑症、记忆障碍、恐惧症、自闭症、恐高症、精神分裂症等，都可以通过VR的康复设备来虚拟特定的人或环境特效，增强当事人的自我效能感再现来达到康复治疗的目的。

以自闭症为例，自闭症患者除存在不正常步态外，还可能对自己的亲人及对环境缺乏兴趣或反应迟钝，但或许对电视广告、气象报告及旋转门锁等有强烈兴趣。对此，利用虚拟现实系统为其进行定制训练，能增强患者对环境的感知，同时对其步态进行矫正，促进正常发育，更好地融入社会。

第四节 脑机接口技术

PPT

现代运动康复学认为，神经系统具有可塑性，通过可塑的神经系统的恢复，进而可以实现运动功能的恢复。在康复治疗机器人中，带有患者意愿主动型的运动康复治疗比被动的运动更有效。在智能假肢中，基于生理信号控制策略比力学控制策略的假肢使患者使用起来更自然。神经接口的应用使康复机器人的康复训练更智能、更自然，因此，神经接口技术是康复工程中非常重要的新技术。

根据神经生物学理论，神经系统分为中枢神经、外周神经。在康复器械领域使用比较多的信号有肌电信号、外周神经信号、脑电信号。肌电信号是大脑运动神经信号的表现。当大脑有运动意愿时，意愿通过脊髓传到肢体的运动神经元，这种兴奋使运动神经元产生动作电位，并传导至肌肉，使之产生肌电信号。肌电信号含有运动意图的神经信息，运动状态及疲劳程度等丰富的生理信息，是使用较早，也是使用比较广泛的生物电信号。在假肢领域利用残肢的肌电信号控制假肢的运动。但如果残肢太短，肌电信号所能提供的信息就会比较少，特征提取难度就会增加，而且导致后续分类处理识别度下降。如果脊髓受损，神经信号的通路被中断，反映运动意愿的神经信号则无法传输，肌电信号是无法提取的。直接提取大脑皮层信号，解码出运动意图，然后控制相应的康复设备或假肢，这种技术就是脑机接口技术（brain computer interface，BCI）。

一、脑机接口技术的概念

最初人们对脑机接口的理解是不依赖于损伤的脊髓或外周神经系统，在大脑和外部设备或环境直接建立交流通道的系统。随着对脑机接口的认识，人们给出了更严谨的定义：脑机接口是一个可以改变中枢神经系统与大脑内外环境之间交互作用的系统，它通过检测中枢神经系统（central nervous system，CNS）活动并将其转换为人工输出来替代、修复、增强、补充或改善 CNS 的正常输出。

脑机接口系统一般包括神经信号的采集、神经信号的解码、命令的执行及反馈四部分。其过程主要是通过提取大脑的神经活动信息，转化为驱动外部设备的命令。采集记录的脑电，经翻译转化后输出，支配外部设备或作用于肢体肌肉。通过这样的重复训练，反复强化了大脑至肌群的正常兴奋传导通路，诱发产生正常的运动模式，有效促进神经功能及运动功能康复。有时当检测到正确的脑电信号时，还会在肌群辅助功能性电刺激技术，康复效果会更好。

二、脑机接口技术的关键技术

1. 神经信号采集技术　将带有人体运动意愿的神经信号采集出来，是脑机接口技术的基础，也是最为关键的技术。

神经信号的采集主要是电极，脑电信号分为非植入式脑电和植入式脑电。非植入式脑电技术采集的大脑头皮的 EEG 信号，成本低、无创，但信息源有限，一般采用电极帽测量。植入式电极是把电极深入颅骨，植入大脑皮层，采集神经元的电位，信息源相对较大、有很好的空间特性，所以在脑机接口应用较多。

植入式电极分为金属丝电极和半导体电极。金属丝电极一般用于老鼠等动物身上，而以硅衬底的半导体电极通过照相腐蚀的方法制作电极阵列，可以大批量生产，损伤也较小，所以用于人体。金属丝电极一般由 8～64 根电极，或者更多电极组成，手工制作，比较灵活，一般用于老鼠等动物的 BCI。半导体衬底电极一般是使用硅衬底通过照相腐蚀的方法制作的电极阵列。可以大批量生产，损伤也比较小，所以用于人体。另外，目前还有种集成了 AD 转换和无线通信单元的植入电极，克服了先前的植入式电极与外部的电线连接。但是目前电极的不足就是使用时间的问题，其植入时间只有 1 个月至 1.5 年，超过时间，由于被包裹了排异性物质就不能再记录数据。

我们头皮脑电分为诱发脑电和自发脑电。诱发脑电指的是感觉传入系统收到刺激时，在大脑皮层某一区域就会出现形式较为固定的电位变化。诱发脑电信号相对较强，比较常用的有 P300、视觉稳态诱发电位、事件相关去同步电位等。自发脑电最具代表的就是运动想象脑电，其信号强度较弱，一般将大脑头皮采集的 EEG 信号与其他信号相融合，如眼电（electrooculography，EOG）信号。Witkowski 等在脑控外骨骼手臂康复系统中，增加了 EOG 辅助控制系统，通过识别使用者向左或向右看的眼部动作，获知其希望紧急打开或关闭外骨骼装置。

2. 神经解码技术 神经解码就是把神经元信息翻译为行为或运动参数。具体就是采集神经元放电电位 spike 和场电位并进行特征提取，然后识别为运动参数。根据解码思想的不同可以分为两大类。把神经信号作为输入，运动参数作为输出，可以称为黑盒模型，属于系统识别的一类解码方法。比较有代表性的是支持向量机、维纳滤波器和人工神经网络。但是这种方法缺乏神经学基础。后来霍普金斯医学院的学者发现神经元放电有方向的偏向性，把偏向性作为矢量，大量神经元偏向性矢量和就是运动的方向，因此集群矢量算法被提出，此种算法被成功用于猴子的进食神经解码中。除了集群矢量算法，在此基础上，还有卡尔曼滤波和粒子滤波。这种基于神经学基础的方法称为灰盒模型。

3. 人工感觉反馈技术 为了实现利用解码信息对外部设备更精确的控制，必须由反馈构成闭环系统。生物体与外界环境的交互一般是通过视、听、触觉系统。由于视觉一般比较直观简单，早期的脑机接口主要是通过视觉反馈实现控制的校正。触觉也是一种很重要的反馈，比如物体的温度、软硬有时会是更自然的反馈。近期科学家发现刺激大脑感觉皮层，可以产生触觉。但是电刺激容易产生伪迹，电刺激的同时不能记录。可以采用光遗传学技术，不仅可以准确定位，而且可以在刺激的同时进行记录。

三、脑机接口技术的临床应用

受试者通过运动想象（motion image），相关的大脑皮层会产生脑电信号。这一信号被采集、分析、解码转换为控制信号，支配外部设备或肌体进行运动。

2006 年，Donoghue 团队利用 BCI 信号实现瘫痪患者运动自己的皮层脑电信号操作鼠标完成收发邮件和浏览网页的任务；2012 年 Donoghue 团队实现截瘫患者利用自己的皮层脑电操作机械臂完成自主喝咖啡的功能。

2016 年，Bouton 将电极植入运动皮层，通过运动想象，控制颈部脊髓受损者完成物体的抓取。Burkhart 是一位脊髓损伤者，Bouton 研究团队通过手术将一个很小很小的电脑芯片植入了他大脑的运动皮层。在这里，芯片能捕捉来自大脑运动皮层负责控制手部运动区域的电信号。大脑的活动被电脑捕捉后，转化成电脉冲，绕开受伤的脊髓，直接连接到 Burkhart 前臂佩戴的袖套上。在电子袖套上，130 根电极将脉冲传到皮肤下的肌肉组织中，控制手腕甚至是每根手指的运动状况。而信号的模式将根据 Burkhart 脑海中所想的进行调整以产生相应的运动。

Ramos – Murguialday 等基于 BCI 控制理论，开展了 MI – BCI 控制机械矫正设备对于中风康复训练有效性的研究。他们跟踪对比研究了 16 名上肢重度偏瘫的患者及 16 名健康者在该套系统下的训练康复过程。利用静息态功能磁共振成像结合 Fugl – Meyer 医学评定量表监测了康复训练效果。神经功能激活特性及运动功能恢复结果表明，MI – BCI 控制机械矫正设备的中风康复训练方式是有效的，同时也为神经可塑性观察及评价提供了方法学基础。

Pichiorri 等利用 BCI 融合控制虚拟上肢运动的方式开展了该 MI – BCI 系统的中风康复训练有效性研究。对比研究了 28 名上肢中风患者在不同训练模式下（14 名接受 MI – BCI 控制模拟上肢运动模式训练，14 名仅接受单纯的 MI 训练）的康复效果。经过 1 个月的临床跟踪研究，高密度脑电的不同节律响应下功能网络连接特性分析及 Fugl – Meyer 医学评定量表结果表明，BCI 技术的引入可强化中风康复训练效果，进一步验证了 BCI 训练对于运动神经功能恢复的有效性。

2016 年，埃隆·马斯克（Elon Musk）成立了 Neuralink 公司，旨在研究脑机接口技术。2019 年，

Neuralink 首次推出了植入物的设计，将在大脑的一块区域内植入 1024 根微小的电线，倾听脑细胞的电波，并发送自己的电波。2020 年，Neuralink 公布了硬币大小、电池供电的 N1 芯片植入计划。2023 年 11 月，Neuralink 为其首个临床试验寻找志愿者，受试者需同意让外科医生切除一块头骨，以便让一个机器人把一系列电极和超细电线接入大脑。当机器人完成工作后，失去头盖骨的部分将被覆上一块 25 美分硬币大小的计算机芯片，这块芯片要留在那个地方好几年。其目的是分析和读取受试者的脑活动，然后将信息以无线传输的方式送至附近的笔记本电脑或平板电脑。"神经连接"公司研发一种名为 "Link"的脑机接口设备。这种设备植入大脑后能读取大脑活动信号。该公司希望利用这类植入设备帮助治疗记忆力衰退、颈脊髓损伤及其他神经系统疾病，帮助瘫痪人群重新行走。

2023 年 5 月，由南开大学段峰教授团队牵头的全球首例非人灵长类动物介入式脑机接口试验在北京获得成功。

2023 年 8 月，*Nature* 发表的论文中，加州大学开发出的脑机技术，将大脑信号转为文本、语音和表情，加拿大女性安失语了 18 年可以再次"说话"了。

随着脑科学、人工智能和材料学的发展，脑机接口技术的不断进步，它将在提高患者生活质量、促进个性化和精准化医疗方面发挥重要的作用。

第五节　智能假肢技术

PPT

智能假肢（intelligent prosthesis）是 20 世纪末发展起来的具有高性能的新一代假肢。与普通假肢相比，其主要功能特点是能根据外界条件变化和工作要求，自动调整假肢系统的参数，使其工作可靠、运动自如，具有更好的仿生性。

智能假肢除了假肢本体外，还应有以下组成部分：①敏感元件，即各种传感器，作用是将外界条件变化转换成可提取的信号，一般为模拟电信号；②信息处理单元，通常是微型计算机，作用是读取敏感元件发出的信号，进行识别和决策，发出控制指令给可控制元件；③可控制元件，一般安装在假肢本体内部，用于调整假肢运动参数、力参数、结构参数等，使假肢按要求工作（图 7 - 27）。

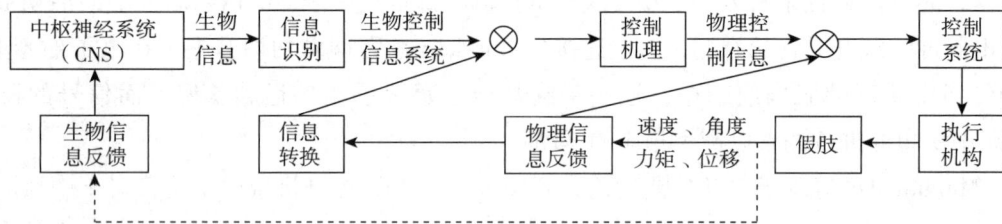

图 7 - 27　智能假肢的控制模式

目前已开发的或正处在研究的智能假肢有下肢智能假肢和上肢智能假肢两大类。上肢假肢的智能主要体现在假手抓持物体时对物体形状和力的自适应控制能力，下肢假肢的智能主要体现在膝关节力矩控制和对外界冲击及时反应等能力。

一、智能下肢假肢

膝关节是智能下肢假肢的核心部件，是保证截肢者能站立和行走的关键所在。随着对假肢性能要求的不断提高，下肢假肢不仅要满足能够站立和行走两个基本功能，还要求步态自然，与健侧对称性好；

能适应步行状态的变化，如步行速度变化、路况变化等；此外，还要在使用者可能被障碍物绊倒的禁忌情况下保证安全等。这些功能是普通假肢无法实现的，解决这些问题的途径就是使膝关节"智能化"，人在步行时可以由视觉、触觉等反馈信息，通过大脑控制肌力，使肢体运动适应不同的情况（图7-28）。

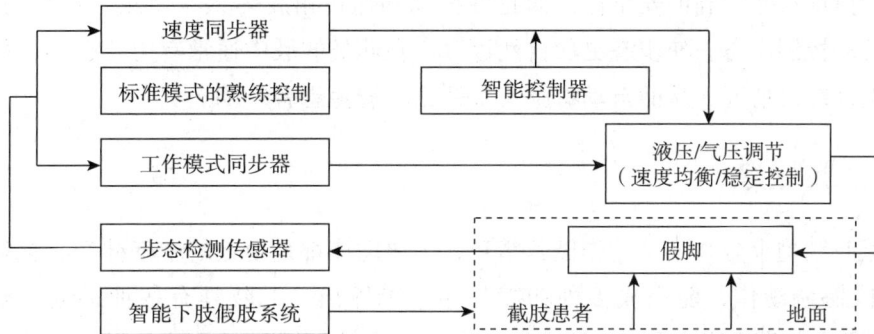

图7-28　智能下肢假肢系统

1. 膝关节力矩变化模式　在假肢膝关节中，人们是用膝关节力矩来控制小腿的运动。膝关节力矩包括助伸力矩和阻尼力矩两个部分。助伸力矩是使小腿摆动的主动力，可以由助伸弹簧或其他液动、气动机构提供。阻尼力矩的作用是使小腿运动柔和，特别是在摆动期后期，为了减少脚跟触地时的冲击力，需要小腿速度很快降下来。因此，膝关节力矩是需要改变的，摆动期的初期需要助伸力矩，摆动期的后期则需要大的阻尼力矩。不仅如此，膝关节力矩还与步行的速度、路面状态有关。例如，步行速度快时，助伸力矩要大，以便小腿能跟上步行速度，否则小腿摆不出去，就不能快速行走；为了减少冲击力，快速行走时，阻尼力矩也应相应加大。

2. 力矩可控装置　类型有变机械摩擦式、液压式、气动式、磁粉离合器式、电流变液阻尼式等。变摩擦式阻尼与摩擦离合器原理相似，通过一定的机械装置改变离合器两边相接触面的正压力来控制摩擦力矩的大小。磁粉离合器可通过改变加在磁场上的电压来改变传递的力矩。电流变液是一种新型智能材料，这种流体的黏度可随施加在其上电压的变化而变化，而且相应速度很快、可控性好，可作为力矩可控的材料。液压或气压式阻尼器是通过改变进气（油）或排气（油）门的开度来控制输出力矩的，除了气缸或油缸外，还要有驱动系统，目前已有的智能假肢多采用这种装置。

3. 智能假肢的控制特点　早期的电控假肢是人工智能假肢的前身，其控制系统是由分立元件和逻辑门电路组成的简单开关逻辑控制。实现的功能是对关节的锁紧和解锁。开关控制信号源一般取自足底压力信号或膝关节转角信号、踝关节转角信号。随着微处理器性能的提高，特别是单片机的出现，为假肢控制提供了更为灵活有效的手段，电控假肢也由开关控制时代进入微机控制时代。

智能假肢的最大特点是具有识别功能，即在运动中随时测量与步速或环境有关的参数，利用测量信息进行辨识，根据辨识结果对膝关节力矩不断进行调整。这种控制方法能很好地解决假肢的自适应性，对改善步态、提高步行速度和降低体能消耗有很大的潜力，已成为各国假肢研究的方向。

4. 假肢控制的信息源　可分为两类：一类是与运动信息有关的物理量，如足底压力、步态周期、关节角度等；另一类是与人类生物信息有关的物理量，如肌电信号、脑电信号。目前的智能下肢假肢主要用前者作为信息源。20世纪90年代后期随着信号处理技术和电子技术的发展，人们开始关注肌电控制的下肢假肢，因为在对路况的辨识方面采用其他信息源难以实现。清华大学在利用大腿假肢的肌电信号识别不同路况（包括上/下坡道、上/下楼梯）方面取得了成功，从而为发展具有路况识别功能的智能假肢打下了基础。

5. 支撑期控制原理与方法　摆动期的智能控制主要影响步速、步态。支撑期的控制对于使用安全性十分重要。特别是在发生意外情况如脚遇到障碍物有绊倒危险时，应实现膝关节的自动锁紧。德国 OTTO BOCK 公司的 3C100，英文名为 C – Leg，中文名为 CLEG 智能仿生腿，是一种全功能的智能大腿膝关节，不仅在支撑期有非常高的安全性，而且在摆动期通过角度传感器侦测假肢摆动的角度、速度、假脚的高度等，自动控制步态，使步态更加自然逼真。在此类假肢中通常有力传感器，如测量踝关节处的瞬时压力来识别被绊的情况，从而自动将膝关节锁紧，避免患者绊倒。

二、智能上肢假肢

由于人类的上肢结构十分精细，动作极其精巧，主要动作都是由人的中枢神经直接控制的，按照人的意志实现个别或协调动作，能完成多种功能的输入和输出。上肢具有各种感觉（触、压、痛、热等），在上肢假肢发展中精巧的动作、灵活准确的控制方式是人们不断追求的目标。从康复工程的角度来看，人们始终致力于完善功能，使运动和控制方法仿生性更好并提高其可靠性。肌电控制上肢假肢就是由于运动控制仿生性能好而受到青睐。

近几十年来肢体表面记录的肌电信号被广泛用于上肢假肢的控制中。但是肢体截肢后，肌电信息源是有限的，截肢的程度越高，残留的肢体肌肉越少，而需要恢复的肢体动作就越多，传统的肌电控制方式不能实现假肢的多自由度控制。另外，目前的肌电假手操控方法也不符合人们"自然"使用肢体的方式。因此，目前的肌电假手存在这训练过程漫长、动作笨拙、患者精神负担大等不足。据统计，在拥有肌电假手的患者中只有不到 50% 的人经常使用他们的假肢。

智能上肢假肢又称智能假手或智能手，是将微电子技术、计算机控制技术与生物医学工程技术以及传感器技术等一系列高新技术融合在一起，制作出能够模仿人手的感觉和动作的仿生手。其主要特点是能够根据外界环境的变化自动调整运动参数，使其按照要求进行工作和感知。普通假手取物时，使用者通过视觉观察取物状态，以确认物品是否被抓住。这种假手在可靠性方面存在一定缺陷。目前智能上肢假肢主要用于保证握物的可靠性，实现的方法是在假手与被握物体接触部分产生相对滑动时输出相应信号，当微型计算机接收到此类信号时，发出指令，使假手的驱动电机动作，以增强握取力。它具有适应性强和很好的仿生性。随着新材料、新技术的发展，对假手的研究将不断完善，智能假手研究的最终目标是使其外形与人手相仿，功能与人手接近，具有类似人手皮肤的感觉，能对抓取动作进行实时的控制。

神经控制上肢假肢是典型的智能上肢假肢，原理是在中枢神经系统和周围神经系统植入电极，提取神经信号，将信号传给假手，从而控制假手的运动。该方法的理论基础是运动神经信息可以通过对肌电信号（EMG）解码得到。下面重点介绍神经控制上肢假肢。

神经控制上肢假肢与功能性电刺激有密切联系，但并不等同。功能性电刺激 FES 和肌电 EMG 假肢技术已发展相当成熟，并在康复治疗中得到普遍应用。传感器或电极是这两项技术中不可缺少的关键装置，是电刺激器或假肢控制器与肌体之间的连接环节。电极形式及其位置的选择和定位将直接影响康复治疗效果，在电刺激技术中可使用的电极有皮表电极、经皮电极和埋入电极三种形式。由于皮表电极使用方便，容易安装和调整位置，目前在电刺激和肌电假肢中普遍应用，但要准确确定电极位置却需要较丰富的临床经验，而且皮表电极要求输入的电压为埋入电极的 5~7 倍，长时间使用时电极贴附于皮肤的表面积至少应有 $4cm^2$，以防止皮肤受损，而骨植入式肌电假肢皮表电极也给安装和固定带来了不便。

目前随着微型技术的发展，将微传感器、微电极和高密度电路与医学相结合，给神经系统的康复带来了革命性的变化。利用这些微系统建立与损伤神经之间精确直接的接口，可直接接收由周围神经甚至中枢神经传出的信号。运用这些信号控制 FES 系统，可使神经肌肉系统功能恢复达到更高的层次。围绕这种康复技术，一些关键装置已开始形成产品，特别是与生物相容性材料相结合的、能方便植入体内的微型电极及其处理系统，已由美国 Chronic 公司开发成功。这种电极为针板式，其基板由 4.2mm × 4.2mm × 0.25mm 的薄硅片制成，板上有按阵列分布的 16 ~ 100 根长 0.2 ~ 1.5mm 的硅针电极，针尖直径 1 ~ 3μm，镶钛。这种密集型针板电极，由于触点多、材料生物相容性好、体积微小易于固定，可用于感觉皮层和运动皮层，也可用于脊髓和周围神经纤维，能够提取微弱的神经信号，还可用于视网膜。

脑电控制上肢假肢是利用脑机接口（BCI）方法，直接从大脑皮质测量神经电信号，或从头皮表面测量脑电信号，作为假肢控制信号（图 7 - 29）；周围神经控制上肢假肢是利用周围神经接口（peripheral nerve interface，PNI）方法，通过植入肢体内的电极/阵直接测量周围神经所传输的神经电信号，并将测量的信号传输到体外作为假肢控制信号（图 7 - 30）。

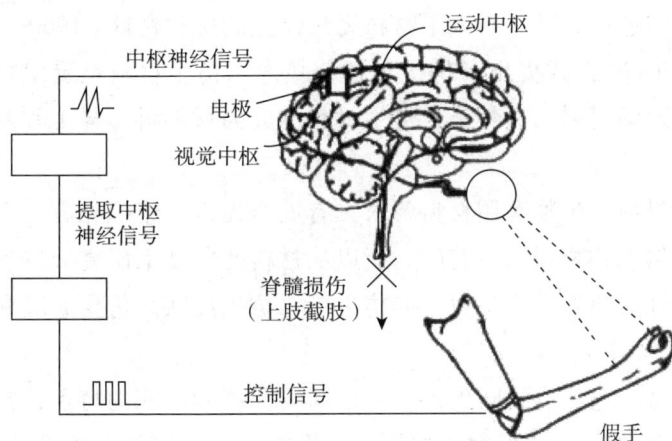

图 7 - 29 脑电控制上肢假肢

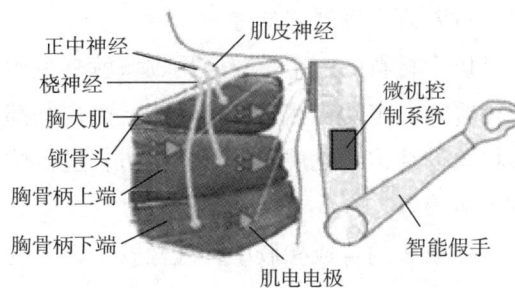

图 7 - 30 周围控制上肢假肢

当截肢患者通过想象，用他们的"幻觉（phantom）"肢体做不同动作时，来自大脑的运动神经信号使残存肌肉收缩产生肌电（EMG）信号；用体表电极记录 EMG 信号，并用模式识别方法解码，得到截肢患者想要做的肢体动作类型；根据识别的动作类型操控假肢完成相应的动作。利用这种控制方法，截肢患者可以自然而直接地选择和完成他们想要做的各种不同肢体动作。因此，该控制方法可以克服传统肌电假肢控制的不足，实现有直觉、多自由度假肢的仿生控制。基于肌电解码的多功能假肢控制系统主要由两个级联的部分组成：EMG 特征提取与动作分类。特征提取是从 EMG 信号中提取一组特征信息描述 EMG 模式；动作分类是通过解码 EMG 特征信息，预测动作类型。首先，用 EMG 特征信息训练一个基于模式识别算法的动作分类器。然后，用训练后的分类器实时解码 EMG 信号。在肌电假肢实时操控中，用分类器的输出选择假肢的动作型，而用 EMG 的幅值大小来调控完成假肢动作的速度。

综上所述，人工智能假肢是现代高科技技术与假肢技术相结合的产物。它的发展可为患者提供性能优良，安全可靠，更具有仿生性的假肢产品。研究和开发适合我国国情的智能假肢是一个艰巨的任务，还需要各方面共同努力，以为我国广大患者造福。

三、植入式骨整合假肢

随着生物工程和生物材料技术的发展，一种具有革命意义的假肢装配新概念于 20 世纪末开始冲击沿袭了半个多世纪的传统假肢装配技术。它提出，甩掉不符合人体生物力学规律、受力不合理的人机接口，接受腔利用生物活性材料将假肢与残肢骨直接连接，实现经皮骨植入式的假肢装配技术——这就是植入式骨整合假肢。根据解剖学原理：人体主要通过骨骼和肌肉承受体重和传受外力，而传统假肢是通过软组织和接受腔传力。不仅受力不合理，而且给患者带来一系列的不适。植入式骨整合假肢可在进行截肢手术的同时将由生物相容材料制成的中间植入体植入残肢骨腔内，伸出端采用生物活性材料作经皮密封，植入体内的一端与患者残端骨骼长成一体，另一端在体外与假肢连接。植入式骨整合假肢系统可实现人工植入体与截肢者残端骨部分的整合（生长在一起），没有原来接受腔安装带来的受力不合理、透气性不好、制作复杂等缺点，还有许多可进一步开发的技术潜力，例如实现神经控制等。目前，这种装配技术已在瑞典和英国进行试装配，已取得初步成果。但还存在一些需要进一步研究解决的问题，主要是经皮密封的可靠性和植入式假肢结构设计还存在若干关键技术有待解决。

四、人体仿生硅胶材料

自然界中存在的天然生物材料经过了亿万年的进化，已具有人工材料无法比拟的优越性能。1960 年 9 月在美国召开的第一届仿生学国际会议上，J. Steele 正式提出了仿生学这一概念。仿生材料是受生物启发或模仿生物的结构、功能或者形成过程而开发的材料。近年来，仿生材料已成为材料科学与工程发展的重要研究发展方向之一。

仿生材料的一个重要应用领域就是生物医用材料。生物医用材料要求具有安全无毒、组织相容、血液相容和一定的机械强度等性能，而这些都是天然生物材料所特有的。所以从材料的角度来研究天然生物材料的结构和性质，再对其模仿，进行仿生设计，研发仿生材料，如仿生骨、仿生皮肤、仿生肌腱和仿生血管等。

在众多的合成橡胶中，硅橡胶是其中的佼佼者。它具有无味无毒，不怕高温和抵御严寒的特点，在 300℃ 和 –90℃ 时"泰然自若""面不改色"，仍不失原有的强度和弹性。硅橡胶还有良好的电绝缘性、耐氧抗老化性、耐光抗老化性以及防霉性、化学稳定性等。由于具有了这些优异的性能，硅橡胶在现代医学中广泛发挥了重要作用。

近年来，人体仿生硅胶材料广泛应用在假肢与矫形器技术中。如用其制作的大腿和小腿假肢的硅胶接受腔穿着舒适，可为骨突、敏感部位、残肢疼痛部位提供缓冲减震作用，帮助残肢实现全面接触和固定形状；因其具有弹性，并能释放硅油，在与残肢接触过程中可改善残肢的血液循环，减轻残肢肿胀；因其表面光滑，与皮肤附着能力较强，可减少与皮肤的相对移动，防止假肢脱落，增强对假肢的悬吊能力，还可以对皮肤和新增或敏感的皮肤瘢痕起到重要的保护作用。人体仿生硅胶材料还广泛应用于其他医疗用品方面。

1. 硅橡胶防噪声耳塞 佩戴舒适，能很好地阻隔噪声，保护耳膜。

2. 硅橡胶胎头吸引器 操作简便，使用安全，可根据胎儿头部大小变形，在吸引时使胎儿头皮不会被吸起，可避免头皮血肿和颅内损伤等问题，能大大减轻难产孕妇分娩时的痛苦。

3. 硅橡胶人造血管 具有特殊的生理功能，能做到与人体"亲密无间"，人的机体也不排斥它，经过一定时间，就会与人体组织完全结合起来，稳定性极好。

4. 硅橡胶鼓膜修补片 其片薄而柔软，光洁度和韧性良好。是修补耳膜的理想材料，且操作简便，效果颇佳。

5. 其他 还有硅橡胶假眼、美容手、假乳房、假鼻子、假臀部、假耳朵、人造气管、人造肺、人造骨、十二指肠管等，功效都十分理想。

目标检测

答案解析

1. 关于传统康复治疗方法的描述，错误的是（ ）。

   A. 主要是治疗师对患者进行一对一的徒手操作，或借用简单的器械工具帮助患者完成康复训练

   B. 康复效果较大程度依赖于治疗师的经验水平

   C. 徒手操作会消耗治疗师大量的精力和体力，难以保证康复训练的强度、频率、时长和一致性

   D. 传统疗法更具工匠精神，现代康复设备抢夺医技岗位，应该被抵制

2. 根据其功能训练的不同，康复机器人分为（ ）。

   A. 运动障碍康复机器人和认知障碍康复机器人

   B. 上肢康复机器人和下肢康复机器人

   C. 达·芬奇机器人和其他机器人

   D. 训练型机器人和辅助型机器人

3. 关于阻抗型机器人的描述，下列错误的是（ ）。

   A. 高阻抗型机器人在关闭的状态下需要很高的动力来驱动

   B. 外骨骼式机器人通常具有很高的阻抗，故属于高阻抗型机器人

   C. 低阻抗型机器人一般配有高功率的动力装置并辅以小的减速比，末端摩擦力很小

   D. 外骨骼式机器人通常具有较低的阻抗，故属于低阻抗型机器人

4. 关于外骨骼式机器人的描述，下列错误的是（ ）。

   A. 外骨骼式机器人佩戴于患者身上，可以提供准确的关节角度信息

   B. 由于关节不受限制，故外骨骼式机器人对关节的运动控制有限

   C. 外骨骼式机器人的不足是机械关节和人体关节的对正比较困难，如果偏差较大，有可能造成损伤

   D. 外骨骼式机器人的动力装置一般安装在关节部位并配备大减速比的齿轮箱

5. 通过低频脉冲电流来刺激周围神经和肌肉，以达到激活周围神经、刺激目标肌肉群，使之被动节律性收缩的治疗目的的仪器是（ ）。

   A. 低周波治疗仪   B. 中频治疗仪

   C. 超声电导治疗仪   D. 功能性电刺激仪

6. 植入靶肌肉中，具有良好的稳定性和重复性，尤其是对手功能等精细动作的控制更有优势的电极是（ ）。

   A. 表面电极   B. 肌肉内电极   C. 神经电极   D. 心电电极

7. FES中常用的刺激波形是（ ）。

   A. 双向电流脉冲波形   B. 三角波形

   C. 正弦波形   D. 余弦波形

8. 虚拟现实技术中，让用户感到作为主角存在于虚拟环境中的真实感觉，这描述了虚拟现实技术的（ ）特点。

   A. 沉浸性   B. 交互性   C. 多感知性   D. 想象性

9. 脑机接口关键技术中，把电极深入颅骨，植入大脑皮层，采集神经元电位的技术称为（　　）。

A. 脑电信号的采集　　　　　　　　　　　B. 脑电信号的分析识别

C. 神经解码技术　　　　　　　　　　　　D. 人工感觉反馈

10. 智能假肢的最大特点是具有（　　），即在运动中随时测量与步速或环境有关的参数，利用测量信息进行辨识，根据辨识结果对膝关节力矩不断进行调整。

A. 分析功能　　　　B. 识别功能　　　　C. 反馈功能　　　　D. 矫正功能

（王维标　朱栩栋）

书网融合……

本章小结　　　　　　题库

实训指导

实训一　踝足矫形的评估与矫形鞋垫适配

实训目标	1. 具备一定的下肢生物力学知识。 2. 能描画踝足体表标记。 3. 能进行 RCSP、NCSP、LLD 及胫骨扭转角的测量。 4. 能进行矫形鞋垫的适配。
实训时间	2 课时
实训场地与设备	工具：踝足专用测量工具，包括专用量角器、记号笔。 场地：功能训练室、测量床。
实训方式	1. 教师讲解足前旋、后旋相关知识。 2. 教师示范测量 RCSP、NCSP、LLD、提踵测试。 3. 学生分组，按要求相互测量，教师巡回指导。 4. 教师点评总结，布置作业。

模拟评估表

<table>
<tr><td rowspan="4">客户信息</td><td>姓名</td><td></td><td>性别</td><td>□男　□女</td><td>评估日期</td><td></td></tr>
<tr><td>年龄</td><td></td><td>体重</td><td></td><td>鞋码</td><td></td></tr>
<tr><td>鞋的类型</td><td colspan="5">休闲鞋□　　皮鞋□　　高跟鞋□　　运动鞋□</td></tr>
<tr><td>补充说明</td><td colspan="5"></td></tr>
</table>

<table>
<tr><td rowspan="6">评估数据</td><td>解剖学数据</td><td>左</td><td>右</td></tr>
<tr><td>RCSP（休息位数据）</td><td>°</td><td>°</td></tr>
<tr><td>NCSP（中立位数据）</td><td>°</td><td>°</td></tr>
<tr><td>LLD（双下肢长度）</td><td>mm</td><td>mm</td></tr>
<tr><td>胫骨扭转角</td><td>°</td><td>°</td></tr>
<tr><td>提踵测试</td><td></td><td></td></tr>
</table>

<table>
<tr><td rowspan="7">评估结论</td><td></td><td>左</td><td>右</td></tr>
<tr><td>足底筋膜炎</td><td></td><td></td></tr>
<tr><td>跟腱炎</td><td></td><td></td></tr>
<tr><td>踇外翻/踇囊炎</td><td></td><td></td></tr>
<tr><td>跖骨痛/莫顿式神经瘤</td><td></td><td></td></tr>
<tr><td>胫后肌腱炎</td><td></td><td></td></tr>
<tr><td>糖尿病</td><td></td><td></td></tr>
</table>

矫形处方

鞋垫密度	A 款	B 款	C 款	D 款	E 款	F 款
	≤55kg	55～75kg	≤60kg	55～75kg	75～90kg	≥90kg
	鞋垫密度越小，表示越软，穿着越舒适，但矫形效果则稍差					

鞋垫大小	脚长（mm）		鞋码	脚长（mm）		鞋码
	男	女	EU	男	女	EU
	105～125		17～19	250～260	245～260	39～41
	135～155		20～23	265～270	270～280	42～43
	165～185		24～27	280～290		44～45
	195～215		28～31	300～310		46～47
	200～220		32～35	320		48～50
	230～240	220～235	36～38			

鞋垫类型	2/3 长	全长	运动款	高跟鞋款
	可以放在原鞋垫上	拿掉原鞋垫	专门的运动鞋垫款	只用于高跟鞋和平底鞋

教师小结	
实训心得	

处方建议	
RCSP	1. 如果 RCSP 异常是单侧的，请检查长短腿。 2. 如果 RCSP≥NCSP，足跟旋后。 3. 使用木块测试，检查后跟是僵硬的还是活动的。如果是僵硬的，使用外翻垫。 4. 如果后足僵硬只是适应性的，建议使用较软的鞋垫。
NCSP	1. ≤3°，用热塑矫形鞋垫。 2. 4°～5°，除非不舒服，无须热塑矫形鞋垫。 3. ＞5°，使用（NCSP－5°）厚度的后足内翻鞋垫附件。
LLD	1. 站立位髂后上棘是否等高检查下肢不等长。 2. 如果腿长异样差异≤4mm，并且有单侧的 RCSP 异常、下腰背疼痛、单侧下肢疼痛，需使用后跟垫。 3. 如果腿长差异≥4mm，先用腿长差一半的后跟垫，之后定期调整直至髂后上棘处于同一水平。 4. 如果是创伤引起的长短腿诊断已经 6 个月，用腿长差相同厚度的足跟垫。
提踵测试	1. 让测试者抬起脚跟，用前足支撑。 2. 如果不能够保持稳定，使用前足垫再做提踵试验，观察是否改善稳定性。 3. 如果加了前足垫稳定性提高，那么在矫形处方中应加上前足垫。
足底筋膜炎	1. 用2°～4°后足附件暂时改善后足问题，2 周后可移除。 2. 如果是单侧问题，检查下肢不等长。
跟腱炎	1. 用4mm 或者 6mm 的后跟垫，保持 3 周。 2. 如果是单侧的，检查长短腿。 3. 如果存在长短腿，则用后跟垫处理长短腿；不然就用双侧的足跟垫。
蹈外翻/蹈囊炎	1. 使用附件将第一跖、趾骨下方支撑起来。 2. 如果是单侧的，检查长短腿。 3. 如果是双侧问题，则两侧同时使用。
胫骨扭转角/步态板	1. 仅用于儿童。 2. 内八字使用外八字板。 3. 外八字使用内八字板。 4. 每个月复查一次内外八和胫骨扭转角。
跖骨痛/莫顿式神经瘤	1. 提踵试验和加前足垫。 2. 如果疼痛继续持续 2 周，则使用跖骨拱形垫片。 3. 如果是单侧的，检查长短腿。
胫后肌腱炎	1. 使用内侧楔形垫。 2. 如果是单侧的，检查长短腿。 3. 如果疼痛在舟骨周围，则使用内带垫。
糖尿病	1. 用软材质鞋垫。 2. 检查是否有鸡眼、老茧、胖胝、跖疣，如有则在相应区域减压。

实训二　矫形鞋垫的制作

实训目标	1. 能测量踝足基本尺寸。 2. 能描画踝足体表标记。 3. 能测量踝足解剖学数据。 4. 能进行矫形鞋垫的简易制作。					
实训时间	2 课时					
实训场地与设备	材料：踝足尺寸测量图表、记号笔、小腿袜套、凡士林或保鲜膜、石膏绷带、切割防护条、毛巾。 工具：直尺、皮尺、卡尺、石膏剪、线锤或对线仪、水盆。 场地：石膏取型室、水槽、取型椅。					
实训方式	1. 教师示范测量、取型，指出操作要点和操作技巧。 2. 学生分组，按要求相互测量、取型。老师巡回指导。 3. 学生展示取型作品，相互评价。 4. 教师点评总结，布置作业。					

实训内容						
客户信息	姓名		编号		性别	□男　□女
	年龄		原因		职业	
	医师诊断					
	矫形器类型				位置	左侧□　右侧□
	辅助件				制作日期	
足底压力	数据记录：					

操作步骤			操作方法	学生记录
取型	石膏取型 □	取阴型	患者取坐姿，抬腿，对足部完整、准确地画出骨性标记，将一细塑料管插入足部前面，将石膏绷带入水浸透，挤干多余水分后缠绕足部，注意按抹出肢体、骨突出点、跟腱及足弓形状，保证踝关节对线要求。待石膏绷带基本凝固硬化后，从前面中部沿塑料管剪开，脱下阴型，并随即用石膏绷带封好剪裁。	
		灌阳型	在石膏阴型内腔涂肥皂水，再进行灌注阳型，可以将 PVC 液态膜在湿的石膏阳型表面涂刷两遍，一般 5 分钟后可干燥。	
		修阳型	在阳型上面根据患者情况及生物力学要求进行填补石膏。此处比较关键。	
		成形	根据实际情况选择不同软硬的材料，再根据石膏模型制作鞋垫。	
	扫描取型 □	扫描	患者脱掉鞋袜，卷起裤腿，身体自然站直，将足放在 2D/3D 足部扫描仪指定位置，扫描后系统会产生一系列患者足部参考数据和结论，并自动生成原始的矫形鞋垫。	
		设计	设计者可根据患者足部参考数据和结论在计算机上进行矫形鞋垫的设计，直至产生满意的矫形鞋垫设计图为止。	
		3D 打印	将设计好的矫形鞋数据传输给 3D 打印机，一双半成品鞋垫就产生了。	

续表

打磨	把成形后的鞋垫进行加工，做出鞋垫的形状。	
试样	患者穿戴试用，反馈信息。	
交付使用	根据患者反馈信息及观察判断，修改后交付使用，并说明注意事项。	
教师小结		
实训心得		

实训三　低温热塑板材上肢矫形器的制作

实训目标	1. 能为制作低温热塑板材腕手矫形器测量尺寸。 2. 根据患者情况和矫形器设计方案进行下料。 3. 能加热低温热塑板材。 4. 能将软化的低温板材放在人体上塑形。 5. 能对低温热塑板材腕手矫形器进行检验和修整。
实训时间	4 课时
实训场地与设备	场地：操作台、恒温水箱、打磨机、手提式电钻。 工具：各种钳工工具、电吹风、电烙铁、量杯、水容器、强力剪刀、普通剪刀、皮尺、工具刀、夹子、毛巾。 材料：低温热塑板材、尼龙搭扣、前臂纱套、白纸、描线笔、橡皮筋、钢丝、弹簧、铝合金条等。
实训方式	1. 教师做示范性检查，指出检查要点和操作技巧。 2. 学生分组，按要求进行相互检查，教师巡回查看，随时纠正相互检查中的各种错误。 3. 教师抽查几名学生进行画图和取样，其他学生进行评议。 4. 全体学生展示作品，集体评议。

实训内容

客户信息	姓名		性别	□男　□女	测量时间	
	年龄		职业		测量者	
	现病史	发病时间				
		症状				
		并发症				
		治疗过程				
	既往史					
	诊断					
	矫形器类型及附件					

操作步骤	操作方法	学生记录
测量尺寸	注意：测量时应取功能位： ① 肩关节：成人肩外展 45°～80°，前屈 15～30°，内旋 15°；儿童外展 70°。 ② 肘关节：一侧关节僵硬，屈 70°～90°；如两侧关节僵硬，右侧屈 70°，左侧屈 110°。 ③ 腕关节：背屈 20°～30° ④ 手指：拇指中度外展对掌，掌指关节屈 45°，远端指关节屈 25°，半握拳状。	 注：◇围长　□长度　△宽度 体积；　　　ml
免荷部位	对骨凸起部位、神经表浅位等为免荷部位，应尽量避免对这些部位施压，或采用局部增加软垫的方法免除其压力。	
画轮廓图	以低温塑料板材为材料制作的矫形器大多需要获取患肢的轮廓图。	
取样	1. 根据所测尺寸对轮廓图进行调整。前臂部分，在轮廓图的两侧各放宽该肢体围长的 3/4。手掌部分，放宽其厚度的 1/2。得到纸样设计图。 2. 按纸样设计图用剪刀剪下纸样，在肢体上比试，观察其形态和尺寸与肢体是否合适。对不当之处进行修改，直到满意为止。	
下料	将纸样置于热塑板材上，用记号笔在板材上画出其样式，然后用强力剪沿着线条裁剪板材完成下料。	

续表

加热塑形	将板材在 50～80℃ 的恒温水箱中加热 1～2 分钟，待材料软化后，用夹子取出，再用干毛巾吸干水滴，稍冷却待感觉到不再烫手后，立即放到患者身上塑形。为加快硬化成形的速度，可用冷水冲。对大型矫形器，必须用宽绷带将矫形器固定，以使矫形器更好地和身体服贴。
修整	让患者穿戴矫形器，用尼龙搭扣固定住。观察矫形器有无偏斜和旋转，关节角度是否达到要求，是否保持关节正常对线和其他治疗需要。如果矫形器符合设计要求，穿戴合适，则可将其制作成成品。如果局部存在偏差，可用电吹风等工具局部加热，调整形态。如果整体不符合要求，可重新加热塑形。
教师小结	
实训心得	

续表

实训四　小腿假肢接受腔的制作

实训目标	1. 掌握测量残肢基本尺寸的方法。 2. 掌握残肢体表标记，包括承重区和免荷区。 3. 掌握残肢取型的对线要求和对残肢进行取型的手法。 4. 掌握和了解对残肢石膏模型的修整方法。
实训时间	4 课时
实训场地与设备	场地：石膏取型实训室、水槽、取型椅。 工具：直尺、皮尺、卡尺、石膏剪刀、线锤或对线仪、水盆。 材料：残肢尺寸测量图表、记号笔、残肢袜套、凡士林或保鲜膜、石膏绷带、切割防护条、毛巾。
实训方式	1. 教师示范测量、取型，指出操作要点和操作技巧。 2. 学生分组，按要求进行相互测量、取型。教师巡回指导。 3. 学生展示取型作品，相互评价。 4. 教师点评总结，布置作业。

<table>
<tr><td colspan="5" align="center">实训内容</td></tr>
<tr><td rowspan="11">客户信息</td><td colspan="2">姓名</td><td>性别</td><td>□男 □女</td><td>年龄</td><td></td></tr>
</table>

客户信息	姓名		性别	□男 □女	年龄	
	电话		职业		住址	
	截肢原因			截肢时间	年 月 日	
	截肢部位			残肢长度	cm	
	医师诊断					
	假肢处方	假肢类型	□传统插入式　□PTB 式　□PTES 式　□KBM 式　□TSB 式 □PTK 式　□其他			
		内衬套	□无　□皮革　□毛毡　□橡胶海绵　□塑料海绵　□硅橡胶			
		踝关节	□单轴　□多轴　□静踝　□铰链式　□骨骼式　□单孔　□双孔			
		假脚	□静踝脚　□单轴脚　□万向脚　□SACH 脚　□碳纤储能脚 □玻纤储能脚　□其他			
		其他说明				

测量画线	1. 找出髌骨位置，以髌韧带中间位置画一水平线，标出腓骨小头、胫骨脊、胫骨粗隆的位置，找到胫骨腓骨末端，标记出所在位置以及其他骨性突出位置。 2. 以髌韧带位置为起点，依据残肢长度决定间隔多少，并测量围长。 3. 测量残端宽度、AP 的长度、悬吊位置的宽度和胫骨内上髁最宽位置的宽度。	
石膏取型	1. 在患者残端上进行手法演示，让患者协助感觉悬挂的位置。 2. 取 4 层长度与残端大致相同的石膏绷带，盖在标记线上，随后从最上方开始缠绕，上方缠绕 4~5 层即可向下缠绕，边缠绕边抹匀。 3. 石膏发热前可先用虎口挤出髌骨的大概形状，待石膏发热后，开始上手法取型，双手双掌自下而上均匀按压胫骨脊两侧，随后用双手大拇指指甲呈直角按压髌韧带两侧，后边给腘窝施加压力，随后进行髁上悬吊，用手指按压悬吊位置。切忌不要给胫骨内上髁压力。	
制作阳型	1. 用石膏与水按比例配制成石膏浆，将石膏浆灌注到内壁涂了肥皂水的石膏阴型中。 2. 扒开阴型，用石膏锉均匀锉，随后在可以承重部位给予压力。 3. 按照残端情况进行适当压缩。 4. 补高免荷区域，如胫骨脊、胫骨粗隆、腓骨小头以及残肢上的其他骨性标志；残肢末端也可以适当补一些石膏。 5. 砂纸磨光。	
制作内衬套	将材料裁剪为梯形，尺寸放大 2~3cm，打磨帽时注意均匀。	

操作步骤	操作方法	学生记录
制作接受腔	1. 将毛巾浸湿，裁剪适合大小的 PVA 膜，用毛巾包裹卷起，泡膜要充分。在石膏型上涂滑石粉，两个人将 PVA 膜均匀用力向下拉，一人固定上端，直至包裹阳型，褶皱最少（允许褶皱在前后部位）。打开内膜真空泵，抽真空后赶平接受腔所需部位的褶皱，可赶至不需要的平台和髌骨处。 2. 套袜套，切忌第一层和最后一层的袜套翻过来。袜套套一半时安装四爪，注意力线和平行，在四爪上盖上蓝色保护盖。 3. 用整膜从袜套外套下，尽可能紧，用胶带密封顶部和底部，打开真空泵排出空气。 4. 将树脂倒入完毕后，打开密封胶带，密封顶部，倒置阳型，带石膏发热后用袜套条赶树脂，直至没过口型边缘后停止。可上下赶到排出气泡，保证美观。保持真空泵持续抽真空防止出气泡，直到再次冷却。	
裁剪打磨	取下模型，按照口型进行修剪，先打磨树脂腔，再打磨内衬套，内衬套高于树脂腔大约 5mm 即可。注意倒角。	
工作台对线	1. 冠状面：参考线经过髌韧带处和假肢接受腔内外侧的中间，力线经过一、二脚趾之间，或拇指中间。 2. 矢状面：参考线经过髌韧带处假肢接受腔前后侧的中间，经过假脚三分之一的后三分之一，即距趾关节到脚后跟一半距离。	
教师小结		
实训心得		

参考文献

[1] 肖晓鸿，李古强．康复辅助器具技术[M]．北京：人民卫生出版社，2019．

[2] 方新，沈爱明．康复辅助器具技术[M]．北京：中国医药科技出版社，2019．

[3] 肖晓鸿，方新．康复工程技术[M]．武汉：华中科技大学出版社，2011．

[4] 肖晓鸿．康复工程技术[M]．北京：人民卫生出版社，2014．

[5] 朱图陵．残疾人辅助器具基础与应用[M]．北京：求真出版社，2010．

[6] 民政部职业技能鉴定中心．假肢师[M]．北京：中国社会出版社，2006．

[7] 民政部职业技能鉴定中心．矫形器师[M]．北京：中国社会出版社，2006．

[8] 赵辉三．假肢与矫形器学[M]．北京：华夏出版社，2005．

[9] 方新．下肢矫形器原理与装配技术[M]．北京：中国社会出版社，2014．

[10] 徐静．脊柱矫形器原理与技术[M]．北京：中国社会出版社，2014

[11] 泽村诚志著，孙国凤译．截肢与假肢[M]．北京：中国社会出版社，2010．

[12] 束晓永，余娣，李娇娇．基于人机工程学的帕金森老年人助行器设计研究[J]．设计，2023．

[13] 中国就业培训技术指导中心．助听器验配师（基础知识）[M]．北京：中国劳动社会保障出版社．2010．

[14] 中国就业培训技术指导中心．助听器验配师（国家职业资格四级）[M]．北京：中国劳动社会保障出版社．2010．

[15] 黄淼．通用设计理念下智障能训辅具设计与应用研究[D]．武汉理工大学，2016．

[16] 张小栋，陈江城，尹贵．下肢康复机器人肌电感知与人机交互控制方法[J]．振动测试与诊断，2018．

[17] 唐明姣．重复经颅磁刺激联合下肢机器人对脑卒中患者下肢运动功能康复的影响[D]．桂林医学院，2018．

[18] 赵罡，刘亚醉，韩鹏飞．虚拟现实与增强现实技术[M]．北京：清华大学出版社，2022．